再生医療・創薬のための
3次元細胞培養技術

Novel Technology for Three Dimensional Culture of Stem Cells toward Regenerative Medicine and Drug Screening

監修：紀ノ岡正博
Supervisor : Masahiro Kino-oka

シーエムシー出版

はじめに

細胞培養は，再生医療や創薬探索における基盤技術であり，近年は，生体外で生体類似の3次元に細胞培養した組織モデルの必要性が高まっています。

1975年に，Greenらにより重層化表皮が開発され，細胞培養から組織培養への一歩を踏み出し，1980年代後半からは，立体的足場を利用した組織を再構築する技術，いわゆる“組織工学”が展開し，3つの基盤要素（細胞・足場・成長因子）に対する調和環境の実現を目指しておりました。現在では，培養，材料や精密加工などの技術の新展開により，現実味のある立体的組織・臓器の設計へと新たなステージに進みつつあります。特に，これらの技術により，細胞を生体内の組織と同様の組織として扱うことができるようになり，培養した細胞集団を足場ごと生体内に移植することも可能になってきました。また，培養した細胞集団は生体内の組織と同じような機能を占めると考えられ，疾病モデルとしてメカニズム解明のための基礎研究や薬剤試験・評価に用いることが期待されています。

そこで，本書では，再生医療，創薬スクリーニングに資する立体的組織・臓器の調製技術ならびにその活用について，「3次元細胞培養技術」，「周辺材料」，「装置・システム構築」，「応用展開」に分け，基礎から応用まで広く紹介し，「立体的生体構造物を創る技術」の指南書として，ご活用いただければと願っております。

2018年4月

大阪大学　大学院工学研究科
紀ノ岡正博

執筆者一覧（執筆順）

紀ノ岡　正　博	大阪大学　大学院工学研究科　生命先端工学専攻 生物プロセスシステム工学領域　教授
清　水　達　也	東京女子医科大学　先端生命医科学研究所　教授
菊　地　鉄太郎	東京女子医科大学　先端生命医科学研究所　助教
古　川　克　子	東京大学　大学院工学系研究科 バイオエンジニアリング専攻・機械工学専攻　准教授
赤　木　隆　美	大阪大学　大学院生命機能研究科 ビルディングブロックサイエンス共同研究講座　特任准教授（常勤）
明　石　　　満	大阪大学　大学院生命機能研究科 ビルディングブロックサイエンス共同研究講座　特任教授（常勤）
角　　　昭一郎	京都大学　ウイルス・再生医科学研究所 臓器・器官形成応用分野　准教授
根　岸　みどり	武蔵野大学　薬学部　助教
森　本　雄　矢	東京大学　生産技術研究所　助教
竹　内　昌　治	東京大学　生産技術研究所　教授
佐　藤　記　一	群馬大学　大学院理工学府　分子科学部門　准教授
酒　井　康　行	東京大学　大学院工学系研究科　化学システム工学専攻　教授
厖　　　　　媛	清華大学　機械系　助理研究員
ステファニー・ウタミ・ストコ	㈱日立製作所　基礎研究センター　研究員
新　野　俊　樹	東京大学　生産技術研究所　機械・生体系部門　教授
今　泉　幸　文	クアーズテック㈱　研究開発部　シニアR&Dエンジニア
金　木　達　朗	日産化学工業㈱　生物科学研究所・医療材料グループ 主席研究員
堀　川　雅　人	日産化学工業㈱　本社・新事業企画部　主席
櫻　井　敏　彦	鳥取大学　大学院工学研究科　化学・生物応用工学専攻 准教授
山　本　雅　哉	東北大学　大学院工学研究科　材料システム工学専攻　教授
植　村　壽　公	大阪大学　大学院工学研究科　特任教授； ㈱ジェイテックコーポレーション

秋枝静香	㈱サイフューズ　取締役
谷口英樹	横浜市立大学　大学院医学研究科　臓器再生医学　教授
阿久津英憲	(国研) 国立成育医療研究センター研究所　再生医療センター 生殖医療研究部　部長
川崎友之	(国研) 国立成育医療研究センター研究所　再生医療センター 生殖医療研究部　研究員
土屋勝則	大日本印刷㈱　研究開発センター コンバーティング技術研究開発本部　第３部　部長
吉村知紗	横浜国立大学　理工学部　化学・生命系学科
景山達斗	(地独) 神奈川県立産業技術総合研究所 (KISTEC) 専任研究員；横浜国立大学　大学院工学研究院 機能の創生部門　産学連携研究員
福田淳二	横浜国立大学　大学院工学研究院　機能の創生部門　教授； (地独) 神奈川県立産業技術総合研究所 (KISTEC) 研究準備室長
塩田良	㈱パーキンエルマージャパン　ライフサイエンス営業本部 イメージング部　シニアアプリケーションスペシャリスト
松崎典弥	大阪大学　大学院工学研究科　准教授
高木大輔	㈱リコー　研究開発本部　リコー未来技術研究所 ヘルスケア研究センター　バイオメディカル研究室 バイオファブリケーショングループ　リーダー
瀬尾学	㈱リコー　研究開発本部　リコー未来技術研究所 ヘルスケア研究センター　バイオメディカル研究室　室長
宮川繁	大阪大学　大学院医学系研究科　特任教授
澤芳樹	大阪大学　大学院医学系研究科　教授
中野洋文	東京工業大学　科学技術創成研究院　化学生命科学研究所 特別研究員

目　　次

【第Ｉ編　３次元細胞培養技術】

第１章　総論：立体的な組織をつくることとその活用　紀ノ岡正博

第２章　細胞シート工学を基盤とした立体臓器製造技術　清水達也，菊地鉄太郎

第３章　スキャフォールドフリーモデルの３次元構築法　古川克子

第４章　スフェロイド培養における３次元細胞積層化　赤木隆美，明石　満

第5章　膵島など細胞集塊の作製技術　**角　昭一郎**

第6章　細胞ファイバ技術を応用した3次元組織構築

根岸みどり，森本雄矢，竹内昌治

第7章　マイクロ流体デバイスを用いた細胞培養とマイクロ臓器モデル

佐藤記一

第４章　高機能ゲルを用いた３次元足場材料　山本雅哉

【第Ⅲ編　装置・システム構築】

第１章　再生医療・創薬を目指した自動３次元培養装置を用いたシステム化　植村壽公

第2章 バイオ3Dプリンタ「レジェノバ」を用いた三次元組織構築

秋枝静香

【第Ⅳ編 応用展開】

第1章 iPS細胞を用いたヒト肝臓オルガノイドの創出技術 **谷口英樹**

第2章 ES/iPS細胞を用いたミニ小腸の作製

阿久津英憲,川崎友之,土屋勝則

第3章　毛髪再生医療のための毛包原基の大量調製技術

吉村知紗，景山達斗，福田淳二

第4章　3次元培養細胞イメージングによる毒性試験の展望　**塩田　良**

第5章　三次元生体組織モデルの構築および薬剤効果測定・毒性評価への応用

松崎典弥，高木大輔，瀬尾　学，宮川　繁，澤　芳樹，明石　満

第6章　難治性癌・癌幹細胞の3次元スフェアー培養による薬剤探索

中野洋文

【第Ⅰ編　３次元細胞培養技術】

第1章　総論：立体的な組織をつくることとその活用

紀ノ岡正博*

1　はじめに

組織や臓器の発生を解明する基礎研究の進展に伴い，1975年，Greenらにより皮膚の角化細胞培養する技術ならびに1979年には，角化細胞を立体化（重層化）させた表皮シートを作成する技術が構築され，熱傷患者への創傷治癒が行われてきた。一方，足場（スキャフォード）を利用し立体的構造を有する組織を再構築する技術，いわゆる“組織工学”が1980年代後半から展開し，3つの基盤要素（細胞・足場・成長因子）に対する調和環境の実現を目指してきた。国内での再生医療への実績例としては，コラーゲンゲル包埋された培養軟骨組織が挙げられる。本技術は図1に示すように，医療機関にて患者自身の関節の非荷重部分の軟骨組織を一部採取し，細胞加工機関にて，組織から軟骨細胞を単離，アテロコラーゲンゲル内にて培養し，再び医療機関にて培養軟骨組織を欠損部に移植，同時に脛骨から採取した骨膜を移植部に縫合することで培養軟骨を固定し，修復させる。ジャパン・ティッシュ・エンジニアリングでは，世界に先駆け，立体的な培養軟骨組織を上市するに至った。

1990年代からは，立体的な足場を利用せずに板状の細胞シートを積層し，立体構造を有する培養組織の構築を目指した細胞シート工学技術が開発され，組織工学における新たな展開が提案された。特に，細胞シート工学研究は，2003年に角膜上皮細胞シートの疾患部位へ移植したことを皮切りに，2007年の骨格筋由来筋芽細胞シートの心疾患治療用移植など広く展開された。

今後，種々の疾患や傷害に対し，従来の薬剤投与や人工素材を用いた機能代替による対症療法に代わって，細胞の増殖・分化・代謝などの潜在能力を利用し，患者自身もしくは提供者（ドナー）の細胞を増殖・分化・組織化させて移植し，疾患を根治させる療法，いわゆる再生医療への展開が期待されている。また，これらの組織構築技術や幹細胞培養技術の発展に伴い，より立体的な組織での移植が期待されるなか，創薬スクリーニング技術への展開も試みられている。

2　立体培養の要とその支援技術

再生医療分野での基礎研究は，細胞増殖および分化のための培養環境の調整（細胞と足場，培地成分の調和）を主体とし，実践研究は，得られた細胞・組織の臨床利用（移植治療）であると

---

*　Masahiro Kino-oka　大阪大学　大学院工学研究科　生命先端工学専攻
生物プロセスシステム工学領域　教授

考えられる。これまで，基礎・臨床医学や発生生物学，分子生物学などの種々の生物学を中心とした研究が主体となってきたが，より多くの再生医療の創出を望む現在では，基礎および実践研究を橋渡しする材料や培養技術を開発する工学的な展開研究も重要となってきた。

組織培養の要として，*in vivo* における細胞を取り巻く環境のような“場”をいかに *in vitro* で提供できるか否かが挙げられる。そのためには，組織再生に関する生化学的，発生化学的知見に加え，構築させるべき“場”設計や培養手法さらには，再生された組織に対する機能解析，評価手法といった工学的知見が必要である。

２次元的培養では，均一な“場”とみなすことが多く，培養特性の定量的解析においては，容器内の平均的な値を求め培養結果を比較する。例えば，増殖特性解析では，細胞数変化を求める際には，容器内底面の画像取得を行い画像中の細胞数を計測する方法や容器から剥離した細胞を血球計算盤計にて測定する方法などが挙げられる。一方，３次元的な組織培養は，空間的・質的に不均一な“場”となることが多く，これらの“場”においては，栄養分や細胞自身の放出する増殖因子，サイトカインなどの培養組織内での物質拡散などを考慮に入れる必要がある。特に，ゲルなどの足場を用いた３次元的な培養組織内では，酸素の拡散と細胞による消費の物質収支により，培養組織の深部において枯渇が生じることが多い。さらに，個々の細胞の増殖速度が空間

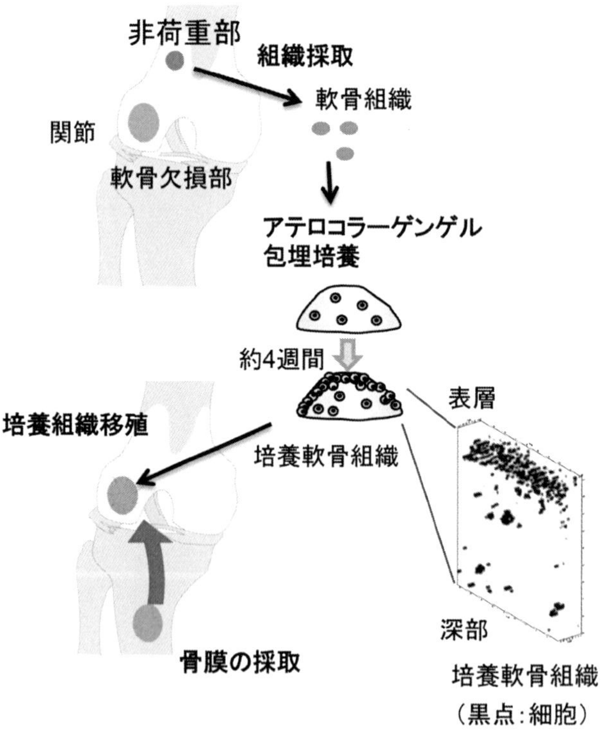

図１　培養軟骨組織を用いた治療

的に不均一となり，その結果，細胞の局在化が発達し，培養組織は不均一構造となる。よって，培養組織に対する培養特性の把握には，空間的かつ質的な不均一性を定量的に解析できる技術が不可欠となる。例えば，組織構造を有した状態で固定処理し，細胞核をターゲットにした蛍光イメージングすることで組織内の空間的細胞分布を評価することが可能となる。図1のアテロコラーゲンゲル内に軟骨細胞を包埋した培養軟骨組織に対して，培養組織内部における細胞の空間的分布を視覚化することで，空間的に不均一な細胞増殖が生じ，結果，空間的・質的に不均一な培養軟骨組織の形成過程を明らかにできる。

近年では，異種細胞のクロストークを活用するために，異種細胞を含む細胞集塊を形成する技術が多く開発されてきた。培養細胞集塊は，独立した細胞の集合体に，細胞間コミュニケーションを有し機能発現に至る過程を表現できるいわゆるミニマムティッシュと考えられ，培養フォーマットとして有望である。集塊形成技術としては，温度応答性培養皿を用い，シート化と積層化の2つの工程を経た単層細胞シート積層法やフィブロネクチン添加による直接積層法が挙げられる。このほか，コラーゲンゲル薄膜（ガラス化コラーゲン）を利用した薄膜利用法や個々の細胞を配置できるインクジェットを用いたバイオプリンティング法，細胞集塊を串刺しにして配列立体化する手法がある。

3　創薬スクリーニングへの展開技術

多くの薬剤スクリーニングシステムは，細胞を対象としたもので，組織を対象としたものは依然未熟で，発生学的に類似した生物現象を模擬できる新しい培養系が望まれている。より高度な情報取得のために，組織標本をアレイ化したティッシュアレイは存在するが，あくまでも，個体から採取した組織片をスライスした2次元的解析に過ぎず，正常組織内での血管伸展など種々の過程への適用には不十分と考えられる。また，正常および腫瘍組織内への血管内皮細胞の遊走に伴う血管新生は，組織内への酸素，栄養供給を担っており，その機序解明のためにも *in vitro* において，ガン細胞の正常組織への浸潤・転位なども含め解析可能なモデルの確立が切望されている。しかしながら，正常組織またはガン組織内における血管内皮細胞の遊走をモデル化した，*in vitro* において評価可能な系は未だ構築されておらず，集塊を活用した技術展開が期待されている。

球状や板状など種々の幾何を有する集塊の特徴としては，図2に示すように，平面上の2次元コロニー状態の集塊，3次元での球状集塊，または板状集塊に分けられる。球状集塊は，その形成手段は簡易であるものの，集塊内での血管ネットワークなど複雑な（無秩序な）模様を解析する際，3次元的解析が困難であり，一方，人為的工夫が必要な板状集塊は，構造的秩序をもつことで解析が容易となり，培養フォーマットとしては，板状集塊が有望であると考えられる。板状集塊は，細胞シート厚みそのものが薄いために，細胞は3次元空間での挙動を示すが，解析的には，厚み方向（Z方向）と平面方向（XY方向）の1＋2次元と解釈でき，解析次元の低下を見

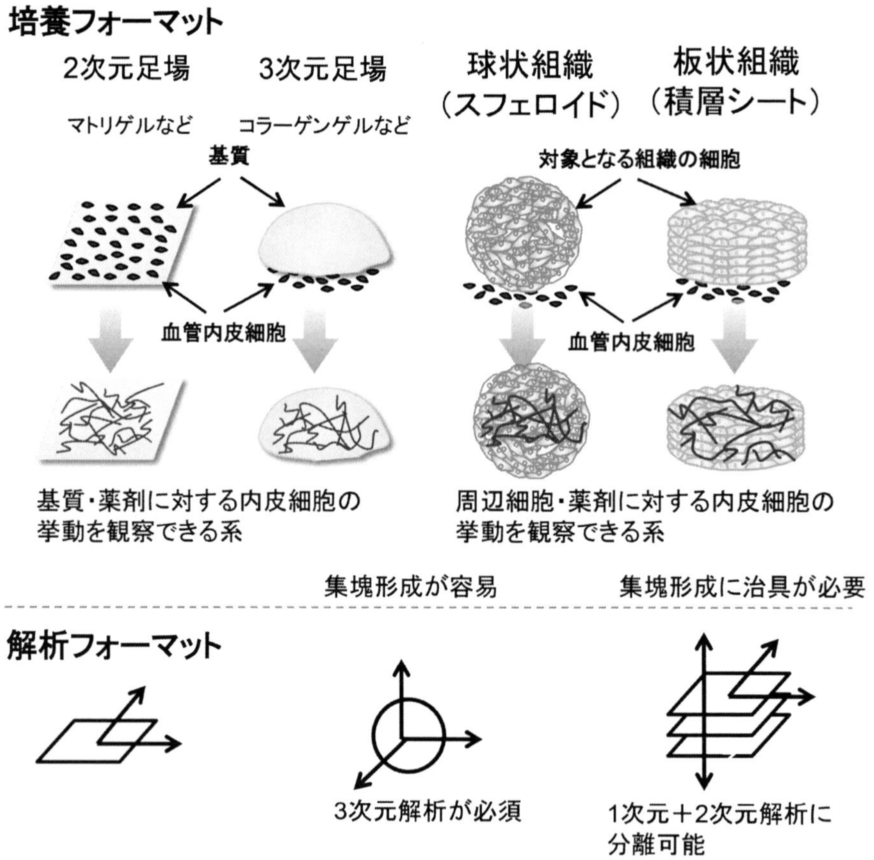

図２　種々の培養フォーマットと解析フォーマットでの特徴

込むことができる（擬似空間での解析）。これは，解析する観察ツールを設計する上で，３次元的座標軸で観察できる共焦点走査型レーザー顕微鏡を安価な平面的観察可能である蛍光顕微鏡へとダウングレード可能であることを意味し，現状の平面観察が主体である安価な汎用ハイスループットシステムへの展開を可能とし，本評価テンプレートの汎用性が期待できる。

板状細胞集塊形成技術については，図３に示すように，温度応答性培養皿を用い，２つのフォーマット（培養フォーマット，解析フォーマット）からなる評価テンプレートがある。板状細胞集塊を利用した培養フォーマットは，積層細胞シート（板状細胞集塊）を形成する充填細胞，細胞挙動観察の対象であるターゲット細胞，外部からの刺激としての薬剤（培地）および板状集塊の足場である培養面の４要素からなり，板状である集塊を使用することで，秩序だった構造物におけるターゲット細胞の挙動解析が可能である。さらに，複数の充填細胞の積層化により，異種細胞間のクロストークを考慮した培養フォーマットを構築し，定量的画像解析（解析フォーマット）と合わせて，クロストーク解析可能な評価手法（評価テンプレート）となってい

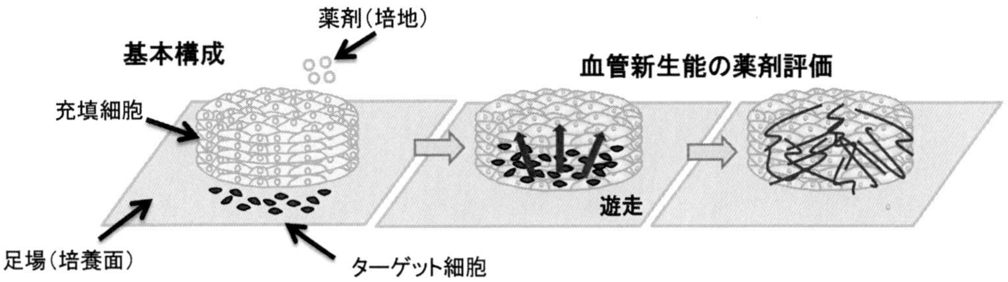

図3　積層細胞シートを用いた培養フォーマット

る。これまで，ヒト骨格筋筋芽細胞（充填細胞）を用いた単層細胞シート作成後，5枚積層させた積層シート（板状集塊）を作成し，予めHUVEC細胞（ターゲット細胞）が接着している培養容器上に，本積層シートを転写し，培養フォーマットを構築した。薬剤としては，10％血清を含むDMEM培地を使用することで，充填細胞から分泌するサイトカイン類のターゲット細胞である内皮細胞のネットワーク形成に影響示した。培養経過とともに，内皮細胞同士の連結が観察され，ネットワーク形成がなされることが蛍光観察により導き出され，内皮細胞ネットワークにおける先端数当たりの長さを評価パラメータとして用いると，内皮ネットワーク形成能を解析することが可能であった。この評価テンプレートは，薬剤添加を考えると，充填細胞の混合流動，血管新生などの効果を定量的評価することが可能であり，創薬スクリーニングシステムとして有効な系であると考えている。

4　おわりに

2006年におけるマウスiPS細胞の創出以来，幹細胞研究が一層活性化され，現在では，その多様な分化能により，これまで増殖が困難であった細胞種の幹細胞からの多種多様な分化でかつ大量に細胞調製ができることとなってきた。この技術は，幹細胞由来の心筋細胞，膵島細胞，網膜色素上皮細胞，肝細胞などを用い，組織・臓器化を伴った再生医療への展開が期待されている。また，これらの細胞や形成された培養組織は薬剤動態評価の素材としても有望であると考えられ，今後，複数の臓器における細胞を活用した創薬スクリーニングツールへの展開が期待されている。

第2章　細胞シート工学を基盤とした立体臓器製造技術

清水達也[*1]，菊地鉄太郎[*2]

1　はじめに

温度応答性培養皿を利用した細胞シート工学は，再生医療における高効率な細胞移植技術としてすでに多くの臓器の治療に用いられてきた。筆者らの研究チームはこの細胞シート工学をさらに発展させ，細胞シートを複数枚積層化することで機能的な3次元組織を作製する手法の研究を行っている。本章では，細胞シートを利用した3次元組織の作製手法の概要と，さらに，最近取り組んでいるこの技術を応用した灌流可能な血管網を有する立体臓器の製造技術について紹介する。

2　細胞シート

機能が低下した臓器や損傷した組織に対して，体外で培養した自己や他人の細胞を移植することでその機能を改善する医療が，様々な疾患，細胞種，移植方法を用いて試みられている（再生医療・細胞医療）。細胞培養技術は，古くは摘出した組織を体外でいかに長期間維持するかという挑戦からはじまり，様々な試行錯誤を経て現在では，プラスチック容器（培養皿）と液体培地を用いた接着培養法が主流となっている。細胞を液体培地中に分散させた液（細胞懸濁液）を，適度に親水化処理を行った培養皿に入れてしばらく静置すると，沈降して容器底面に付着する（細胞の播種）。これは細胞が一般に培養液よりも比重が重いためである。さらに底面に付着した細胞はフィブロネクチンやラミニン，コラーゲンなどの細胞外マトリックスやインテグリンをはじめとした膜タンパクを産生しながら容器表面との接着力を高めていく。上皮細胞や線維芽細胞などの接着依存性の細胞は，この容器表面との接着をシグナルとして増殖を始める。逆に表面の細胞接着性が低く，接着シグナルが惹起されないまま培養された細胞は細胞死を起こすことも知られている（アノイキス）。そのため，細胞培養においては細胞が接着する材料の性質がひとつの重要な要素である。ここでは細胞が接着する材料を基材と呼ぶ。次に，移植などの際は基材に接着した細胞を回収する必要がある。接着力が高まった細胞はそのままでは回収できないため，従来はタンパク質分解酵素を用いて基材－細胞間のタンパク質を分解する必要があった。そのような中，東京女子医科大学の岡野らは温度応答性高分子を用いた，まったく新しい細胞回収手法

＊1　Tatsuya Shimizu　東京女子医科大学　先端生命医科学研究所　教授
＊2　Tetsutaro Kikuchi　東京女子医科大学　先端生命医科学研究所　助教

を開発した[1,2]。この技術によれば，基材上にナノスケールで温度応答性高分子をグラフト重合させることで，上記のタンパク質分解酵素などを全く用いず，培養容器を低温で処理するのみで細胞を回収することができる。さらに，岡野らはこの手法を用いて細胞をシート状に形成する方法も開発した（細胞シート）。基材の面積に対して細胞の密度が十分に高い場合，基材と細胞のみならず，細胞同士も接着し，シート状の組織となる。しかし，従来の酵素処理法では，基材－細胞間のタンパク質のみではなく，細胞同士をつないでいるタンパク質も分解してしまうため，細胞は再びバラバラの状態になってしまう。一方，温度応答性高分子を用いた方法では，基材－細胞間のみが剥離するため，細胞同士の横のつながりは保持され，シート状の組織がそのまま回収できる（図1～図3）。さらに，このようにして回収された細胞シートは剥離面に接着タンパク質や細胞外マトリクスを保持しているため，生体組織に速やかに再接着するという特徴を持って

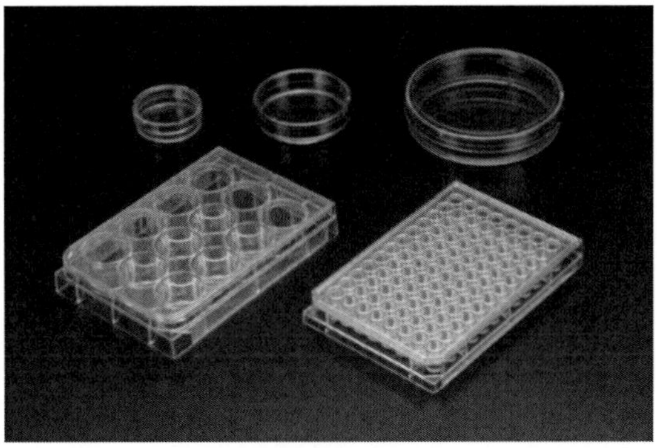

図１　温度応答性培養皿
（セルシード社ウェブサイトより引用）

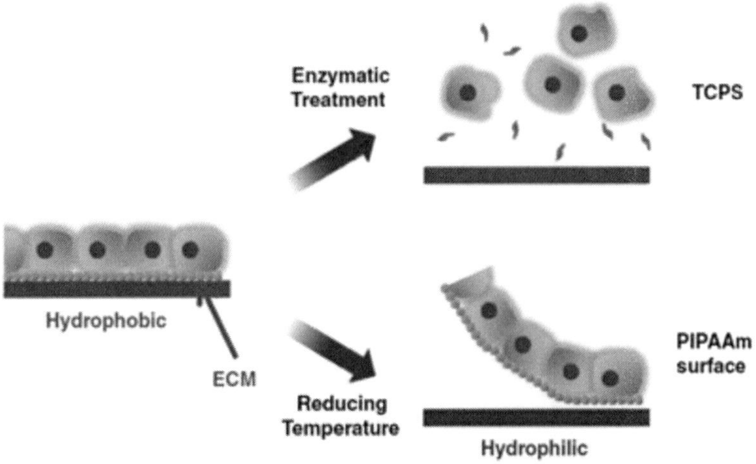

図２　温度応答性表面からの細胞シートの剥離
（Y. Kumashiro *et al., Ann. Biomed. Eng.,* **38**(6), 1977（2010）より引用）

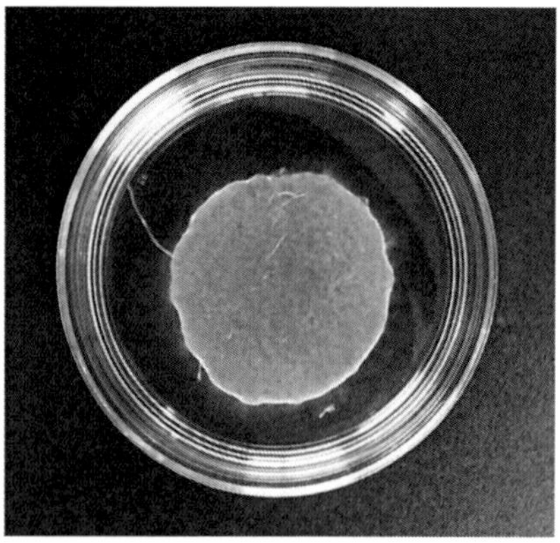

図３　温度応答性培養皿から剥離した細胞シート（軟骨細胞シート）

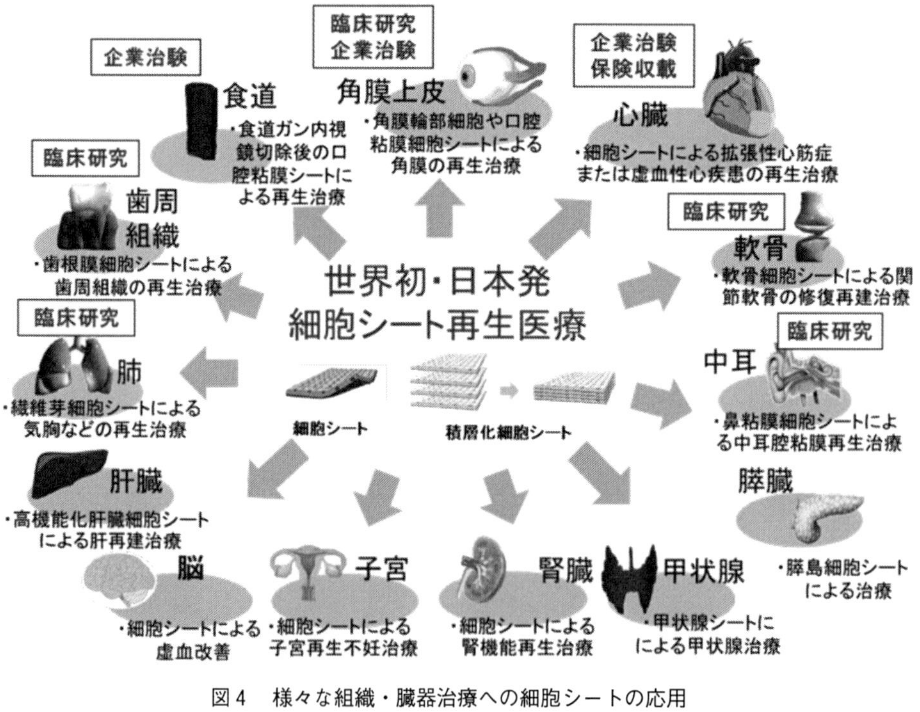

図４　様々な組織・臓器治療への細胞シートの応用

いる。この特徴から細胞シートは損傷した組織に直接貼付することができるため，懸濁液を注入する手法に比べ，移植後の細胞生着率が非常に高く，優れた細胞移植手法となっている[3)]。細胞シートを利用した再生医療は，角膜，心臓，軟骨，食道，歯周，中耳，肺ですでに臨床応用されており，その他の様々な臓器への適用も検討されている（図４）[4~10)]。

3　温度応答性培養皿

細胞シートを作製するための温度応答性表面は，温度応答性ポリマーであるポリ -N- イソプロピルアクリルアミド（PIPAAm）をナノスケールでグラフトしたものである。水中のPIPAAm は，下限臨界溶液温度（LCST）である 32℃を境に，高温域ではポリマー鎖が収縮した脱水和の状態を取り，低温域ではポリマー鎖が広がった水和の状態を取る。このポリマーを材料表面に固定化すると，32℃以上では疎水性，32℃以下では親水性を示す表面が作製できる。一方，培養細胞はやや親水性（接触角 70° 程度）の表面によく接着し，極端に親水性・疎水性の表面には生着しにくい[11]。そこで，基材の材料とポリマーの固定化量を適切にコントロールすると，32℃を境に，高温域では細胞が接着しやすく，低温域では細胞が接着しにくい表面を作製することができる。すると，一般的な哺乳動物細胞の培養温度である 37℃では細胞が接着し，室温などの 32℃より低い温度にすることで細胞が剥離する。これを，もっとも普及している使い捨て培養容器であるポリスチレン製培養皿上で実現したものが温度応答性培養皿である。ポリスチレンは比較的安定な材料であるため，ポリマーを固定化するのには非常に大きなエネルギーが必要であった。そこで，岡野らは高エネルギーな電子線を用いることで市販のポリスチレン製培養皿へ温度応答性ポリマーを固定化した。様々な製造条件を検討した結果，ポリマー層の厚さが細胞接着へ非常に大きく影響することがわかり，数十 nm という非常に薄いポリマー層の時にのみ上記のような細胞の接着・脱着が可能であることがわかった[12]。

温度応答性培養皿を使って作製した細胞シートは接着タンパク質や細胞外マトリクスを無傷なまま保持していることが特徴である。温度応答性培養皿の登場以前より表皮細胞を培養してシート状の組織（培養表皮）を作製する技術があった[13]。同技術ではディスパーゼという酵素を用いて基材 - 細胞間を剥離することで細胞をシート状に回収する。ディスパーゼによる回収と温度応答性培養皿による回収を比較した報告では，温度応答性培養皿を用いた方がディスパーゼを用いたものより細胞間接着タンパク質であるＥカドヘリンや基底膜の接着タンパク質であるラミニン５が多く表皮細胞シートに残留していた[14]。また，ラットを用いた実験では，温度応答性培養皿を用いた細胞シートの方がディスパーゼを用いた細胞シートよりも，創傷治癒モデルへの生着面積が有意に大きかった[15]。血管内皮細胞や肝実質細胞を用いた研究でも温度応答性培養皿から剥離した細胞シートには接着タンパク質であるフィブロネクチンやコラーゲンの大部分が保持されていることが確認されている[16~19]。このようなタンパク質は主に細胞シートが温度応答性表面に接着していた面（basal 面）に保持されている。骨髄間葉系幹細胞シートを用いて心臓表面への接着性を評価した研究では，basal 面の方が，培養液側の面（apical 面）より接着が早いことが報告されている[20]。細胞シートはその高い接着性から細胞を局所に移植する方法として優れている。従来から行われている細胞懸濁液を移植する方法では，移植後早期に多くの細胞が流失してしまい，目的とする組織への定着率が低いことが知られている[21,22]。また，血流に載った細胞は，塞栓を惹起する危険性や，肝臓や脾臓，肺などにトラップされ，意図しない効果を生む可能性がある。これに対して細胞シートの移植では，細胞をほとんどロスすることなく移植可能で，移植組織の厚さもコントロールできるため，細胞懸濁液の移植に比較して細胞の生着率が極めて高い[3)]。血流に乗る細胞数も少なく安全性も高い移植方法であると考えられる。

4　細胞シートの積層化

細胞シートは細胞移植手法として効率が良いのみではなく，そのシート構造そのものも特徴的である。表皮細胞や角膜上皮細胞ではフィーダーレイヤー法などの培養技術を組み合わせることで，層構造と極性を持つ，生体組織に近い重層上皮細胞シートが作製可能である。一方で，心臓などの実質臓器や軟骨などの間質を多く含む組織では1枚のシートで生体組織に近い構造を作製することは困難であった。そこで，筆者らは細胞シートを複数枚積層化することで厚みを持った3次元組織を作製する手法を開発した[23)]。細胞シートは剥離面に接着タンパク質や膜タンパク質を保持しているため，積層化すると短時間で細胞シート同士が接着する。新生児ラット心筋細胞を用いた実験では，2枚の心筋細胞シートを積層化すると，1時間以内にシート間にギャップジャンクションが形成され，同期した自律拍動が観察された[23,24)]。また，軟骨細胞シートでは，積層化を行うことで硝子軟骨の細胞基質であるタイプ2コラーゲンの発現が上昇した[25)]。これらの結果は，3次元組織にすることによって単層の細胞シートにはない新たな構造や機能を獲得できる可能性を示すものである。

5　細胞シートマニピュレーションデバイスと自動積層化装置

3次元組織を再生医療や創薬モデルに用いる場合，必要な構造・機能を持った組織を安定して作製できることが重要である。細胞シートの積層化は，従来はピンセットやピペット，支持膜などを用いて手作業で行われていた。この作業は繊細であり，操作に耐える十分な強度を持った細胞シートしか積層化することができなかった。そこで筆者らの研究チームでは，細胞接着性のハイドロゲルを用いた「細胞シートマニピュレーションデバイス（通称：スタンプ）」を開発した[26~29)]。同デバイスはスタンプ状の器具の表面にフィブリンやゼラチンなどの細胞接着性のハイドロゲルを形成したもので，そのゲルを温度応答性培養皿上の細胞に押し付けた状態で低温処理を行い，細胞を培養皿表面からゲル表面へと写し取ることができる。また，同じようにして2枚目以降の培養皿も処理することで，ゲル表面に細胞シートが積層化されていく。1枚目の細胞はハイドロゲルと細胞との接着性を利用して回収されるが，2枚目以降の細胞は細胞シート同士の接着性によって回収される。最終的に細胞シートをゲルから回収することで，積層化細胞シートを得ることができる（図5）。この手法の特徴は，スタンプ状の器具を上げ下げするのみの単純な動作で細胞シートを積層化できる点と，物理的強度が足りずピンセットなどで回収することが困難な細胞シートも取り扱える点である。実際には細胞密度が薄くシート状になっていない細

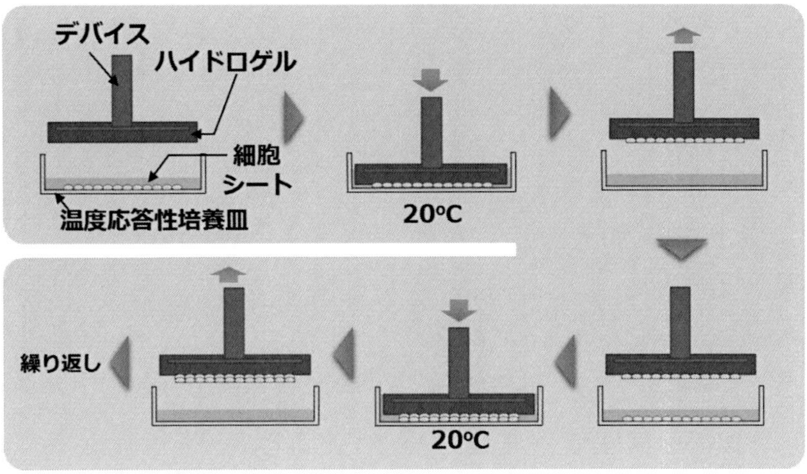

図5　細胞シートマニピュレーションデバイス

胞でも回収が可能である。また，ピンセットや支持膜を利用した方法では，接着細胞の持つ性質により水平方向に収縮した状態の細胞シートが回収されるが，同手法を用いると温度応答性培養皿上で培養されていたそのままの面積の細胞シートを収縮させずに積層化，回収することができる。このことは，積層化された細胞シートの組織構造にも影響する可能性がある。

さらに，筆者らの研究チームは細胞シートマニピュレーションデバイスの動作が比較的単純であることに着目し，産業用ロボットにてこの操作を自動的に行うことを試みた。いくつかの試作を経たのちに，市販のクリーンベンチ内に設置可能な細胞シート自動積層化装置を製作することができた（図6）[30]。この自動積層化装置の主な動作は3つある。まず，細胞の播種された温度応答性培養皿をインキュベーターに出し入れする動作。次に，培養皿のフタを開閉する動作。3つ目に細胞シートマニピュレーションデバイスを上げ下げする動作である。これらのロボット動作と，温度応答性培養皿を冷却する機能を組み合わせることで細胞シートの自動積層化を実現している。自動積層化装置では，低温処理の時間やデバイスの上げ下げの速度などを厳密に設定，再現できる。これは，得られる積層化組織の品質の安定性に寄与すると考えられる。また，自動化により作業者の介入が最小限になるため，作業者由来の微生物汚染を防ぐ効果も期待できる。この細胞シート自動積層化装置は，現在開発中である再生医療等製品の自動製造を目指した総合システム「組織ファクトリー」にも取り入れられている。同システムでは組織片をスターティングマテリアルとして，細胞単離，拡大培養，細胞シートの作製，細胞シートの積層化までが自動化されている。

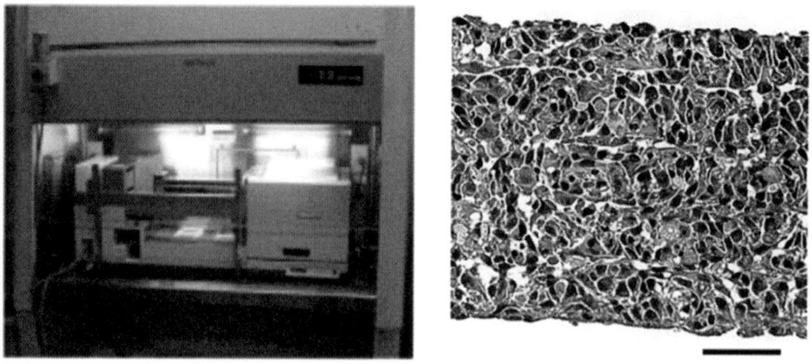

図6　細胞シート自動積層化装置（左）と積層化された細胞シートの断面（右）
（文献30）より引用）

6　積層化細胞シートの成熟化

積層化した細胞シートを生体に移植すると様々な変化が生じる。大きくは，やがて失われていく場合と，長期に生着する場合とに分かれる。長期に生着した場合は，さらに，組織の成熟化が期待できる。iPS細胞由来の心筋細胞シートを移植した例では，移植後に収縮力の増加や成熟化関連タンパク質の発現上昇，サルコメア構造の変化が観察されている[31, 32]。iPS細胞由来の心筋細胞は成人の心室筋細胞に比較すると未熟な状態であると考えられ，移植後に徐々に成人型に成熟化している可能性がある。

一方，積層化細胞シートは積層化後引き続き培養を続けることもできる。3次元組織の培養については培養皿上の2次元培養のような確立された培養手法はないが，上記の細胞シートマニピュレーションデバイスを使用した場合は，積層化組織を培養皿上に接着した状態で得ることができる。そこで，この接着状態で2次元培養と同様に培養皿に液体培地を入れて培養してみると，細胞の種類により異なる挙動が観察された。ヒト骨格筋筋芽細胞シートを5層または10層積層し，そのまま5日間培養したところ，各層の細胞が混じりながら，組織としては薄くなっていく傾向がみられた。一方で，ヒト軟骨細胞シートを5層積層し，分化誘導培地で培養したところ，2週間程度までは組織の厚さが増していくことがわかった（未発表データ）。より詳細に積層化細胞シートにおける細胞挙動を解析した例もある。ヒト筋芽細胞とヒト真皮線維芽細胞を混合した細胞シートを5層積層化した状態で培養し，最下層の細胞がどの程度他の層へ移動していくかを調べた結果，筋芽細胞と線維芽細胞の混合比によって細胞の移動度（拡散定数）が異なることがわかった[33]。また，1～7層まで積層化した筋芽細胞シートの下に血管内皮細胞を配置し，96時間後の血管内皮細胞の移動を観察した報告では，積層化枚数が多くなると血管内皮細胞が積層化シート内に留まる傾向がみられている[34]。このように3次元組織での細胞の挙動を解析した報告はまだ少ないが，これらの例が示すように，3次元組織の培養では，細胞種や培養条件によってさまざまな反応を示す可能性があり，それらの挙動は2次元の培養結果からでは十分に予測できないことが考えられる。逆に，これらの3次元組織を適切な条件下で培養することにより，より高機能な組織へと成熟化させることができる可能性もある。

7　より複雑な3次元組織の作製

細胞シートの積層化技術を用いると，異なる種類の細胞からなる細胞シートを積層化することもできる。例えば，移植後の血管網の形成を促進させるため，線維芽細胞シート間に血管内皮細胞を挟み，血管内皮細胞ネットワーク構造を持った積層化細胞シートを作製した報告がある[26)]。また，肝実質細胞シートの機能維持のために，支持細胞となる線維芽細胞シートと積層化した例もある[35, 36)]。一般的に細胞の上に細胞を播種しても，接着しにくいことが知られている。細胞シート積層化技術を用いると，様々な種類の細胞を層状に配置することができる。

温度応答性表面をコントロールすることでさらに複雑な組織の作製も試みられている。温度応答性を付与するNIPAAmポリマーと細胞接着を阻害する親水性ポリマーを培養皿表面に特定のパターンでグラフトすると，細胞はNIPAAmポリマー部分のみに接着する[37~39)]。これを利用すると特定の形状の細胞シートや，細胞骨格の長軸方向が一方向にそろった組織（配向性を持った組織）を作製することができる。このようにパターン化した細胞であっても，前述の細胞シートマニピュレーションデバイスを利用すると，パターンを崩さずに積層化することができ，例えば血管網を模した形状に血管内皮細胞を配置したり，心筋や骨格筋の細胞を特定方向に配向させ，より生体に近い筋組織を作製したりすることができる可能性がある。

8　積層限界と血管網の導入

細胞シートの積層化によって作製された3次元組織は，スキャフォールドなどを用いて作製された組織に比べ，細胞が密な特徴を持つ。このような細胞が密な組織の課題として物質交換の限界がある。一般的に培養条件下では，細胞は培養液から栄養と酸素を供給されることで生存している。3次元組織では物質交換を行う培養液との界面が組織表面に限られており，組織の細胞密度や厚みが増すと，必然的に組織内部は物質交換が不十分な状態となる。子宮内膜由来細胞を用いた研究では，通常の培養皿上では4層が維持培養できる限界であった[40)]。この状況は3次元組織を移植する場合も同様であり，ラット心筋細胞シートを皮下に移植した例では，4枚以上のシートを重ねて移植すると移植組織内部が壊死している組織像が確認された[41)]。物質交換の内，酸素・栄養・老廃物などのどの要素がボトルネックとなるかは培養環境や細胞の種類に依存すると考えられるが，いずれにしても物質交換の限界が組織の細胞密度や厚さを規定している状況には変わりがない。

3次元組織を移植した際に発生する内部壊死を緩和する方法として，血管の豊富な大網を使用する手法[42]や，血管新生因子を利用して予め移植部に血管網を導入する方法[43]，血管内皮細胞を導入する方法[26,44,45]などが試みられている。しかし，いずれも物質交換の限界を根本的に解決する手段ではない。そこで，より厚い３次元組織を維持するために，生体内の血管網にあたる灌流路を導入することが現在の大きな課題である。

３次元組織内に血管内皮細胞を導入するとネットワーク状構造を形成することが知られているが，灌流路としては十分でなく，血液や培養液を流すことはできていない。そこで，組織内部にあらかじめ管路を形成し，そこに培養液を流しながら血管内皮細胞を培養することで血管網を形成する方法が考えられる。細胞シートを用いた手法としては，細胞シート間にハイドロゲルよりなるパターン（テンプレート）を挟み込み，細胞シート間が接着したのちにゲルを除去することで管腔を作成する方法が提案されている[46]。

一方で，筆者らはラット心筋細胞シート３層を一定間隔で10回にわたり移植することで，1 mm近い厚さの心筋組織をラット皮下に生着させることに成功した[41]。この方法では，移植した３層の心筋細胞シートが生着してから次の３層を移植することにより，血管新生を段階的に誘導することで組織の内部壊死を防いでいる。この方法を段階的積層化法と名付けた（図7，図8）。段階的積層化法は厚みを持った３次元組織を作製する有効な手段であるが，多段階の移植は臨床応用や手技の難易度を考えると実用的ではない。そこで，筆者らはこの段階的積層化法を体外で実現しようと考え，*in vitro*で循環可能な血管床の作製に取り組んでいる。血管床（vascular bed）とは，特定の組織を栄養する血管網のことを指すが，筆者らはその概念を拡張し，内部に血液や培養液を流すことができ，その上に組織を載せて灌流（栄養や酸素の供給と老廃物の除去）することができる構造物のことを血管床と呼んでいる。血管床内の流路と搭載した組織が接

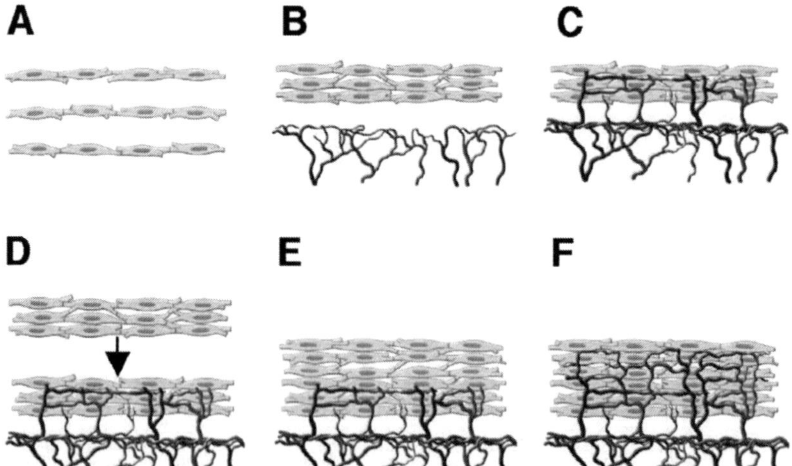

図７　細胞シートの段階的積層化法
（文献41）より引用）

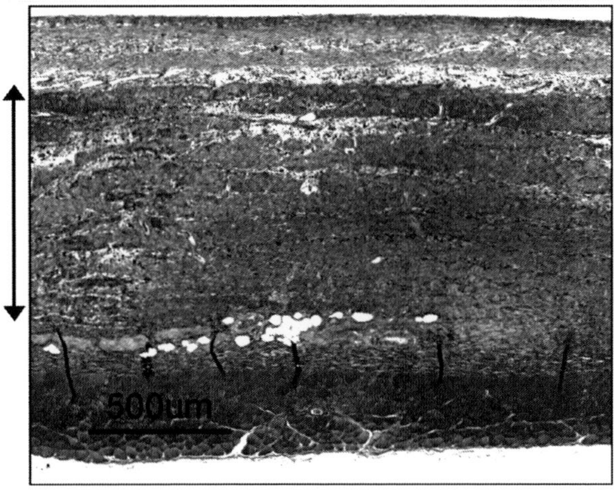

図8　段階的積層化法により作製された心筋組織
（文献41）より引用）

続することが必要であり，このためには体外で血管新生に準じた状況を作り出す必要がある。これまでに，ラットの動静脈付き大腿組織を利用した血管床と，コラーゲンゲルを利用した血管床を用いて，段階的積層化法が体外で実現できることを示している[47, 48]。さらに現在，血管床として脱細胞化組織の利用を検討している。脱細胞化組織はヒトや動物の組織を界面活性剤や酵素などで処理することで細胞成分を除去し，細胞外マトリクスのみを残したものである。血管網などの構造が維持されているため，血管床として使用できる可能性がある。また，脱細胞化組織は免疫原性が低く，滅菌も可能であるため，臨床応用が期待できる。血管床として利用する脱細胞化組織は，吻合可能な径の動静脈と，表面付近に豊富な血管網を持つ必要がある。筆者らはこの条件を満たすブタ小腸組織を脱細胞化し，腸管内腔に心筋細胞シートを段階的に積層化していくことで，ポンプ機能を有する立体心臓を構築する方法を検討している。

9　おわりに

生体を構成する組織や臓器は，本来，発生や再生という極めて複雑な自己組織化プログラムによって形成される。そのことから考えると，培養細胞から3次元組織を構築するということは本質的にアーティフィシャルな試みであると言える。3次元組織を考える場合は，常にこのことを念頭に置く必要がある。培養環境とは細胞にとって不自然な状況であることは否めず，当然，培養した細胞を寄せ集めれば組織になるというものではないことも自明である。細胞シートの積層化による3次元組織の構築も，積層化することがゴールではなく，積層化した組織をいかに機能的な組織・臓器に仕上げていくかが重要であり，そこが今後の課題であると考えている。

文　献

1) N. Yamada *et al., Die Makromol. Chemie, Rapid Commun.,* **11**(11), 571 (1990)
2) T. Okano *et al., Biomaterials,* **16**(4), 297 (1995)
3) H. Sekine *et al., Tissue Eng. Part A,* **17**(23-24), 2973 (2011)
4) K. Nishida *et al., N. Engl. J. Med.,* **351**(12), 1187 (2004)
5) Y. Sawa *et al., Surg. Today,* **42**(2), 181 (2012)
6) M. Sato *et al., Anat. Rec. (Hoboken).,* **297**(1), 36 (2014)
7) T. Ohki *et al., Dig. Endosc.,* **27**(2), 182 (2015)
8) T. Iwata *et al., Biomaterials,* **30**(14), 2716 (2009)
9) K. Yamamoto *et al., Npj Regen. Med.,* **2**(1), 6 (2017)
10) M. Kanzaki *et al., Eur. J. Cardiothorac. Surg.,* **34**(4), 864 (2008)
11) Y. Tamada *et al., J. Biomed. Mater. Res.,* **28**(7), 783 (1994)
12) Y. Akiyama *et al., Langmuir,* **20**(13), 5506 (2004)
13) N. E. O'Connor *et al., Lancet (London, England),* **1**(8211), 75 (1981)
14) M. *Yamato et al., Tissue Eng.,* **7**(4), 473 (2001)
15) A. Osada *et al., J. Tissue Eng. Regen. Med.,* **11**(9), 2516 (2017)
16) A. Kushida *et al., J. Biomed. Mater. Res.,* **45**(4), 355 (1999)
17) M. Yamato *et al., Biomaterials,* **21**(10), 981 (2000)
18) H. E. Canavan *et al., J. Biomed. Mater. Res. A,* **75**(1), 1 (2005)
19) H. E. Canavan *et al., Langmuir,* **21**(5), 1949 (2005)
20) D. Chang *et al., PLoS One,* **10**(10), 1 (2015)
21) M. Hofmann *et al., Circulation,* **111**(17), 2198 (2005)
22) M. Zhang *et al., J. Mol. Cell. Cardiol.,* **33**(5), 907 (2001)
23) T. Shimizu *et al., Circ. Res.,* **90**(3), e40 (2002)
24) Y. Haraguchi *et al., Biomaterials,* **27**(27), 4765 (2006)
25) N. Kaneshiro *et al., Eur. Cell. Mater.,* **13**, 87 (2007)
26) T. Sasagawa *et al., Biomaterials,* **31**(7), 1646 (2010)
27) N. Asakawa *et al., Biomaterials,* **31**(14), 3903 (2010)
28) S. Sekiya *et al., Microvasc. Res.,* **80**(3), 549 (2010)
29) Y. Haraguchi *et al., Nat. Protoc.,* **7**(5), 850 (2012)
30) T. Kikuchi *et al., Biomaterials,* **35**(8), 2428 (2014)
31) H. Seta *et al., Sci. Rep.,* **7**(March), 1 (2017)
32) H. Komae *et al., J. Tissue Eng. Regen. Med.,* **11**(3), 926 (2017)
33) M. Kino-oka *et al., J. Biosci. Bioeng.,* **113**(1), 128 (2012)
34) T. X. Ngo *et al., Biotechnol. Lett.,* **35**(7), 1001 (2013)
35) K. Kim *et al., Biomaterials,* **33**(5), 1406 (2012)
36) K. Kim *et al., J. Tissue Eng. Regen. Med.,* **11**(7), 2071 (2017)
37) H. Takahashi *et al., Biomacromolecules,* **12**(5), 1414 (2011)
38) H. Takahashi *et al., Biomaterials,* **34**(30), 7372 (2013)

39) M. Muraoka *et al.*, *Biomaterials*, **34** (3), 696 (2013)
40) W. Sekine *et al.*, *J. Biochips Tissue Chips*, S2, 001, (2011)
41) T. Shimizu *et al.*, *FASEB J.*, **20** (6), 708 (2006)
42) Y. Shudo *et al.*, *J. Thorac. Cardiovasc. Surg.*, **142** (5), 1188 (2011)
43) Y. Sakakibara *et al.*, *J. Thorac. Cardiovasc. Surg.*, **124** (1), 50 (2002)
44) S. Sekiya *et al.*, *Biochem. Biophys. Res. Commun.*, **341** (2), 573 (2006)
45) H. Sekine *et al.*, *Circulation*, **118** (14 Suppl), S145 (2008)
46) K. Sugibayashi *et al.*, *J. Biomater. Sci. Polym. Ed.*, **24** (2), 135 (2013)
47) H. Sekine *et al.*, *Nat. Commun.*, **4**, 1399 (2013)
48) K. Sakaguchi *et al.*, *Sci. Rep.*, **3**, 1316 (2013)

第3章　スキャフォールドフリーモデルの3次元構築法

古川克子*

1　はじめに

臓器を再生するためには，再生医療の3要素と呼ばれる担体，細胞，化学刺激が重要であると考えられてきた。しかしながら，近年，これらの考え方にあてはまらない自由な発想で臓器構築が試みられるようになってきた。本章では，スキャフォールドフリーという担体を用いずに臓器の形を作り，そして培養する技術について，軟骨を例に紹介する。

2　再生軟骨のニーズ

本格的な高齢化社会を迎えた現在，変形性関節症に代表される関節軟骨疾患は世界的に多くの高齢者に発症していることから，変形性関節症の治療方法の確立が急がれている。我が国でも変形性関節症に約100万人が罹患していると推定される。軟骨組織は再生能が著しく低く，一度損傷を受けると，慢性的な激痛と歩行困難な変形性関節症へと進行する。これらの変形性関節症には，悪化を遅らせるためのダイエット，生活習慣改善，ヒアルロン酸注入などの対処療法しか存在せず，最終的には人工関節の埋入手術が必要不可欠である。人工関節の寿命は10年程度であり，埋入時期は対象者の余命を逆算して決定されるなど，変形性関節症は一刻も早い根本的治療法の確立が望まれる重要な課題といえる。

近年，細胞を用いた再生医療による軟骨疾患の治療の可能性が検討されている。生体内分解性の材料（担体：スキャッフォールド）で任意の形状を作製した後に，細胞を播種して3次元培養する再生軟骨の研究・開発が，世界的にホットな研究領域となっている[1~5]。本章では，従来の生体内分解性の材料を，移植する基材として使用するのではなく，モールドという新しい概念に基づいた再生軟骨構築のための構造コントロール技術について，著者らの試みを概説する。

3　再生軟骨の解決すべき課題

異物を生体内に残さずに細胞の治癒能力に頼る治療手段である再生医療研究が脚光を浴びるようになってから20年以上の月日が経った。軟骨組織は他の臓器に比べて構造が極めてシンプル

＊　Katsuko S Furukawa　東京大学　大学院工学系研究科
バイオエンジニアリング専攻・機械工学専攻　准教授

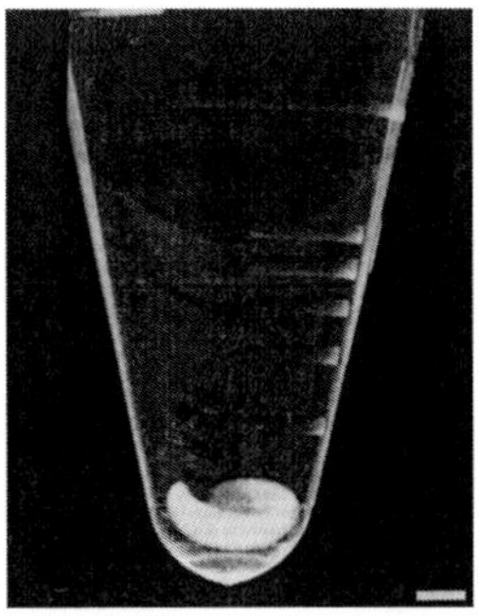

軟骨細胞を遠心機に入れて沈殿させてから静的な環境で数週間培養してペレットを作る
(Ballock and Reddi, J Cell Biol, 1994より転載)

図1　ペレット培養

であるため，皮膚に並んで早期にその実用化が期待されてきた。そのような背景のもと，欧米を中心に多くのベンチャー企業が立ち上がった。しかしながら、高齢者の多くに発症する変形性関節症などの治療に適用しうる再生軟骨の場合，生分解性の担体に細胞を播種・培養して作製した再生軟骨は，細胞の分化状態の制御が難しく，さらに担体内部への細胞の均一播種，生体内分解性の材料の分解と細胞によるマトリクス産性のバランス制御、形態制御などにおいて問題があり，臨床で満足に使用できる完成度の高いものを構築するためにはその方法に改良が必要とされている。

一方，細胞の分化・発生の基礎研究では，細胞間接着が軟骨細胞の発生を促し，分化状態を正常なフェノタイプに制御可能であることがわかっている[6)]。生化学の分野で歴史のある試験間内に軟骨細胞の凝集塊を形成して培養するペレット培養法（図1）では，細胞を脱分化型から分化型に変換できる[7〜13)]が，一度に数ミリ程度の凝集塊を一つしか形成できず，さらに操作が煩雑であるために再生医療への適用には問題点があった。

4　スキャフォールドフリーモデルの構築

そこで，著者らは，このような背景のもと，どういう培養手法を用いれば3次元的な形のある再生軟骨が構築できるか検討を積み重ねてきた。再生軟骨を生体外で構築するための細胞ソースとして，成熟した軟骨組織を採取して，生体外で精製して培養する手法が存在する（図2)。細胞は，10回以上継代しても増殖し続けるので，小さな軟骨片から大量の再生軟骨を構築することが可能であると考えられる。しかしながら，細胞の機能が正常なものに近い分化型のフェノタイプから，病的な状態に近い脱分化型のフェノタイプに，その増殖性能の獲得とともに変換してしまうことがわかっていた。著者らは，充分な細胞数を準備するために，脱分化型のフェノタイ

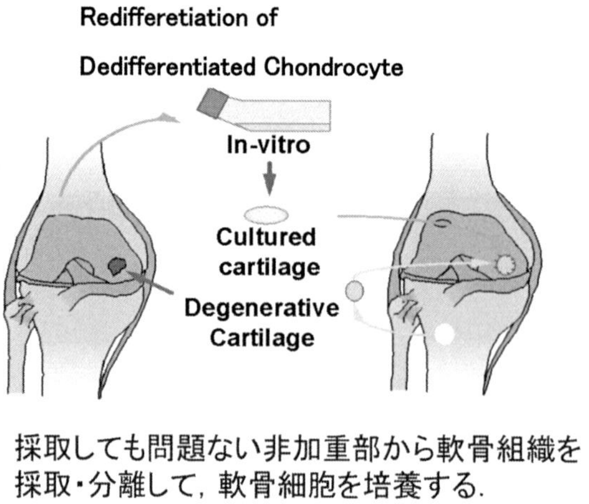

図2　再生軟骨モデル

プを呈した軟骨細胞を材料として，3次元的な形状を有する再生軟骨を構築するための工学的手法の開発を検討した。

脱分化型の軟骨細胞を任意の形状を有する鋳型（モールド）に播種することによって，正常軟骨様の形質を呈する再生軟骨の構築を試みた[14~20]。ポーラスなモールドに細胞を播種し，2日後に鋳型から組織を取り出して培養を開始した。その後，継続して3週間程度培養を行ったところ，モールドの形状に依存した形態を有する再生軟骨が成形されることがわかった。直径が1cmのモールドを使用した場合，モールドと同様の形態である円柱状の再生軟骨が構築された（図3(B)）。モールドを用いて形態を付与して通常の静置培養を行った図3(B)のサンプルではその力学的な特性が極端に弱いために，ピンセットなどで把持すると，容易のその形が変形し，モールドによって付与した再生軟骨の形態を維持できないことがわかった。

一方で，生体内の軟骨周囲には，様々な物理刺激が存在することから，著者らの実験系において，物理刺激の一種であるせん断流れを負荷できる旋回流れを負荷した培養を行って再生軟骨の構築の可能性を検討した。その結果，静置培養と同様に，再生軟骨の形態はモールドの形状に依存して制御可能であり，その形態維持性が著しく向上することがわかった。旋回流れを負荷した培養，すなわち動的な培養によって作製した再生軟骨は，ピンセットで把持した際に優れた力学的な性質を有することがわかった（図3(A)）。このことから，移植などのステップを念頭に入れたハンドリング性能に優れた再生軟骨を開発するためには，旋回流れなどの物理刺激の存在が重要であることがわかった。

正方形の鋳型を用いて再生軟骨を成形した後に，旋回培養を行ったところ，鋳型と同様の形状を有する再生軟骨の構築が実現した（図4(A)）。さらに，動的培養によってやや大きめの円盤（図4(B)）を作製し，スペード状のパンチングモールドで打ち抜くことにより，さらに精度よく（図4(C)・(D)），任意の形状に再生軟骨の形状加工が可能であった。また，モールドによって構築

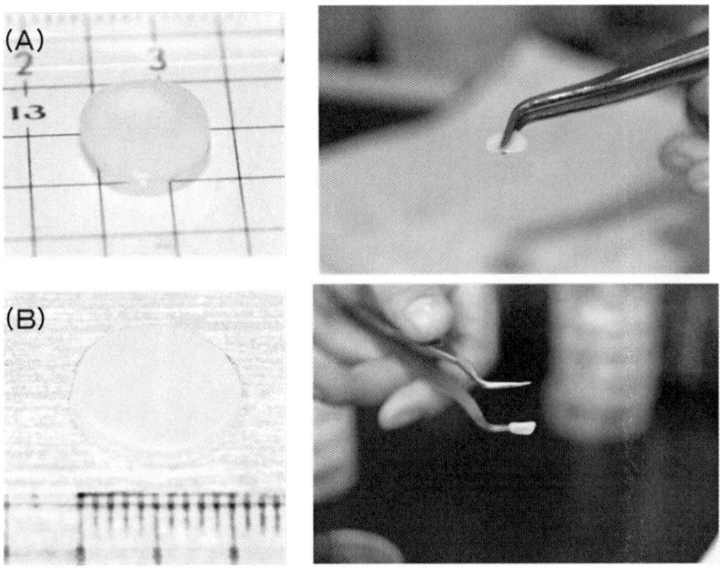

図3　円柱状の鋳型を用いて再生した再生軟骨
(A)旋回培養，(B)静置培養
（K. S. Furukawa, *J. Biotech.*, 2008より転載）

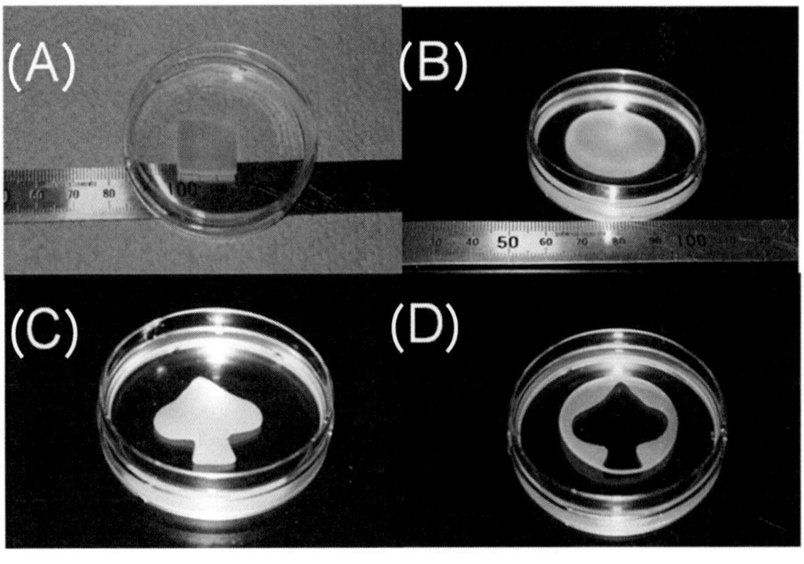

図4　任意の鋳型を用いて培養した再生軟骨の概観
(A)四角いモールドを用いて細胞を播種して再生軟骨を形成，(B)円盤状の再生軟骨を形成，(C)(B)をスペード状のパンチングモールドで成形，(D)B－C
（K. S. Furukawa, *J. Biotech.*, 2008より転載）

した再生軟骨の深部において，細胞が生存しているかどうか確認したところ，３週間の分化培地による培養で，ほとんどの細胞が生きていることがわかった。

次に，再生軟骨の３次元形状のコントロールが可能か検証するために，*in vitro* 培養による再生軟骨の成長の程度を調べた。培養による再生軟骨の直径，厚み，体積の変化を計測した（図5）ところ，３週間の培養によって，直径方向への成長は認められなかった（図５(A)）。さらに，再生軟骨の厚みの経時変化を計測したところ，時間の経過に伴いその厚みは線形に増加することがわかった（図５(B)）。これらの結果を統合して，再生軟骨の体積を計算したところ，培養期間の延長に伴いスキャフォールドフリーの再生軟骨の体積はリニアに増加することがわかった（図５(C)）。これらの３次元的な形状変化は，旋回流れ負荷の有無による違いは認められなかったが，静的な条件下で培養した再生軟骨は，頻繁にその形状が歪み，歪みによって生じた局所的な壊死が原因で組織が壊死して崩壊することが観察された。これらの結果から，スキャフォールドフリーの再生軟骨の構築には旋回流れなどの物理刺激が重要であり，さらに本研究で作製した再生軟骨の形状は培養期間の経過に依存して変化し，その変化がカーブフィッティングできるものであったことから，任意の３次元形状を有する再生軟骨の設計・制作が物理刺激の条件下で可能であることが示された。

本研究で構築した再生軟骨の分化状態を確認するために，遺伝子，蛋白の発現レベルで機能解析した。用いた手法は，遺伝子の分泌量を計測するための real-time PCR と，軟骨様の気質の

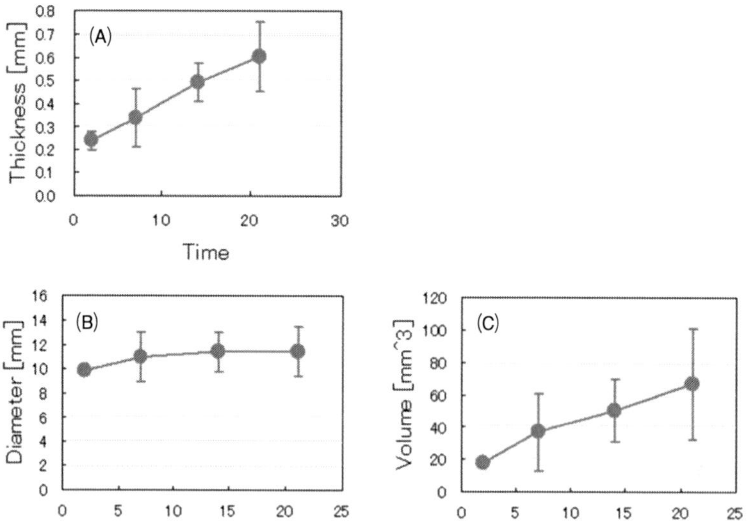

図５　３週間の培養期間に伴う再生軟骨の成長曲線

(A)培養軟骨の厚みの経時変化，(B)直径の変化，(C)体積変化。
培養期間の経過に伴い，再生軟骨が成長することがわかった。厚み方向には成長するが，直径方向への成長はほとんどなく（(A)，(B)），その結果が体積に反映されることもわかった。
（K. S. Furukawa, *J. Biotech.*, 2008より転載）

比色分光解析，組織染色，組織の力学解析を採用した。一例を示すと，培養後に再生軟骨組織をホルマリン溶液に浸漬した後に，パラフィンブロックを作製した。クライオサンプルではなく，パラフィンブロックを作製した理由は，組織形態の保存性能が高いからである。軟骨組織の成熟度を評価するために，サフラニンO染色を用いた。サフラニンOは，軟骨の代表的基質であるプロテオグリカンを朱色に染色させる色素であり，色の濃淡で軟骨組織としての組織成熟度を評価できる手法である。著者らの研究より，分化という観点で動的培養した再生軟骨が，よりサフラニンOで強く染色されることがわかり，強染色されるということが良好な組織形成が促されたことを意味していると理解できた（図６）。したがって，旋回流れ負荷による物理刺激負荷は再生軟骨の構築において有用な手法であると考えられた。PCRでは，サフラニンOで染色できる軟骨様基質の遺伝子の発現レベルを定量的に評価できる系であり，微妙な刺激の差の検出が可能である。遺伝子の発現量の積分値であるタンパク質の分泌量は染色以外にも，抽出タンパク質の定量的な解析結果として評価の目安となる。本著者らも，再生軟骨を構築した場合にはこれらの解析を通じて，作製した再生軟骨の性能を多角的に検証している。そして，膝軟骨組織が体重を支えたり，スムーズな歩行，スキップ，座禅などの動的な状況に体を適応させることができるか検討するために，生体内の軟骨周囲で起こりうる動的な環境に組織をおいた際の力学的な挙動を定量的に評価・解析することも重要である。本研究で開発した再生軟骨の３次元モデルは，軟骨様のフェノタイプの評価の指標となる特定の遺伝子・タンパク質の発現レベル，組織学的な特徴，力学的な定量解析から，良好なデータを保有していることがわかった。したがって，本研究で開発したモデルが有用な再生軟骨構築モデルの一つであると考えることができた。著者らのグループでは，旋回流れ以外にも静水圧刺激[21]や超音波刺激[22]による再生軟骨の機能向上効果について報告を行ってきた。生理的な関節内の動きである変動静水圧を再生軟骨組織に簡便に負荷でき

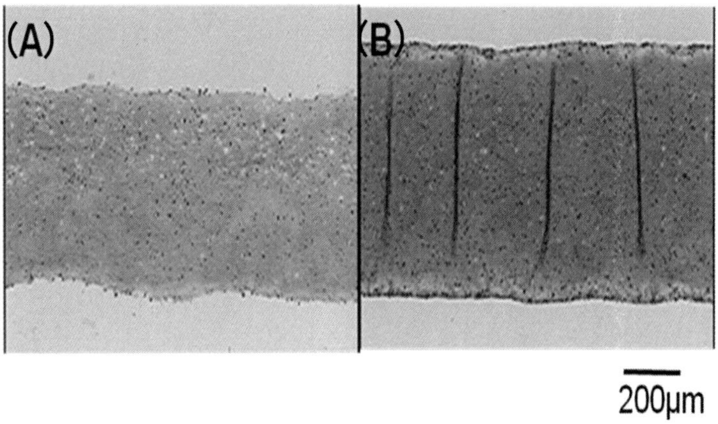

図６　再生軟骨のサフラニンO染色像
(A)静置培養，(B)旋回培養
（K. S. Furukawa, *J. Biotech.*, 2008より転載）

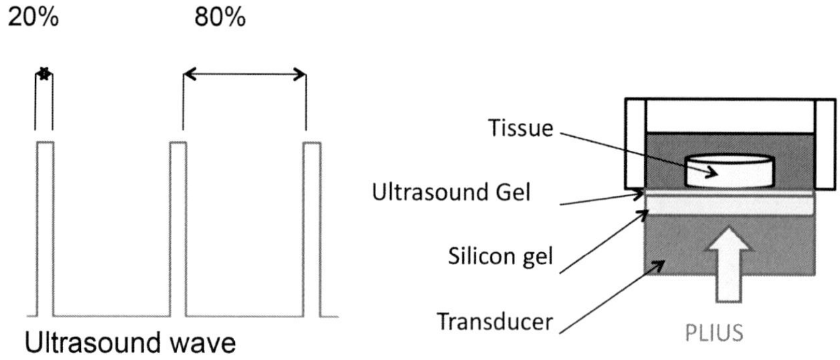

図7　超音波負荷方法

るデバイスを開発して，静水圧を負荷して培養したところ，充分な増殖能を有する病的な性質に近いフェノタイプを有するウシ初代培養軟骨細胞を正常なフェノタイプに近性質に分化誘導できることがわかった。

さらに，スキャフォールドフリーの再生軟骨に超音波刺激（図7）を負荷しながら長期培養を行ったところ，特定の周波数やエネルギーをもつ超音波が軟骨の分化誘導をコントロールすることもわかった。すなわち，分化誘導能に優れた物理環境で形成された再生軟骨は静置培養された再生軟骨に比べて，より生体内の軟骨に近い優れた力学特性を有することから，スキャフォールドフリーの再生軟骨の形成法として超音波の存在する系が有望な系であることが示唆された。transforming growth factor などの発生や損傷治癒の過程で産生される成長因子を再生軟骨に負

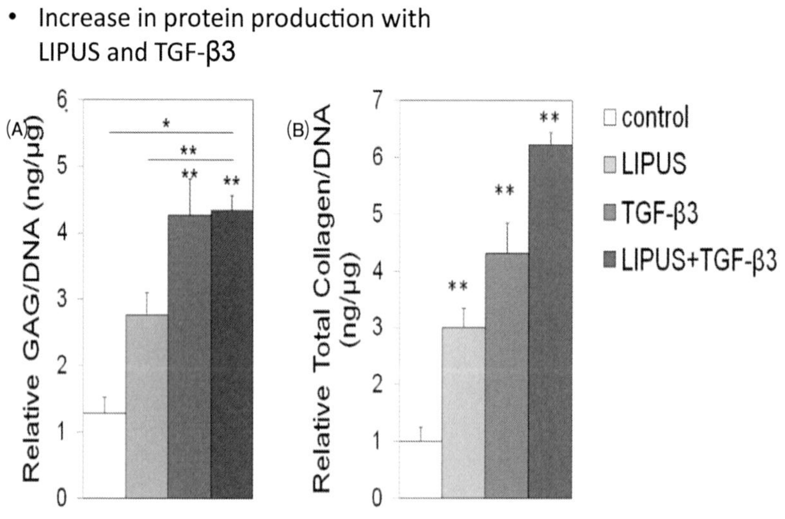

図8　分化状態を示唆する軟骨様基質の発現
（S. Ting, *Tissue Eng.*, 2015より転載）

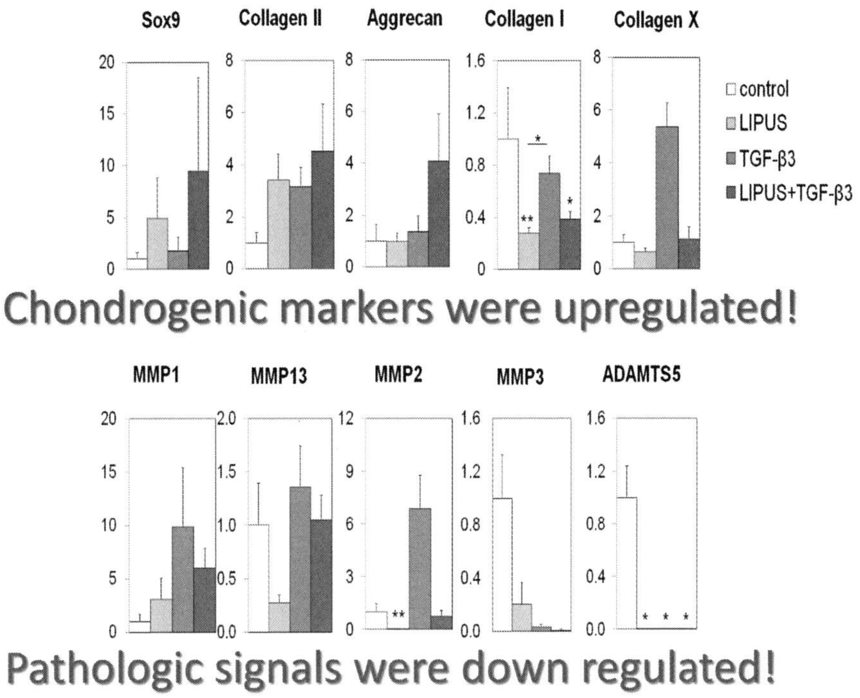

図９　遺伝子の発現解析
(S. Ting, *Tissue Eng.*, 2015より転載)

荷することにより，強烈な分化誘導刺激のスイッチがONになる（図８）と同時に，病的な物質の産生も促されることも見出した（図９)。本研究ではこれらの成長因子を負荷した状態で超音波刺激をさらにプラスして負荷したところ，超音波刺激が病的なシグナルを抑制し，軟骨のフェノタイプを成長因子とシンクロナイズすることにより，より効果的な分化誘導が可能となることをはじめて見出した。これらの結果から，物理刺激による分化コントロールは適切な物理負荷条件を見出すことにより，効果的な組織誘導が可能となると考察できる。実際に病的なシグナルが抑制され，軟骨の恒常性維持に貢献することが示唆された超音波刺激を負荷したスキャフォールドフリーの再生軟骨は良好な力学的特性を保有することもわかった。これらの結果は，スキャフォールドフリーの組織形成に物理刺激負荷が重要な役割を果たしていることを示していると考えられた。

5　おわりに

従来の再生医療の技術で軟骨組織を再生するためには，担体（材料)，細胞，成長因子が再生医療の３要素と呼ばれている要素が重要な役割を担うと考えられてきた。再生したい臓器の形を生体内分解性の材料によってあらかじめ形成し，細胞を播種して，各種成長因子の存在下で細胞と担体を培養することによって，任意の形態を維持しながら細胞と細胞外マトリクスから構成される組織を再構築するモデルをベースに組織の設計理論が構築されたものである。本研究では，従来の発想とは異なる物理刺激の一種である旋回流れを負荷したスキャフォールドフリーの再生軟骨モデルを構築したところ，生体内分解性の担体の代わりに，モールドと計算によるシミュレーションにより，任意の形態に3次元的に制御された再生軟骨組織の構築コンセプトの可能性を示すことができた。さらにスキャフォールドフリーの再生軟骨を構築する上では，静水圧，超音波刺激も有用であることを示した。再生軟骨を構築するためには，担体の種類・形状，培養液の選択，セルソースの選択，培養リアクターの使用の有無など多くの選択肢があり，今後は臨床適用に向けた詳細な検討が必要とされている。

本章では再生軟骨を例にとり，スキャフォールドフリーモデルの作製方法とその結果について紹介した。近年，細胞間相互作用により細胞の分化誘導能を最大限にinduceできる可能性が軟骨細胞以外の細胞でも示されてきている。したがって，本章で紹介したスキャフォールドフリーの組織構築手法は，再生軟骨以外の臓器構築にも有用なモデルとなりうると考えられた。

文　献

1) T. Ushida *et al., Cell Transplantation,* **11**, 489 (2002)
2) M. Brittberg *et al., N. Engl. J. Med.,* **331**, 889 (1994)
3) L. E. Freed *et al., Journal of Biomedical Material Research,* **28**, 891 (1994)
4) L. Freed *et al., Bio/Technology,* **12**, 689 (1994)
5) S. Wakitani *et al., J. Bone Joint Surg. Am.,* **76 A**, 579 (1995)
6) K.S. Furukawa *et al., Cell Transplantation,* **12**, 475 (2003)
7) W. Hay *et al., J Cell. Physiol.,* **183**, 117 (2000)
8) B. Johnstone *et al., Exp. Cell Res.,* **238**, 265 (1998)
9) G. P. Lunstrum *et al., Cytochem,* **47**(1), 1 (1999)
10) A. M. Mackay *et al., Tissue Eng.,* **4**(4), 415 (1998)
11) S. A. Oberlender *et al., Cell Adhesion Comm.,* **2**, 521 (1994)
12) S. Tavella *et al., Exp. Cell Res.,* **215**, 354 (1994)
13) R. Tracy *et al., Cell Biol.,* **126**(5), 1311 (1994)
14) 井村勝亮ほか，日本臨床バイオメカニクス学会誌，**25**，75 (2004)
15) K. S. Furukawa *et al., J. Biotech.,* **133**, 134 (2008)
16) K. S. Furukawa *et al., PLoS One,* Submitted
17) K. S. Furukawa *et al., Tissue Eng.,* IN-TECH, in press
18) T. Nagai *et al., Tissue Eng.,* **14**(7), 1183 (2008)
19) T. Nagai *et al., Tissue Eng., Part A,* **14**(7), 1225 (2008)
20) M. Sato *et al., Med. Biol. Eng. Comput.,* **46**(8), 735 (2008)

21) M. Kawanishi *et al.*, *Tissue Eng.*, **13**(5), 957-964 (2007)
22) S. Ting *et al.*, *Tissue Eng., Part C,* **21**(10), 1005-1014 (2015)

第4章　スフェロイド培養における3次元細胞積層化

赤木隆美[*1]，明石　満[*2]

1　はじめに

次世代医療として注目されている再生医療は，生体外操作で人工的に培養した（幹）細胞およびそれらの細胞から構築した組織体を患者の体内に移植などすることで，損傷した臓器や組織を再生し，失われた生体機能を回復させる治療法である[1)]。現在の組織工学においては，皮膚表皮・軟骨・角膜のような単一細胞で構成され血管を含まない組織では，一部再生医療製品として商品化されている。しかしながら，心臓・肝臓・膵臓・肺のような豊富な血管網を有する複数細胞種からなる臓器においては，再構築された組織と生体組織の間に構造・機能的なギャップがあるなど，実用的な再生組織の構築技術は確立されていない。これらの移植用の組織構築においては，播種された細胞が壊死することなく三次元的に積層する技術に加え，複数種の細胞が機能を発現するための細胞・組織環境を制御することが重要である[2)]。

現在の生命科学技術では心臓や肝臓などをそのまま臓器として再生することは困難なため，その機能の最小単位を細胞操作により生体外で構築し，移植することで臓器機能を代替する方法が取られている。そのため，生体内の微小環境を再現した三次元組織モデル構築技術の創出は，再生医療を実現する要素技術として重要な位置づけとなる。また，生体外で構築した生体類似の三次元組織モデルは，再生医療のみならず，創薬研究における安全性，薬物動態，薬効薬理を総合的に評価するツールとして有用であり，多様なエンドポイントに対応する迅速で効率的な動物実験代替法として利用できると考えられる（図1）[3)]。

様々な組織由来の細胞に分化可能な人工多能性幹細胞（iPS）細胞の登場などで，組織の再生や臓器の機能の代替といった再生医療，創薬研究ツールへの応用への注目が集まっているが，これらの細胞をどのように立体的に組織化するかが重要な課題となっている。そのため，これらをサポートする汎用性の高い組織構築技術の創出は，学術的にも，また産業的にも大きな意味を持つ。本章では，これまでに報告されている三次元細胞積層化技術（主にスフェロイド）と我々が取り組んでいる交互積層細胞コーティングと細胞スフェロイド化技術を組み合わせた，膵β細胞スフェロイドの作製と機能について紹介する。

＊1　Takami Akagi　大阪大学　大学院生命機能研究科
ビルディングブロックサイエンス共同研究講座　特任准教授（常勤）
＊2　Mitsuru Akashi　大阪大学　大学院生命機能研究科
ビルディングブロックサイエンス共同研究講座　特任教授（常勤）

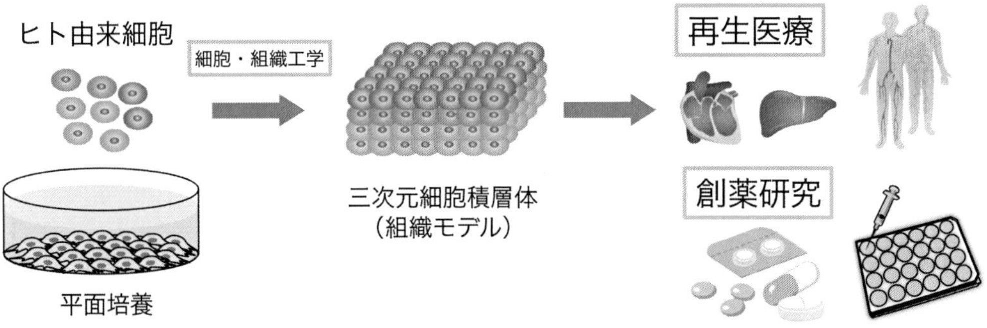

図１　生体外操作による三次元生体組織の構築と再生医療，創薬研究への応用

2　三次元細胞積層化技術

生体は同種・異種の細胞が細胞外マトリックス（ECM）を介して集積し，組織・器官・臓器を構築することで，１細胞では得られない多様な機能発現を実現している。*In vitro* においても個々の細胞の空間的配置を制御することで，組織が持つ高い機能を再現できると考えられており，細胞の多くは生体環境に近い三次元的な培養を行うことで，高い機能を示すことが知られている。特に細胞凝集塊（スフェロイド）形成は，代表的な三次元培養法であり，肝細胞，iPS 細胞など多方面で使用されているが，内部細胞の壊死，内部構造の意図的な制御，多種細胞との共培養に関して問題を有しており，汎用性の高い三次元組織構築技術の確立が求められている[4,5]。特に，組織に対して栄養や酸素を供給するルートとして機能する血管などの脈管系を再現した組織モデルの開発は，再生医療・創薬研究分野における大きな課題となっている[6]。細胞スフェロイド化技術以外に，足場材料（スキャホールド）[7]，ハイドロゲル[8]，マイクロ流路[9]，細胞シート法[10]を用いた毛細血管を含む三次元組織の構築が報告されているが，血管構造・機能の面に関して，生体組織を模倣した組織モデルの開発までには至っていない。

3　細胞スフェロイド化技術

創薬研究におけるスフェロイド培養は，*in vitro* と *in vivo* 試験の間の溝を埋める三次元細胞積層化技術として注目されている。市販の培養用ディッシュやマルチウェルプレートなどの一般的な細胞培養容器を使用して，細胞を二次元的に単層で培養すると，細胞の生体内での機能を十分発現できない場合がある。これに対して，細胞の凝集塊を作製するスフェロイド培養法は，単層培養と比較して，より生体内環境に近い細胞状態を模倣することができ，薬効評価などの創薬スクリーニングや細胞産生物の解析などの機能評価に有効であると期待されている[11]。

スフェロイドを形成させる方法として，(a)低接着性容器を用いた培養法，(b)ハンギングドロップ培養法，(c)マイクロパターン表面を用いた培養法，(d)回転培養法など，様々な手法が報告されている（図２）[12〜14]。(a)低接着性容器を用いた培養法では，細胞が培養用ディッシュ表面に接着することを防ぐことで細胞同士の接着を誘起し，スフェロイドを形成させる培養方法である。ディッシュ面積に応じて，大量のスフェロイドを調製することができるが，スフェロイド同士が融合しやすく，均一な大きさ・形状のスフェロイドを作製するのが難しい欠点がある。非接着性のＵ字およびＶ字型のウェルを有するマイクロプレートを用いた培養法では，スフェロイド同士の融合を回避し，サイズの均一なシングルスフェロイドを調製することが可能である。しかしながら，スフェロイド内部の細胞密度が低くなりやすく，形も球形にならず楕円・お椀型になりやすい欠点がある。(b)ハンギングドロップ培養法は，表面張力を利用した細胞を含む培養液の液滴中でスフェロイドを作製する方法である。細胞は重力で液滴の下側に集まり，そこで細胞同士が凝集し，スフェロイドが形成される。この方法では，細胞数が揃った均一なスフェロイドが形成されるが，培地交換ができないため，長期培養が困難となる問題があり，また大量作製が困難である。(c)マイクロパターン表面を用いた培養法では，微細加工技術で作製したマイクロウェルを利用して，均一な大きさのスフェロイドを大量に作製できる培養容器が開発されている。ウェル底面に細胞接着および非接着領域をパターニングすることで，細胞接着領域にスフェロイドが形成される。また，ウェル底面にナノサイズの格子状やピラー構造を微細加工して細胞接着を抑制することにより，スフェロイドを形成させる容器も開発され，市販されている。これらの方法

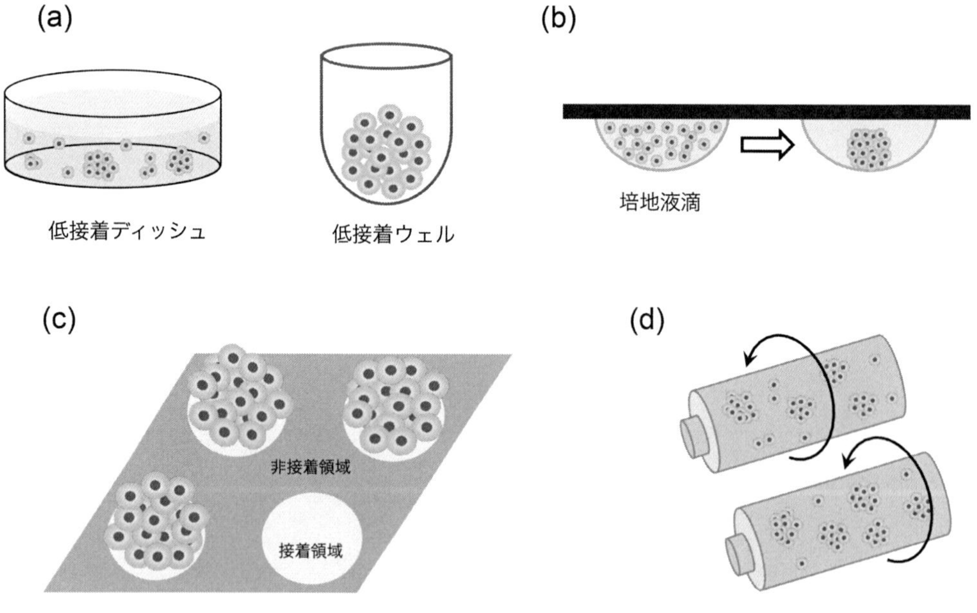

図２　スフェロイド作製方法
(a)低接着性容器を用いた培養法，(b)ハンギングドロップ培養法，
(c)マイクロパターン表面を用いた培養法，(d)回転培養法

を用いれば，均一な形状を有するスフェロイドが形成されるが，特殊加工を施した容器が高価であること，ウェル底面が加工されているため顕微鏡観察がしにくいといった短所がある。(d)回転培養法は，培地を含む細胞懸濁液を培養チャンバーで回転させながらスフェロイドを作製する方法である。回転培養に特殊な装置を必要とするが，チャンバー内で懸濁状態の細胞同士が均等に接触することで，スフェロイドの細胞数やサイズは比較的均一なものを大量に得ることができる。

一般的にスフェロイドは，サイズや形，構成する細胞数が均一であることが望ましく，かつ大量作製が簡便な方法が有用と考えられる。上述のように，様々なスフェロイド培養法が開発されてきており，形成するスフェロイドのサイズやそれに伴う酸素や栄養の浸透性，また構成する細胞集団の不均一性などを考慮しながら，研究内容に合わせた手法を選択することが重要である。従来のスフェロイド培養法の問題点としては，①接着力の低い細胞ではスフェロイドが形成されない，②直径約 100 μm 以上のスフェロイドでは，周辺部に増殖する細胞，中心部に壊死細胞を呈する細胞凝集塊が形成される，③スフェロイドの内部構造，細胞外マトリックスの種類を制御できないといったことが挙げられ，生体内類似の構造と機能を有する，より簡便かつ汎用性の高いスフェロイド化技術の開発が求められている。

4　肝スフェロイドモデル

肝臓は薬物代謝に関する種々の酵素や薬物トランスポーターが豊富に発現していることから，動物実験による肝クリアランス予測および肝細胞を用いた創薬スクリーニングは，薬物の安全性・薬効評価のために極めて重要となっている。現在，*in vitro* 評価系に用いられている肝細胞ソースとしては主に凍結ヒト肝細胞が使われており，近年では iPS 由来肝細胞も用いられてきている。これらの細胞ソースの問題点としては，培養中の機能低下が問題点として挙げられ，用いられる試験系が限定的となっているため，高度に肝機能を維持した細胞培養系の確立が望まれている。そのため，スフェロイド培養法は肝細胞培養の研究において多くの検討がされており，機能向上（CYP 活性，アルブミン産生，液性因子産生，薬物トランスポーター発現，遺伝子発現など）に有用であることが示されている[15~19]。

5　膵スフェロイドモデル

自己免疫による膵島細胞破壊によって発症する1型糖尿病（インスリン依存型糖尿病）は，内因性インスリン分泌能が枯渇した状態にある。根本的治療としては，膵臓移植と膵島細胞移植が行われているが，本邦における臓器提供数は年間 50 例程度で，このうち膵臓グラフトが使用できる頻度は約 67 % 程度と，依然としてドナー不足の問題がある。さらに，その大半は膵臓移植に用いられ，膵島細胞移植には主に心停止ドナーからのグラフトが使用されることから，その頻度は限られる。膵島細胞移植は，膵臓移植に比して手術侵襲は低いものの，その生着率の低さが課題となっている。近年，膵島移植領域では長期生着の改善に向けて，膵島細胞をソースに，様々な方法で組織再生を行い，移植する試みが盛んに行われており期待が寄せられている。100 µm 程度のスフェロイド状の膵島細胞の中には，インシュリン産生細胞であるβ細胞が含まれており，このβ細胞を用いた細胞移植では，生着率の低さから組織工学を用いた三次元組織化が有用であると考えられている[20,21]。現在の実臨床における膵島細胞の移植経路は経門脈であることから，注射可能な大きさの三次元組織体（スフェロイド）構築が臨床展開に向けて望ましいと思われる。また，β細胞からなるスフェロイド構築においては，スフェロイド形成に要する時間，スフェロイドの強度，インシュリン産生能が重要な因子となる。

我々は，細胞表面にECM成分（フィブロネクチン（FN）とゼラチン（G））からなる薄膜を形成することで，細胞と細胞の接着を制御し，細胞を自在に三次元的に積層化できる技術を開発した（図3）[22]。本細胞操作技術は，複数細胞の配置制御により血管・リンパ管網を含む多種多様なヒト臓器モデルの構築が可能であり[23~26]，生体組織の構造・機能を反映した正常・疾患組織モデル創出の基盤技術として有用である。そこで，本細胞コーティング技術とスフェロイド化技術を組み合わせることで，注射可能な迅速かつ安定な膵β細胞スフェロイドの調製と *in vitro* および *in vivo* での機能を評価した[27]。マウス由来の膵β細胞（MIN-6）をFN/Gコーティン

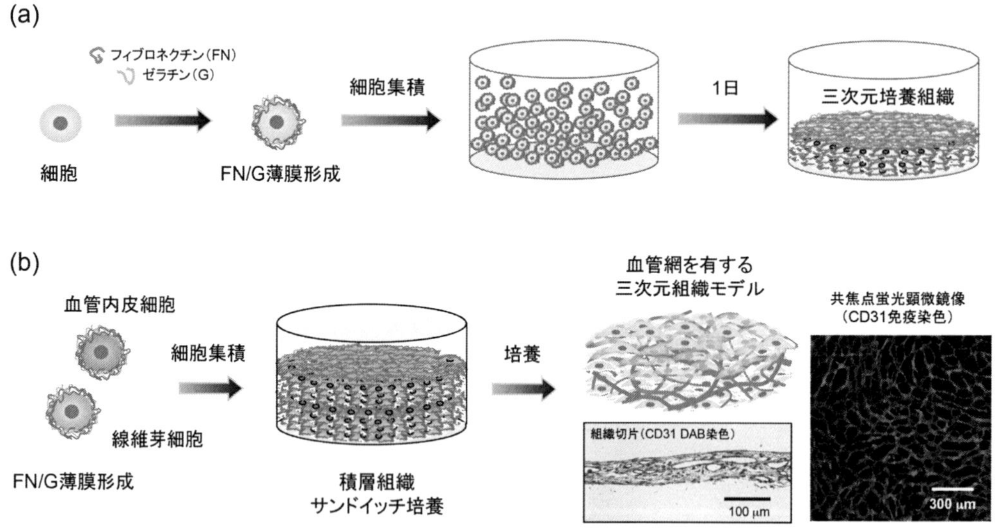

図3　(a)細胞コーティング法を用いた細胞積層化技術。細胞をFNおよびGの溶液に交互浸漬（Layer-by-Layer：LbL）することで，細胞膜表面にFN/G薄膜が形成される。FN/Gコーティングした細胞の播種数により任意の積層数を有する三次元組織体が短期間で構築できる。(b)サンドイッチ培養による血管網含有組織モデルの構築。FN/Gコーティングした線維芽細胞層間に血管内皮細胞を配置し培養することで，血管内皮細胞のチューブ化が進行し，組織体中に血管網様構造を有する組織体が構築される。

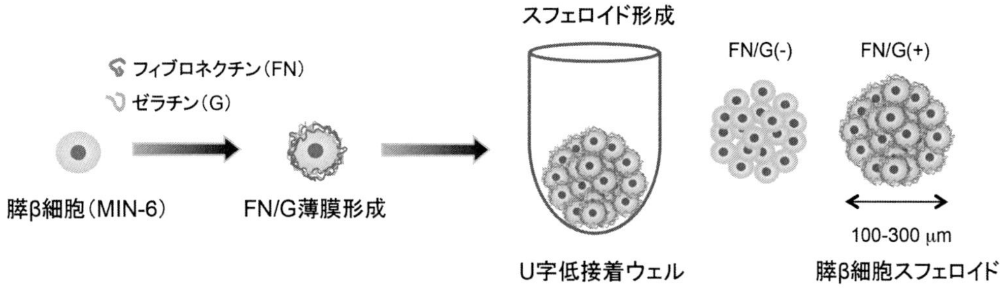

図4　FN/G細胞コーティング法を用いた膵β細胞スフェロイド形成

グし，U字型の低接着ウェルでスフェロイド形成させ，コーティング有無でのスフェロイド形成時間，細胞生存率・密度，細胞間接着タンパク質発現，インスリン産生能（グルコース負荷試験）の違いを評価した（図4）。その結果，細胞をFN/Gコーティング（FN/G（+））することで，短時間で細胞密度・生存率の高いスフェロイドが形成され，インシュリン産生能，細胞間接着蛋白質のE-カドヘリン（E-cad）発現，ギャップ結合蛋白質のコネキシン36（Cx36）発現の向上が認められた（図5）。また，得られた膵β細胞スフェロイドを糖尿病マウスモデル（ストレプトゾシン誘導）の腎被膜下に移植し，移植部位での膵島組織の組織像・生着率評価，血中インスリン濃度および血糖値の継時変化を観察したところ，FN/Gコーティングした膵β細胞スフェロイドを移植した群において，顕著な血糖値の低下が観察された。これらの結果は，FN/Gコーティングすることで，従来のスフェロイド培養法と比較して安定なスフェロイドが形成され，*in vivo*での生着率が向上したことに起因すると考えられる。再生医療における機能的膵島細胞の構築に向けた課題としては，(1)基盤となる膵島細胞，β細胞の選択（初代細胞，iPS由来β細胞など），(2)膵島細胞の構築手法，(3)膵島細胞のviabilityの維持のための血管構造の導入などがある。これらに関して，これまでに様々な報告があるが臨床応用に向けた，より機能的な膵島細胞の構築には未だ至っておらず，細胞コーティング・細胞積層化技術を活用することで，これらの課題を複合的に解決できると考えられる。

6　おわりに

近年の新薬開発プロセスでは，ハイスループットスクリーニングなどの方法論の普及により創薬研究で膨大な数の候補化合物が生み出され，*in vitro*の実験系で大部分がスクリーニングされるようになっている。現在の創薬研究の技術・評価系においては，臨床開発へと進める前段階の化合物の優先順位選定（非臨床試験）では，安全性・有効性評価のために動物実験が必要不可欠である。しかしながら，動物とヒトの種差の問題，現在の安全性の評価手法や疾患モデル作成の限界から，動物実験で安全性や有効性が認められた候補化合物の臨床的有用性が認められないこ

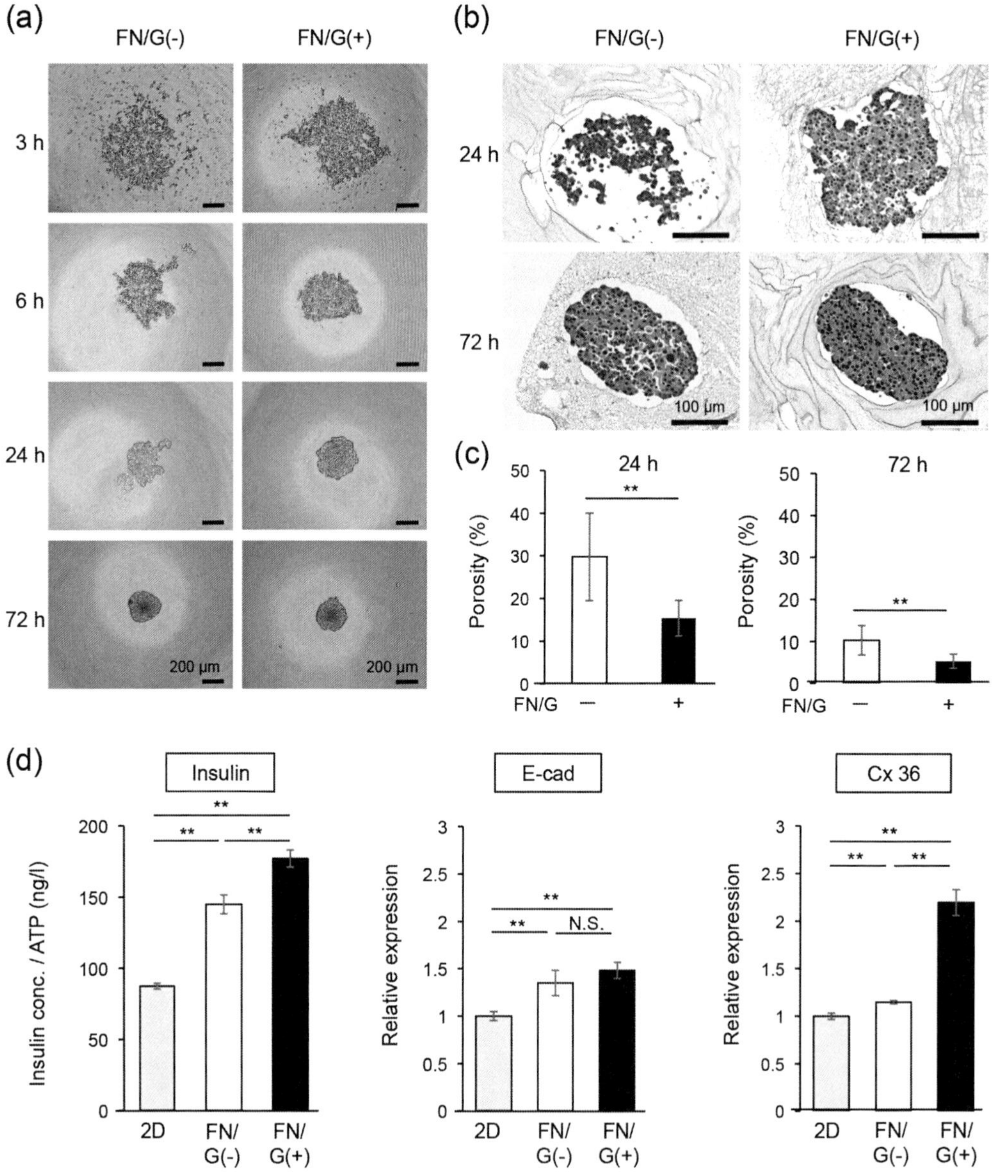

図５　(a)FN/Gコーティング有無（FN/G（＋）or（−））での膵β細胞のスフェロイド形成能（位相差顕微鏡像）。(b)スフェロイド形成24, 72時間後の組織切片HE像。(c)HE切片像の画像解析によるスフェロイド空隙率の測定結果。従来のスフェロイド形成（FN/G（−））と比較して，FN/G（＋）β細胞スフェロイドでは，細胞凝集速度が速く，細胞密度の高いスフェロイドが形成された。(d)膵β細胞スフェロイドの72時間培養後のインシュリン産生，E-カドヘリン（E-cad）発現，コネキシン36（Cx 36）発現の評価（**$P < 0.01$）。インシュリンは培養上清中の産生量をELISA測定，E-cad, Cx 36はqRT-PCRにより発現量を測定した。FN/G（＋）膵β細胞スフェロイドでは，平面培養（2D）およびFN/G（−）スフェロイドと比較して，インシュリン産生，E-cad, Cx 36発現の増加が認められた。

とや，その逆のケースもあり，動物実験の結果をヒトに反映できないことがある。医薬品開発を効率的に進めるためには，開発の初期段階からヒトへの外挿性を担保できる試験系の構築が重要であると考えられている。

創薬研究は生理活性物質の探索に始まり，薬効および毒性評価，そのメカニズム解析，製造，そしてドラッグデリバリーシステム（DDS）の構築と多肢に渡る。そのため，創薬研究に有用な三次元培養モデルの条件として，動物の生体を利用した実験と比較して，目的とする生体内の細胞応答を効率的に外挿できること，さらに，複雑な培養操作を必要とせずコストパフォーマンスに優れている必要がある。細胞スフェロイド化技術は，動物実験に代わる新しい薬剤評価システムを創出するための基盤技術，新たな再生医療製品の創出に有用であると期待される。

文　　献

1) R. Langer, J. P. Vacanti, *Science,* **206**, 920-926 (1993)
2) K. L. Ou, H. Hosseinkhani, *Int. J. Mol. Sci.,* **15**, 17938-17962 (2014)
3) Y. Shi, H. Inoue, J. C. Wu, S. Yamanaka, *Nat. Rev. Drug Discov.,* **16**, 115-130 (2017)
4) R. Z. Lin, H. Y. Chang, *Biotechnol. J.,* **3**, 1172-1184 (2008)
5) M. Matsusaki, C. P. Case, M. Akashi, *Adv. Drug Deliv. Rev.,* **74**, 95-103 (2014)
6) M. W. Laschke, M. D. Menger, *Biotechnol. Adv.,* **34**, 112-121 (2016)
7) J. V. Serbo, S. Gerecht S, *Stem Cell Res. Ther.,* **4**, 1-8 (2013)
8) H. H. Song, K. M. Park, S. Gerecht, *Adv. Drug Deliv. Rev.,* **79-80**, 19-29 (2014)
9) A. Hasan, A. Paul, N. E. Vrana, X. Zhao, A. Memic, Y. S. Hwang, M. R. Dokmeci, A. Khademhosseini, *Biomaterials,* **35**, 7308-7325 (2014)
10) K. Moschouris, N. Firoozi, Y. Kang, *Regen. Med.,* **11**, 559-570 (2016)
11) E. T. Verjans, J. Doijen, W. Luyten, B. Landuyt, L. Schoofs, *J. Cell Physiol.,* **233**, 2993-3003 (2018)
12) T. M. Achilli, J. Meyer, J. R. Morgan, *Expert Opin. Biol. Ther.,* **12**, 1347-1360 (2012)
13) E. Fennema, N. Rivron, J. Rouwkema J, C. van Blitterswijk, J. de Boer, *Trends Biotechnol.,* **31**, 108-115 (2013)
14) S. Nath, G. R. Devi, *Pharmacol. Ther.,* **163**, 94-108 (2016)
15) Y. Peck, D. A. Wang, *Expert Opin. Drug Deliv.,* **10**, 369-383 (2013)
16) L. Schyschka, J. J. Sánchez, Z. Wang, B. Burkhardt, U. Müller-Vieira, K. Zeilinger, A. Bachmann, S. Nadalin, G. Damm, A. K. Nussler, *Arch. Toxicol.,* **87**, 1581-1593 (2013)
17) K. Takayama, K. Kawabata, Y. Nagamoto, K. Kishimoto, K. Tashiro, F. Sakurai, M. Tachibana, K. Kanda, T. Hayakawa, M. K. Furue, H. Mizuguchi, *Biomaterials,* **34**, 1781-1789 (2013)
18) S. C. Ramaiahgari, M. W. den Braver, B. Herpers, V. Terpstra, J. N. Commandeur, B. van de Water, L. S. Price, *Arch Toxicol.,* **88**, 1083-1095 (2014)

19) Y. Takahashi, Y. Hori, T. Yamamoto, T. Urashima, Y. Ohara, H. Tanaka, *Biosci. Rep.,* **35**, e00208 (2015)

20) H. Tanaka, S. Tanaka, K. Sekine, S. Kita, A. Okamura, T. Takebe, Y. W. Zheng, Y. Ueno, J. Tanaka, H. Taniguchi, *Biomaterials,* **34** , 5785-5791 (2013)

21) L. D. Amer , M. J. Mahoney, S. J. Bryant, *Tissue Eng. Part B Rev.,* **20**, 455-467 (2014)

22) A. Nishiguchi, H. Yoshida, M. Matsusaki, M. Akashi, *Adv. Mater.,* **23**, 3506-3510 (2011)

23) M. Matsusaki, *Bull. Chem. Soc. Jpn.,* **85**, 401-414 (2012)

24) Y. Amano, A. Nishiguchi, M. Matsusaki, H. Iseoka, S. Miyagawa, Y. Sawa, M. Seo, T. Yamaguchi, M. Akashi, *Acta Biomater.,* **33**, 110-121 (2016)

25) T. Akagi, M. Nagura, A. Hiura, H. Kojima, M. Akashi, *Tissue Eng. Part A,* **23**, 481-490 (2017)

26) K. Sasaki, T. Akagi, T. Asaoka, H. Eguchi, Y. Fukuda, Y. Iwagami, D. Yamada, T. Noda, H. Wada, K. Gotoh, K. Kawamoto, Y. Doki, M. Mori, M. Akashi, *Biomaterials,* **133**, 263-274 (2017)

27) Y. Fukuda, T. Akagi, T. Asaoka, H. Eguchi, K. Sasaki, Y. Iwagami, D. Yamada, T. Noda, K. Kawamoto, K. Gotoh, S. Kobayashi, M. Mori, Y. Doki, M. Akashi, *Biomaterials,* **160**, 82-91 (2018)

第5章　膵島など細胞集塊の作製技術

角　昭一郎*

1　はじめに

従来の細胞培養は，不死化した細胞株をプラスチックの培養面に付着させた状態で行うのが一般的であり，基本的に1個の細胞で起こる事象の研究が主体であった。しかし，近年，細胞間の相互関係や細胞外基質（extracellular matrix, ECM）の役割が注目されるようになり，また，不死化していない体細胞を体外に取り出して再生医療や創薬の研究が行われるようになると，より生体内の環境に近い3次元（3 dimension, 3D）での培養が必要と考えられるようになってきた。

筆者は，糖尿病に対する再生医療を中心に研究を行っているが，糖尿病で障害される膵臓のβ細胞は，生体内ではランゲルハンス島（膵島）と呼ばれる細胞集塊を作って膵臓の組織内に点在しているため，単細胞ではなく，細胞集塊として培養し，機能を研究する必要がある。そして，このような研究を推進するためには，細胞集塊を効率良く作製することが不可欠と考えて細胞集塊の作製法を検討した結果，新しい培養器材を考案するに至った。本稿では，糖尿病など代謝・内分泌疾患における細胞集塊作製の重要性について述べるとともに，この細胞集塊作製器材についても紹介する。

2　細胞集塊の必要性について

3D培養の必要性については，幾つかの観点から論じることができる。

①　3D培養はより生理的

従来行われてきた2次元（2D）培養は細胞にとってかなり特殊な環境で，実際に生体内において単層で平面を形成している細胞は腹膜上皮や粘膜上皮など一部の細胞に限定される。さらに，これらの細胞の場合，生存に必要な酸素や栄養素の供給は，生理的な生体内では，管腔側（apical）に当たる表面からではなく，2D培養下では培養面に付着している側底側（basolateral）から行われるので，この点でも2D培養は特殊な状況である。この点，3D培養では細胞間の立体的な接触が構築され，細胞が分泌するECMの蓄積も起こるので，細胞にとってより生理的な環境が維持できるものと考えられる。

②　胚様体作製のため

＊　Shoichiro Sumi　京都大学　ウイルス・再生医科学研究所　臓器・器官形成応用分野　准教授

再生医療で各種の分化細胞を作製する場合，未分化な状態を維持しつつ培養・増殖される胚性幹（embryonic stem, ES）細胞や人工多能性幹（induced pluripotent stem, iPS）細胞などの多能性幹細胞を様々な方向へと分化させるための出発点として，胚盤胞の内部細胞塊に類似した細胞集塊を作製することが広く行われている。このような細胞集塊を胚様体（embryoid body, EB）と称する。分化のスイッチをONにするためのEB形成は，再生医学の研究はもちろん，臨床応用のための分化細胞を得る手段としても重要な役割を担っており，3D培養技術無しでは再生医療は語れないと言っても過言ではない。

③　分化を成熟させるため

ES細胞やiPS細胞などの多能性幹細胞から機能性の細胞を分化誘導する際，3D培養が非常に重要な役割を果たす場合がある。例えば膵島細胞を分化誘導するには3D培養が効果的であり[1,2]，後述の機能向上の観点も併せて，膵島細胞の分化には3D培養が必須と考えられる。同様に，肝細胞でも分化と機能発現に3D培養が重要であるとされている[3,4]。

④　細胞機能向上のため

血糖調節に必須の役割を果たしている膵島は生体内で膵外分泌組織の海の中に浮かんだ島のような細胞集塊として存在しており，膵島細胞，特にインスリンを分泌するβ細胞は，相互にギャップジャンクションで連絡している[5]。この連絡はβ細胞機能の発現に重要な役割を果たしており[6]，ブドウ糖反応性インスリン分泌機能を有するβ細胞株であるMIN6を用いた筆者らの研究でも，通常の2次元培養との比較で，細胞集塊ではブドウ糖反応性インスリン分泌の特異性が向上（インスリン分泌が低ブドウ糖濃度で低下，高ブドウ糖濃度で亢進）し，ブドウ糖上昇時のインスリン分泌反応がより迅速になることを確認している[7,8]。類似の3D培養による機能向上は肝細胞でも知られており[9]，このような細胞の治療応用を考える上では，3D培養は必須の要素である。

⑤　移植部位での歩留まり向上のため

局所的な疾患に対しては細胞が局所投与される場合がある。この場合，投与された細胞が局所に止まって有効な作用を発揮することが期待されるが，単細胞の浮遊液を投与したのでは細胞が溶液と共に拡散してしまい，働くべき部位に生着する細胞数の減少が危惧される。このような場合に，細胞を集塊化して投与することにより，局所での歩留まり向上が期待される。実際に，ヒトの心筋前駆細胞をマウスに投与した実験では，3D培養を行うと，通常の2D培養との比較で，細胞の性格が保存されてECMも蓄積され，心臓壁へ投与後の残存率も向上する（単細胞浮遊液の注入では3日後に移植細胞は確認されなかった）とされている[10]。また，ヒト臍帯静脈内皮細胞（human umbilical vein endothelial cell, HUVEC）をマウス虚血肢の筋肉内へ注入する実験でも，集塊化したものがよりよく生着し，より有効に血管新生を惹起したと報告されている[11]。

⑥　3次元構築物作製の構成単位として

3次元の臓器や組織を体外で作製する場合，鋳型状のものにばらばらの細胞を詰め込むことで作製することは不可能ではないと思われるが，細胞間の連絡が成立してそれらが一体化するまでには一定の時間が必要で，その間，細胞の活性を維持することは簡単ではない。その点，細胞集塊を，建物を建てる時の煉瓦のように使えば，かなり大きな構造物を作製することも可能である。実際に，サイフューズ社では剣山様のものに細胞集塊を刺す形で3次元の細胞構築物を作製する技術を展開しており[12]，この方法を用いて作製した肝臓組織移植の動物実験も報告されている[13]。

3　細胞集塊の一般的な問題点

酸素や栄養素が拡散によって細胞に到達する一般的な培養条件下で細胞を集塊化すると，集塊の表面は通常の2D培養と同じように酸素などが供給されるが，中心部には十分な酸素などが供給されず，壊死に陥る場合がある。これを中心壊死と呼んでいる。また，代謝産物も同様に拡散によって排除されるため，酸素や栄養素とは逆の濃度勾配が集塊中に形成される。この結果，当然ながら，表面と中心の間には酸素などや老廃物の濃度勾配が形成されることになり，これに応じて細胞活性も表面の100％から壊死部の0％まで変化することとなる。このため，細胞集塊の大きさが全体の細胞活性を左右することとなる。膵島などを培養した経験から言うと，直径150 μm程度までは中心壊死は起きないが，200 μmを超えると中心部に実体顕微鏡で暗く見える壊死部が生じることが多い。もちろん，中心壊死や細胞機能と直径の関係は細胞の種類によっても変化する可能性がある。また，このような問題に対する対策として，酸素透過性の高い容器で培養することで中心壊死を起きにくくする方法や[14]，ECM成分など細胞以外の成分を併せて集塊化することで細胞機能を向上する方法[15]などが報告されている。

4　細胞集塊の作製法

細胞集塊を作製する方法は各種ある。基本的には，相互に接着する性質を有する細胞を容器の底や壁に接着させることなく培養すれば，細胞同士が相互に接着して細胞集塊を形成する。最も簡単には，非接着性の容器を用いて細胞懸濁液を静置培養（浮遊培養）すれば細胞集塊が得られる[7]。また，撹拌培養や回転培養を用いて細胞を常時培養液中に浮遊させる方法もある[16,17]。この他，一定数の細胞で細胞集塊を形成する方法として，ハンギングドロップ法では容器の天井から一定量の細胞懸濁液の液滴を垂らしてその中で細胞集塊を形成させる。細胞は液滴の底部に沈殿し，容器に付着することなく細胞集塊を形成する[18]。さらに，非接着性のU字底多穴プレートを用いる方法や[19]，多穴プレートを用いたハンギングドロップ法[20]も報告されている。また，微小な穴に細胞を集める方法[21]では，微細な穴や窪みを多数有する培養面に細胞懸濁液を播種することで，穴の中に一定数の細胞が集められて細胞集塊を形成する。このような培養面は各種あり，例えば，クラレ社より3次元培養容器Elplasia®[22]として，立方体状あるいはU字底状のマイクロウェルを有する培養容器，あるいは微細なスリットで培養面を区切った培養容器が市販されている。以上の他にも，微小流路を応用した方法[23]，細胞接着性と非接着性の微細なパターンを有する培養面を応用したもの[24]，一定の細胞数をカプセル化してカプセル内で集塊化させる方法[25]や遠心機などを用いて細胞を多数の窪みに詰め込む方法[26]など，多くの方法が報告されている。

多くの方法があるということは，逆に考えると，方法ごとに一長一短があって，1つの方法に収斂することが難しいということでもある。例えば，ハンギングドロップ法は特殊な器材は不要でサイズの揃った細胞集塊を作ることができるが，多数の集塊を作製するには時間と手間がかかる。一方，浮遊培養や撹拌培養などでは多数の細胞集塊を容易に作製できるが，そのサイズを揃えることは原理的に不可能である。また，多数の微細な穴や窪みを有する培養面を用いるとサイズの揃った細胞集塊を作製することができるが，集塊を穴から出して回収する際に水流によるストレスが避けられず，完全に回収することが難しい。その他の方法はかなり特殊な器材が必要で，一般の実験室で行うのは難しいかと思われる。

細胞集塊を用いて疾患を治療する実際の再生医療を考えたとき，前述のように，細胞集塊のサイズが細胞機能に影響することを考慮すると，細胞集塊のサイズは一定の範囲に収まることが望ましい。また，必要とされる細胞数は，例えばパーキンソン病の治療では，体重2.5～3.5 kgのカニクイザルの治療実験で60万個から120万個[27]で，ヒトの治療では10^8オーダーの細胞が必要と考えられている。これをニューロスフェアと称される細胞集塊として投与することになるので，一つの集塊が1,000個の細胞を含むと仮定して，サルで600個から1,200個，ヒトでは10万個のオーダーの細胞集塊が必要となる。また，糖尿病治療のための膵島移植では数十万個から100万個の膵島が移植されており，肝疾患を治療する場合はさらにその数十倍の細胞集塊が必要と考えられる。従って，このような再生医療を実現するためには，ある程度サイズの揃った非常に多くの細胞集塊を効率良く作製する手段の確立が必要不可欠である。

5　新しい細胞集塊作製用器材

前述のように，筆者は糖尿病に対する再生医療を研究しており，ラット・マウスを使った膵島移植の実験を主に行っている。このような小動物でも，糖尿病の治療実験を行おうとすると，マウスで数百個，ラットで数千個の膵島が必要で，多能性幹細胞などから分化誘導した膵島様細胞を使って実験を試みる場合，それだけの数の細胞集塊を作製することが必要になる。逆に言うと，多数の細胞集塊を効率良く作製できなければ，小動物であっても移植実験が難しい。そこで，細胞集塊を効率良く作製する器材を試作することとした。

まず考案したのは，細胞を付着させないために親水性のハイドロゲルを用い，鋳型で培養面全体に小さな多数の穴を配置した形の培養器材であった。これに細胞懸濁液を播種すると，穴の底にほぼ同数の細胞が沈殿して大きさの揃った細胞集塊が作製できると考えた。しかし，何種類かのハイドロゲルを試したが，変形したり，もろかったりとあまりうまくいかなかったので，逆に疎水性の強い型取り用のシリコンで培養器材を作製することとした。一般に，微小な穴を配置した細胞集塊作製器材で，ある程度疎水性の高い合成樹脂などでできている場合，単純に細胞を懸濁した培養液を播種すると穴の中に空気の泡が残る場合が多く，細胞を播種する前に，培養液などで泡を取り除いておく作業（実際にはピペッティングで泡を吹き飛ばしたり，遠心して泡を浮かせるなどの前処置）が必要である。このことは，非常に非科学的な言い方であるが，数百ミクロンの微小な世界では水がかなり硬いことをイメージさせる。そして，実際に細胞集塊を作製してみると，穴が浅いと僅かな振動で作成した細胞集塊が穴から飛び出して他の穴に移動し，2個・3個の細胞集塊が融合した形の集塊が出現した。一方，穴が深いと細胞集塊は安定して穴の中に止まるが，回収の際により強い水流で穴から出す必要が生じ，回収が難しくなった。

そこで，この穴の深さのジレンマを解消する方法を考えることとした。しかし，浅い穴から移動させるのも，深い穴から回収するのも，細胞集塊を動かしているのはいずれも培養液の流れであることに変わりはないので，細胞集塊を穴の上方に回収しているかぎりこのジレンマは解消できない。そこで，穴の底を抜いて貫通孔とすることを考えつき，試作品を自作したところ，水は穴から落ちることなく容器の中に止まった。この試作品を安定的に作れるようになるには，シリコンゴムの成形に秀でた工場に依頼する必要があり，何人かの方に大変お世話になったのであるが，この点は本稿の主題と関係ないので省略する。

最終的に，協和化成㈱（京都府宇治市）に依頼して，6穴プレートのインサートとして使える形の試作品を作製し（図1），性能を検討した[28]。この培養面には1辺1 mmの正方形の入り口を有する漏斗状の穴が680個ほぼ全面に空いており，穴の形は倒立した四角錐台状で，その底部は1辺0.5 mmの正方形の穴として貫通している。この器材にマウスES細胞を1穴あたり1,000個懸濁した培養液4 mLを播種して2日間培養すると，1穴に1個ずつほぼサイズの揃った細胞集塊が形成された（図2左）。別の培養皿に培養液の液滴を少量（100 μL程度）置いておき，この器材を移動させてその底部を液滴に接触させると，形成された細胞集塊は瞬時に培養皿に回収

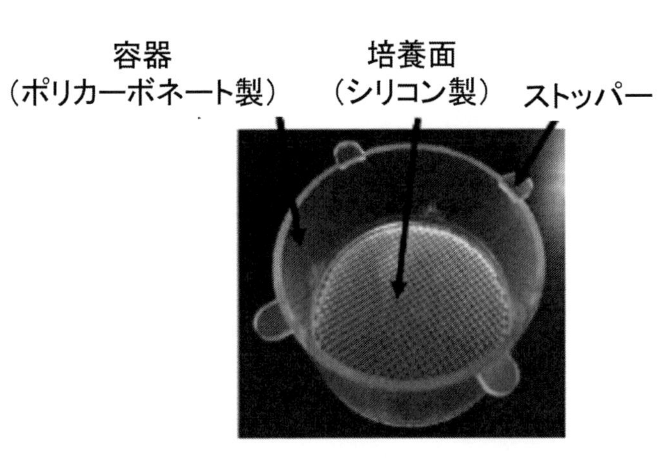

図1　試作した6穴プレート用細胞集塊作製器材

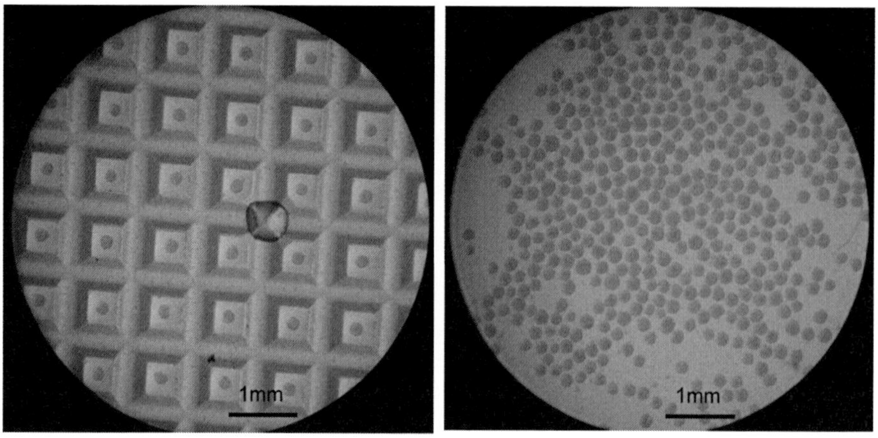

図２　左：器材の中の細胞集塊，右：回収した細胞集塊

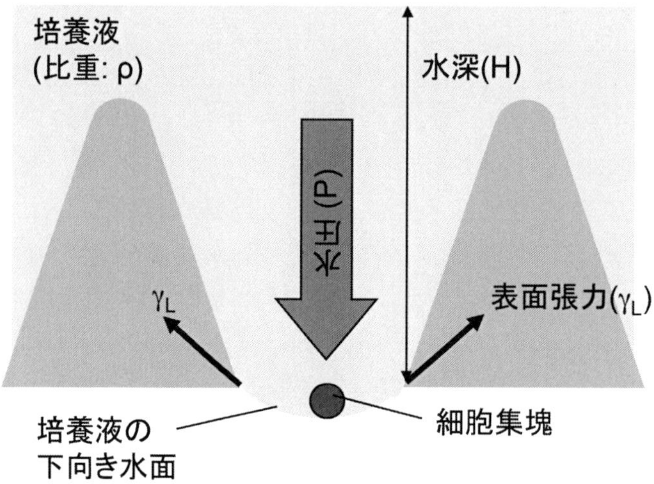

図３　本細胞集塊作製器材の原理

された（図２右）。

本培養器材の原理を図３に示す。培養液の圧力（ρH）は形成された下向き水面の表面張力とつり合っており，これはラプラスの式に従う。即ち，

$$P = \rho H = \gamma_L \ (1/r_1 + 1/r_2)$$

ただし，r は下向き水面の曲率半径

ここで，下向き水面を別の水面に接触させることによって解消すると，つり合っていた表面張力が消失し，培養液は水圧によって細胞集塊と共に流出する。流出した培養液によって下向き水

面の解消が連鎖的に進むため，形成された細胞集塊は全て下方へと回収される。

本器材を用いることで，サイズの揃ったかなり多数の細胞集塊（6穴プレート1枚で680×6=4,080）を，非常に容易に作製することが可能となった。この器材のその他の利点を挙げると，細胞懸濁液の細胞密度を調整することで細胞集塊のサイズを望む大きさに揃えることが可能な点である。また，培地の交換にも対応可能で，培地を培養面の上端まで吸引しても細胞集塊は貫通孔の中に少量の培地と共に温存され，最長30日間の分化誘導実験も可能であった[28]。この時行った膵島細胞の分化誘導実験では，本器材で作製したEBはハンギングドロップで作製したものと遜色ない分化能を示した[28]。その他の利点として，細胞集塊が下向き水面に接していることから，大気中から供給される酸素の拡散距離が実質的にゼロで，通常の培養容器で培地の底に沈んでいる状態に比較して非常に短く，高酸素環境での培養が可能と考えられる。ただし，この利点については今後のさらなる検証が必要である。一方，本器材の大きな問題は垂直方向の加速度に弱い点である。通常の使用条件（培地4 mL，重力加速度G）で試算した下向き水面の曲率半径は約2.5 mmで[28]，開口部の0.5 mm四角に対して十分大きいが，瞬間的にせよ7G程度の加速度がかかると，曲率半径が開口部の対角線（約0.7 mm）の半分より小さくなって，下向き水面が半球状に突出する結果，培地が落下することとなる。実際に，本器材で培養中のプレートを机の上にやや乱暴に置くと，そのショックで培地が落下する場合があり，注意を要する。なお，本器材の原理を応用した実験用器材が，クラレ社よりElplasia® MPc Type[29]として市販されている。

6　おわりに

再生医療，特に糖尿病などの代謝・内分泌疾患を念頭において，細胞集塊の重要性について概説した。今後，色々な疾患に対する再生医療が実用化されていくことが期待されるが，その中の細胞集塊化の工程で本稿で紹介した新しい細胞集塊作製器材が少しでも貢献できれば望外の幸せである。

文　　献

1) Jiang J. *et al., Stem Cells*, **25**, 1940-1953 (2007)
2) Van Hoof D. *et al., Stem Cell Res.*, **6**, 276-285 (2011)
3) Ramasamy T. S. *et al., Tissue Eng. Part A.*, **19**, 360-367 (2013)
4) Zhang R. R. *et al., Methods Mol. Biol.*, **1210**, 131-141 (2014)
5) Carvalho C. P. *et al., Diabetologia.*, **53**, 1428-1437 (2010)
6) Rocheleau J. V. *et al., PLoS Biol.*, **4**, e26 (2006)

7) Yang K. C. *et al., Process Biochem.*, **46**, 1853-1860 (2011)
8) Yang K. C. *et al., J. Biomed. Mater. Res. A*, **101**, 2273-2282 (2013)
9) Chang T. T. *et al., Biomaterials*, **35**, 2162-2171 (2014)
10) Oltolina F. *et al., PLoS One*, **10**, e0137999 (2015)
11) Bhang S. H. *et al., Tissue Eng. Part A.*, **18**, 310-319 (2012)
12) https://www.cyfusebio.com/, ㈱サイフューズの HP
13) Yanagi Y. *et al., Scientific Reports*, **7**, 14085 (2017)
14) Anada T. *et al., Biomaterials*, **33**, 8430-8441 (2012)
15) Yamada M. *et al., Lab Chip*, **15**, 3941-3951 (2015)
16) Okubo H. *et al., Artif. Organs*, **26**, 497-505 (2002)
17) Daus A. W. *et al., Bioelectromagnetics*, **32**, 351-359 (2011)
18) Keller G. M. *Curr. Opin. Cell Biol.*, **7**, 862-869 (1995)
19) Wong S. F. *et al., Biomaterials*, **32**, 8087-8096 (2011)
20) Kelm J. M. *et al., Biotechnol. Bioeng.*, **83**, 173-180 (2003)
21) Fukuda J. *et al., Biomaterials*, **27**, 5259-5267 (2006)
22) http://www.elplasia.com/products/
23) Ota H. *et al., Biomicrofluidics*, **5**, 034105 (2011)
24) Kojima R. *et al., Lab Chip*, **9**, 1991-1993 (2009)
25) Alessandri K. *et al., Proc. Natl. Acad. Sci. USA.*, **110**, 14843-14848 (2013)
26) Razian G. 1. *et al., J. Vis. Exp.*, **81**, e50665 (2013)
27) Takagi Y. *et al., J. Clin. Invest.*, **115**, 102-109 (2005)
28) Sumi S. *et al., Regenerative Therapy*, **7**, 52-60 (2017)
29) http://www.elplasia.com/products/multiple_pore/

第6章　細胞ファイバ技術を応用した3次元組織構築

根岸みどり*1，森本雄矢*2，竹内昌治*3

1　はじめに

近年，移植医療への関心の高まりから，生体機能を再現した組織を構築するために，細胞を立体的に培養する技術の開発が、組織工学や再生医療の分野を中心に盛んに行われている。しかし，単純に細胞を3次元培養するだけでは機能の再現は難しく，生体内と同様の機能を保持させるためには，各組織構造をできるだけ詳細に模倣する必要がある。

3次元組織構築の手法は，主にトップダウン方式とボトムアップ方式の2種類に大別されている。トップダウン方式は，ハイドロゲルやポリマーなどで作られた立体的な足場に細胞を播種し3次元組織を構築する手法であり，ボトムアップ方式は，小さな細胞塊を大量に作製し，それらをビルディングブロックと見なして組み立てることで3次元組織を構築する手法である[1]。これまでに，点形状・面形状・線形状のビルディングブロックが報告されており，これらのブロックを組み合わせることで，複数種の細胞が空間的に配置された3次元組織が構築可能である[1,2]（図1)。点形状のビルディングブロックのひとつであるスフェロイドは，旋回培養，マイクロウェルチャンバの利用，ハンギングドロップ法などを利用することで，正常細胞から癌細胞，幹細胞などあらゆる細胞種で比較的容易に作製可能なため，創薬[3~6]や基礎生物学[7~9]の研究に幅広く利用されている。近年では，3Dプリンターにスフェロイドを導入することで，自動かつ高速での組織構築が達成されている[10,11]。面形状のビルディングブロックでは，細胞シートの研究が最も進んでおり，これは温度応答性ポリマーを共有結合した基材表面を有する培養皿（温度応答性培養皿）で作製可能である。温度応答性培養皿は低温にすることで細胞が剥がれるようになっており，細胞が培養皿に満ちた状態で，低温にすると細胞シートとして回収することができる[12]。最近では，血管内皮細胞シートと他の細胞シートを積み重ねることで構築される血管網を有する3次元組織が報告されている[13]。また患者由来の細胞から作製した細胞シートは，皮膚や心臓へ移植する臨床応用へ向けた展開をみせている。

一方，線形状のビルディングブロックは，近年開発された新しいビルディングブロックといえる。生体内において，線形状の構造として観察される代表的な組織は，血管，神経，筋肉（骨格筋)，腱，靱帯などである。神経細胞，筋肉細胞などは，生体内では特徴的な細長い構造を持ち，

＊1　Midori Negishi　武蔵野大学　薬学部　助教
＊2　Yuya Morimoto　東京大学　生産技術研究所　助教
＊3　Shoji Takeuchi　東京大学　生産技術研究所　教授

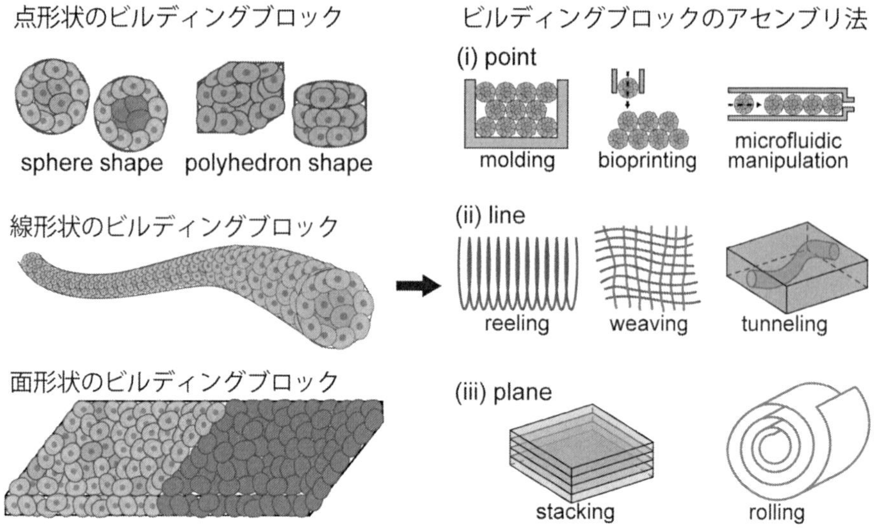

図１　細胞のビルディングブロックを用いたボトムアップ方式による組織構築の概略図[2] (©2015 Elsevier)

これらの細胞が束となって神経束や筋線維束を形成している。従って，線形状のビルディングブロックはこれらの組織を生体外で再構築するために非常に有効な形状である。また線形状という特性を利用し巻く，織る，束ねるといった組み立て方法を用いることで，多様な３次元構造を作り出せるという利点もある。これまでに線形状のビルディングブロックのひとつとして，筆者らは細胞ファイバを提案している。これは，マイクロ流体デバイスを用いた層流法[14]で作製されたコアシェル型のハイドロゲルファイバで，細胞と細胞外マトリックス（Extracellular matrix：ECM）が内包されたコアを，アルギン酸ゲルのシェルで覆ったものである（図２(a)）。本稿では，ECM 中で細胞を線形状に培養した組織に関しても取り上げるため，これまで報告されている層流法による細胞ファイバに加えて，マイクロスタンプ法[15]を利用し作製された線形状の組織も便宜的に細胞ファイバと捉え，その構築方法，機能評価について詳しく紹介する。さらに細胞ファイバの移植実験や創薬モデルへの応用を紹介し，将来的な可能性について述べる。

2　細胞ファイバの構築法と機能評価

線形状のビルディングブロックを作製するには，線形状に加工したハイドロゲルの内部や表面で細胞を培養する必要がある。ハイドロゲル内部で細胞を培養している線形状のビルディングブロックとしては，これまでに，細管を利用した押し出し法により作製されたアルギン酸カルシウムゲル内に細胞を包含したファイバ[16]や，ポリカチオンとポリアニオン２種類の液滴界面での反応を利用した引き上げ法で作製するハイドロゲル内に細胞を包含したファイバ[17]が報告され

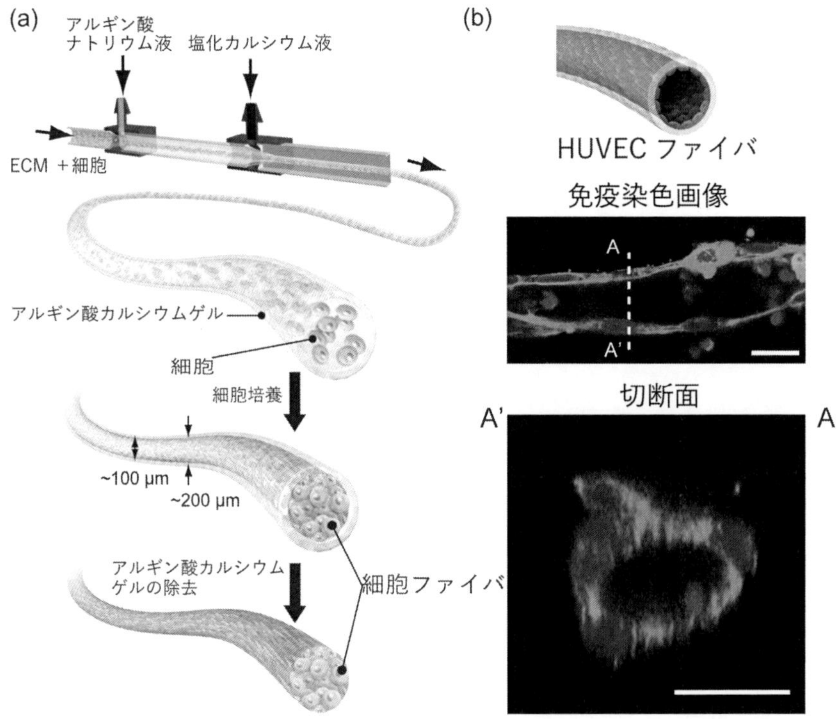

図2　線形状のビルディングブロックとしてのコアシェル型細胞ファイバと細胞ファイバを用いた血管組織の構築
(a)細胞ファイバの概念図[14)]，(b)作製された血管ファイバ[14)]，(©2013 Springer Nature)

ている。また，マイクロ流体デバイスから作製された，アルギン酸カルシウムゲル内に細胞を包含したファイバ[18, 19)]なども報告されている。これらの多くは，ECMを含まない線形状のビルディングブロックで，内部での細胞の増殖は難しく，また細胞が接着するための足場を必要とするような神経・筋肉などの細胞の培養に適さないことから，培養できる細胞種が限られている。一方，マイクロ流体デバイスの層流法[14)]や，マイクロスタンプ法[15)]を利用し作製された細胞ファイバは，ECM中で細胞を培養するため増殖も阻害されることなく，またECMが細胞の足場となることで細胞にとって最適な培養環境を創出している。

2.1　コアシェル型細胞ファイバの作製法

マイクロ流体デバイスを用いた層流法で作製される細胞ファイバは，コア部（細胞とECM）とシェル部（アルギン酸カルシウム）から形成されるコアシェル型ハイドロゲルファイバである[14)]。アルギン酸カルシウムゲルから成るシェル部を栄養分と老廃物が通過し，コア部内で細胞が増殖することで組織が形成される（図2(a)）。このようなコアシェル型細胞ファイバは，2重同軸層流マイクロ流体デバイスにより作製できる。図3にデバイスの概略図を示す。本デバイ

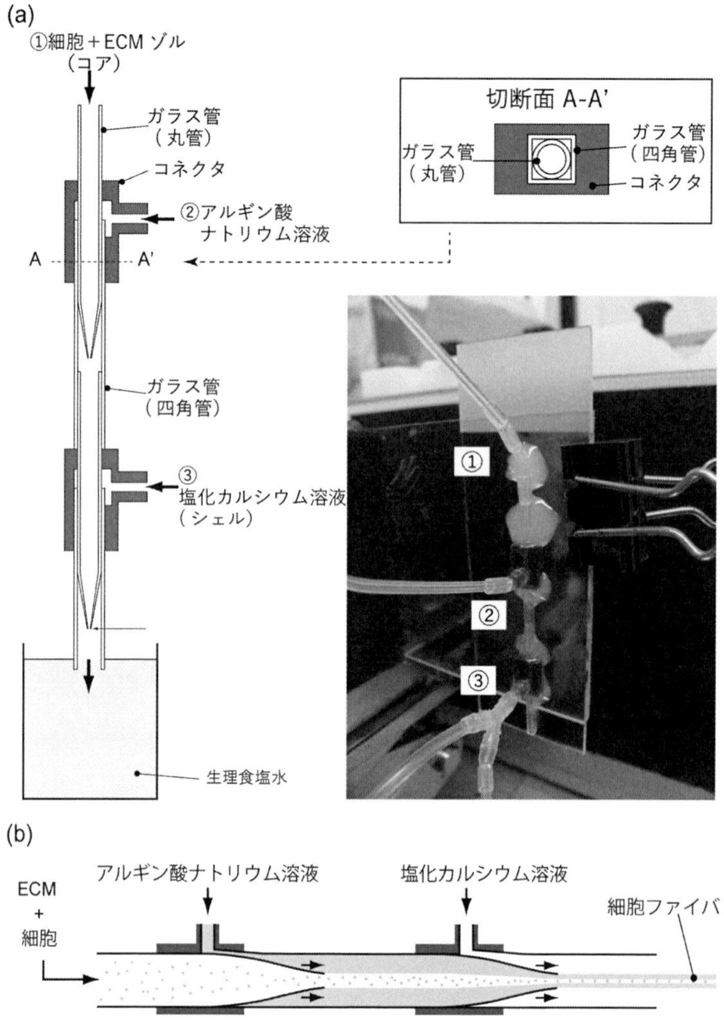

図３　２重同軸層流マイクロ流体デバイスを用いたコアシェル型細胞ファイバの作製

(a)２重同軸層流マイクロ流体デバイス[25]（©2015 John Wiley and Sons.），
(b)コアシェル型細胞ファイバ作製の概略図[14]

スは光造形技術で作製したコネクタとガラス管から構成されている。3つある注入口から細胞を懸濁したECM溶液，アルギン酸ナトリウム溶液，塩化カルシウム溶液を注入することで，デバイス内部で３つの同軸の層状の流れを形成する。デバイス出口にて，アルギン酸がカルシウムイオンと接触することでゲル化が生じ，アルギン酸ゲル層の内側に細胞を含有したECMが封入されたマイクロファイバが連続して構築される。すでに筋細胞，神経細胞，上皮細胞，脂肪細胞や，iPS細胞などの幹細胞など数十種類の細胞種に関し細胞ファイバの作製が可能となっている

表1　細胞種とECM種類の違いによるコアシェル型細胞ファイバ構築の比較

細胞種		ECMの種類 コラーゲン		フィブリン
分類	名称	PCol	ACol	Fib
神経細胞	ラット初代大脳皮質細胞	○	○	○
	ラット初代海馬細胞	○	○	○
	マウス神経幹細胞	○	○	○
上皮細胞	マウス膵島β細胞株(MIN6m9)	○	○	○
	ヒト肝がん由来細胞株(HepG2)	○	○	○
	ヒト子宮頸がん細胞株(HeLa)	○	○	○
筋芽細胞	マウス骨格筋由来筋芽細胞株(C2C12)	×	○	○
	ラット初代心筋細胞	×	○	○
内皮細胞	ヒト臍帯静脈血管内皮細胞(HUVEC)	×	○	○
	マウス臍帯静脈血管内皮細胞(MS1)	×	○	○
線維芽細胞	マウス胎児線維芽細胞(NIH/3T3)	×	○	○

PCol：2.0 mg/mL ペプシン可溶化コラーゲン，ACol：1.9 mg/mL 酸可溶化コラーゲン，
Fib：5.0 mg/mL フィブリン
○：ファイバ組織が形成される　×：ファイバ組織が形成されない

が，一方で，コアシェル型細胞ファイバの構築には適切なECMタンパク質ゲルの種類を選択する必要があることが明らかになっている[14, 20]。代表的な例として，マウスの線維芽細胞であるNIH/3 T3細胞はゲル化時のヤング率が6.3 Paのペプシン可溶化コラーゲン（PCol）ではファイバ形状に組織が形成されず，内部で複数の細胞塊が形成されてしまうのに対し，154 Paの酸可溶化コラーゲン（ACol）や730 Paのフィブリン（Fib）ではファイバ形状の組織が形成される（表1）。同様の現象は血管内皮細胞，筋肉細胞でも確認されている。また幹細胞の分化誘導では，分化誘導後の細胞種に適したECMの硬さや種類が細胞の生存率に影響するという報告[21, 22]があり，将来的に再生医療への細胞ファイバの展開を考えるならば，分化誘導前後での細胞のECM環境を考慮した材料の選定が必須となるだろう。

2.2　コアシェル型細胞ファイバの機能評価

線形状のビルディングブロックとしての有効性を知るためには，コアシェル型細胞ファイバの機能評価も重要な項目である。ここでは生体内において代表的な線形状の組織である血管や神経のコアシェル型細胞ファイバの機能評価について詳しく述べることにする。ヒト臍帯静脈血管内皮細胞（HUVEC細胞）は，マイクロファイバ内部で培養時間の経過とともに図2(b)のようなチューブ様の形態を自発的に構築する。また，ラットの初代培養大脳皮質細胞から作製されたコアシェル型細胞ファイバでは，神経細胞間にシナプス結合によるネットワークが確認されてい

る。そして，この神経細胞ファイバは，図４(a)，(b)のように細胞ファイバ端部から発生した細胞塊同士を結合させることで，線形状のビルディングブロック構造を保持したまま神経回路を構築できる[23]。この端部構造は，培養時間の経過とともにコアシェル型細胞ファイバの端部からアストロサイトが増殖し，スフェロイドのような構造を形成することに起因する。このアストロサイトの細胞塊は他の組織と接着が可能なため，アストロサイトを足場として神経細胞の軸索が伸展し，別のコアシェル型細胞ファイバと神経回路を構築する（図４）。これは図４(c)のように，異なるコアシェル型細胞ファイバ内部に存在する神経細胞の細胞内カルシウム変化が同期することから，離れた神経細胞同士のコネクションとして確認されている。この神経回路構築法は，同じ脳領域から得た細胞で構築された神経組織間だけでなく，大脳皮質と海馬のように異なる脳領

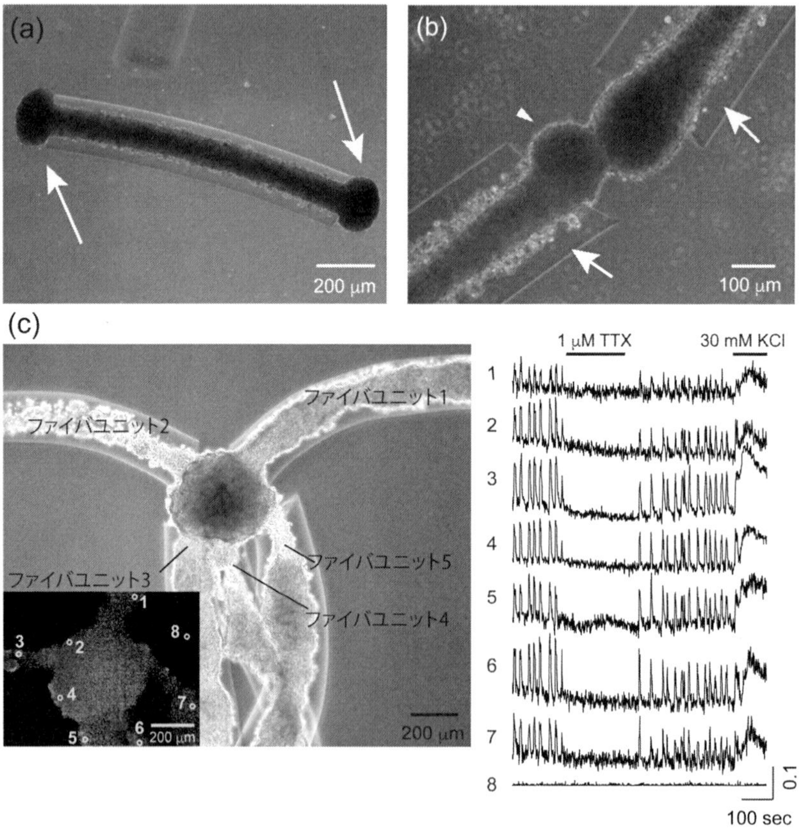

図４　神経ファイバ接続による神経回路形成
(a)神経細胞ファイバを数mmの長さに切り出し，1日培養後の写真，矢印は端部から出てきた細胞の塊[23]，(b)コアシェル型細胞ファイバ同士を隣接させ1日培養後の写真[23]，(c)ラット初代大脳皮質細胞から作製された神経ファイバ５本が接続し形成された神経組織（左写真）と細胞内カルシウム変化の様子（右グラフ）[23]（©2017 John Wiley and Sons.）

域の細胞から構築されたコアシェル型細胞ファイバ間でも観察されている。

患者自身の細胞を利用した再生医療が注目される現在，細胞ファイバ技術の幹細胞への応用も重要な検討すべき課題である。その一例として，ファイバ内部で神経幹細胞を分化誘導する際の細胞特性を次に紹介する。コアシェル型細胞ファイバのシェル構造を形成するアルギン酸カルシウムゲルは，約60 kDa以下の分子は透過可能なため[24]，それ以下の分子量を持つ神経栄養因子

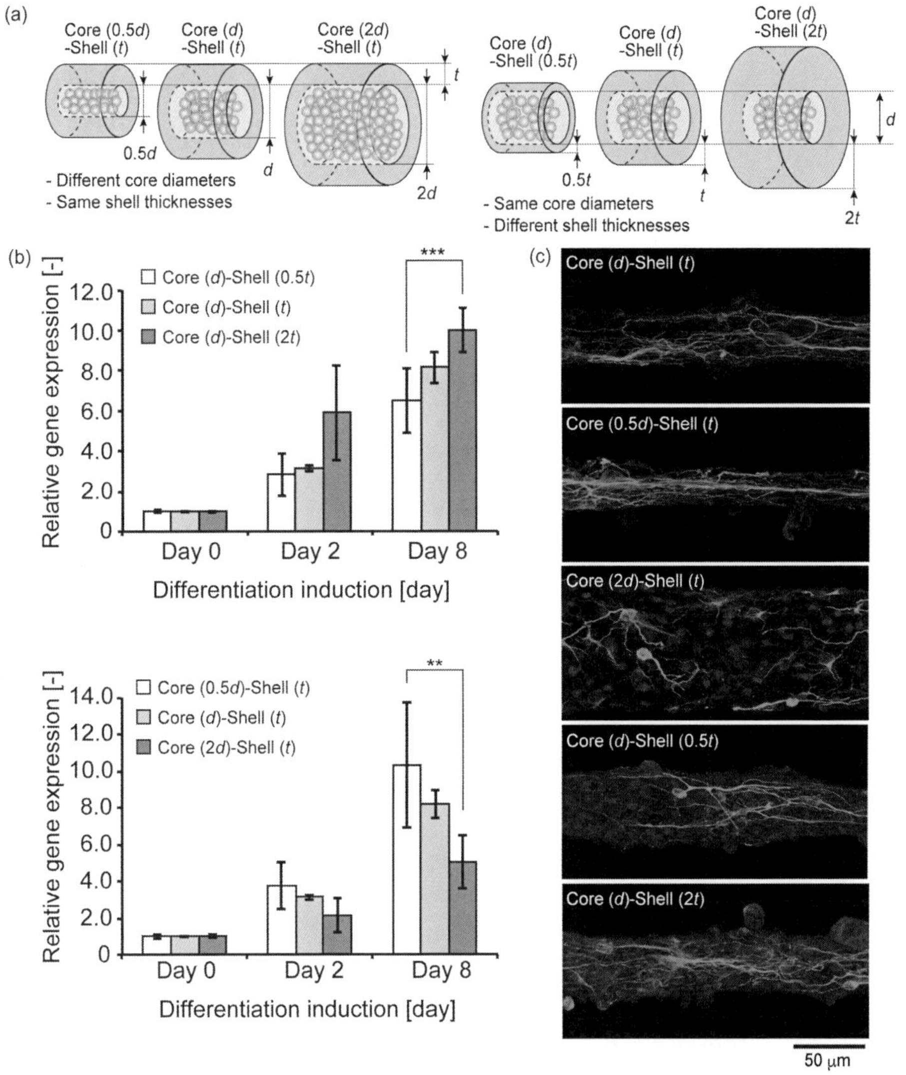

図5　コアシェル型マウス神経幹細胞ファイバの形状と分化誘導後の変化

(a)コアシェル型細胞ファイバの内径（コア）と外径（シェル）の概略図[25]，(b)分化誘導後の形状の異なるコアシェル型細胞ファイバ中の神経細胞マーカー（*TUJ1*）の遺伝子発現の比較[25]，(c)分化誘導後の形状の異なるコアシェル型細胞ファイバ中の神経細胞マーカー（*TUJ1*）の免疫染色画像[25]

(©2015 John Wiley and Sons.)

や細胞増殖因子などの添加でコントロールされる神経幹細胞から神経細胞への分化誘導に影響はない。実際に，マウス神経幹細胞から形成されたコアシェル型細胞ファイバは，培養液の置換によって神経細胞へ分化が誘導されている。一方興味深いことに，コアシェル型細胞ファイバの形状は組織中の細胞分化に影響を及ぼすことが確認されている[25]。２重同軸層流マイクロデバイスを用いて作製しているため，コアシェル型細胞ファイバの内径および外径は，流れる液体の流速変化により数ミクロン単位で変更が可能である。すなわち，細胞を懸濁したECM溶液，アルギン酸ナトリウム溶液，塩化カルシウム溶液の流速を変化させることで，コアシェル型細胞ファイバの神経幹細胞組織の直径とアルギン酸カルシウムゲルの厚さを図５(a)のように変えることができる。コアシェル型細胞ファイバの形状に関わらず，分化誘導後２週間で神経幹細胞は神経細胞やアストロサイトに分化するが，コアシェル型細胞ファイバの内径が細いほど神経細胞への分化誘導率が高く，神経突起の配向性も高くなっている（図５(b)，(c)）。このような組織の初期形状が，分化後の組織形成に影響するという知見は，３次元組織構築の際に分化誘導される細胞の形態や種類を制御するような技術への応用として，再生医療研究の分野で今後非常に重要なものとなるだろう。

2.3　マイクロスタンプを用いた細胞ファイバの構築

マイクロ流体デバイスを使用せずに線形状のビルディングブロック（細胞ファイバ）を構築する方法として，溝が刻まれたマイクロスタンプを用いる方法がある（図６(a)）。細胞を含有したハイドロゲルをマイクロスタンプによってパターニングした後に，このゲル内で細胞を培養すると，細胞同士が凝集してスタンプの形状を転写した線形状の３次元組織である細胞ファイバが構築されることが知られている[26,27]。本方法ではマイクロスタンプの溝の形状を変えることで構築される細胞ファイバの寸法を制御できるだけでなく，マイクロ流路とは異なり，細胞ファイバを直接人工物と融合させることができる[15,28]。その結果，線形状の３次元組織の両端部がアンカーで固定された状態で培養可能となるため，本手法は両端部の固定が収縮能の発揮に必要な筋組織の構築などによく用いられている（図６(b)）。両端部を固定された細胞ファイバは束ねる・巻くといった作業によって大型化することは困難であるが，組織が不動化されているという利点を活かし他の形状のビルディングブロックと組み合わせることで，高機能化を達成することが可能である。例えば，点形状のビルディングブロックである神経幹細胞のスフェロイドを表面張力にて骨格筋細胞ファイバ上に固定することで，神経細胞と骨格筋組織の共培養が達成される（図７）。骨格筋細胞ファイバ上で神経幹細胞を運動神経へ分化誘導することで，運動神経と筋線維の間で神経筋接合部の形成が実現されており，神経からの刺激伝達で骨格筋組織の収縮を発生させることに成功している[15]。このようにマイクロスタンプで作製された細胞ファイバは，人工物と組み合わせ可能であるという利点を活かすことで，細胞種に応じた適切な培養環境を創出し，機能的な組織構築を行うことができる。

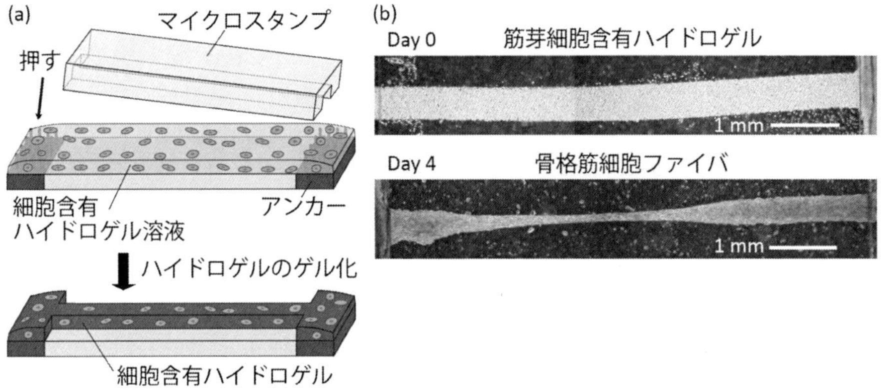

図6　マイクロスタンプを用い構築した細胞ファイバ
(a)構築方法の概念図，(b)骨格筋細胞ファイバ（紐状骨格筋組織）構築の様子[15]（©2013 Elsevier）

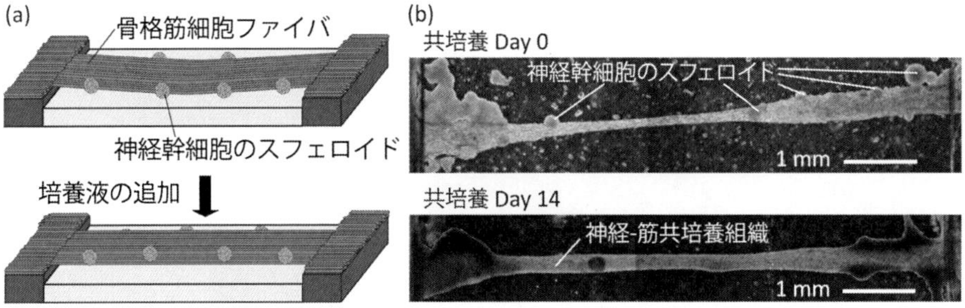

図7　骨格筋細胞ファイバと神経幹細胞のスフェロイドの共培養
(a)培養液の量を減らして表面張力によって神経幹細胞のスフェロイドを骨格筋細胞ファイバ上に固定することで，培養液を添加した後も共培養を続けることが可能となる。
(b)骨格筋細胞ファイバと神経幹細胞のスフェロイドの共培養の様子[15]（©2013 Elsevier）

3　細胞ファイバの移植組織としての利用と創薬モデルへの応用

これまでにコアシェル型細胞ファイバの作製技術を利用し，移植組織として適用可能な神経細胞ファイバと膵島細胞ファイバの開発が行われてきた。さらに創薬モデルとしての利用を探るべく脂肪細胞ファイバの開発や，マイクロスタンプを用いた収縮運動が計測可能な筋肉ファイバも構築されている。本節では，細胞ファイバ作製技術で構築された線形状の3次元組織の利用例をあげ，細胞ファイバ技術の将来的な可能性について述べることにする。

3.1　移植組織としての神経ファイバ

これまでは脊髄は一度損傷してしまうと再生することは困難であると考えられてきた。しかし，近年神経前駆細胞を移植することにより運動機能の回復を得られることが報告されている[29, 30]。しかし脊髄の完全損傷に関しては，治療技術は確立しておらず，これまで神経幹細胞をECMやその他の様々なマテリアルと共に移植する試みが行われてきた[31, 32]。線形状のビル

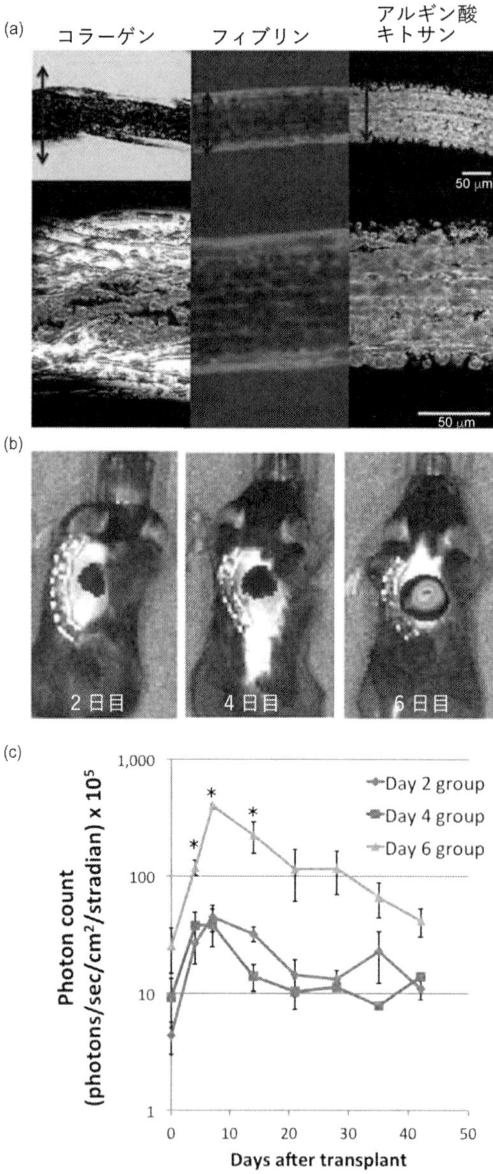

図8　コアシェル型マウス神経幹細胞ファイバの脊髄損傷モデルマウスへの移植
(a)48本のコアシェル型神経幹細胞ファイバを束ねた写真[33]，(b)移植後の脊髄損傷マウスのbioluminescence imaging (BLI)[33]，(c)コラーゲンで束ねた神経ファイババンドルの移植後のマウス生体内における細胞数の変化[33]（©2015 John Wiley and Sons.）

ディングブロックであるコアシェル型神経ファイバに関しても，細胞ファイバをバンドル化して移植片を作製し，脊髄損傷モデルマウスに移植，細胞の生存率や生着率の評価が行われている[33]。コアシェル型のマウス神経幹細胞ファイバ48本は生体適合性の高い，フィブリンやキトサン，コラーゲンを用いて被覆し，束ねることでマウスの脊髄とほぼ同じサイズの神経バンドルを構築することが可能となる（図8）。コラーゲンで被覆化した神経バンドルは移植後の細胞の増殖率が高く（図8(c)），移植された細胞はマウス脊髄に生着し，術後2ヶ月では神経細胞，アストロサイト，オリゴデンドロサイトに分化することが確認されている。本研究では，マウスの運動機能改善は認められていないが，今後さらに移植細胞の生存率や神経細胞への分化率などを高めるよう改良を進めることで，細胞ファイバが新たな神経移植片のひとつとなると期待できる。

3.2　移植組織としてのラット膵島細胞ファイバ

ここまでは，細胞ファイバを生体内の神経や筋肉のような紐状の組織を構築するための線形状

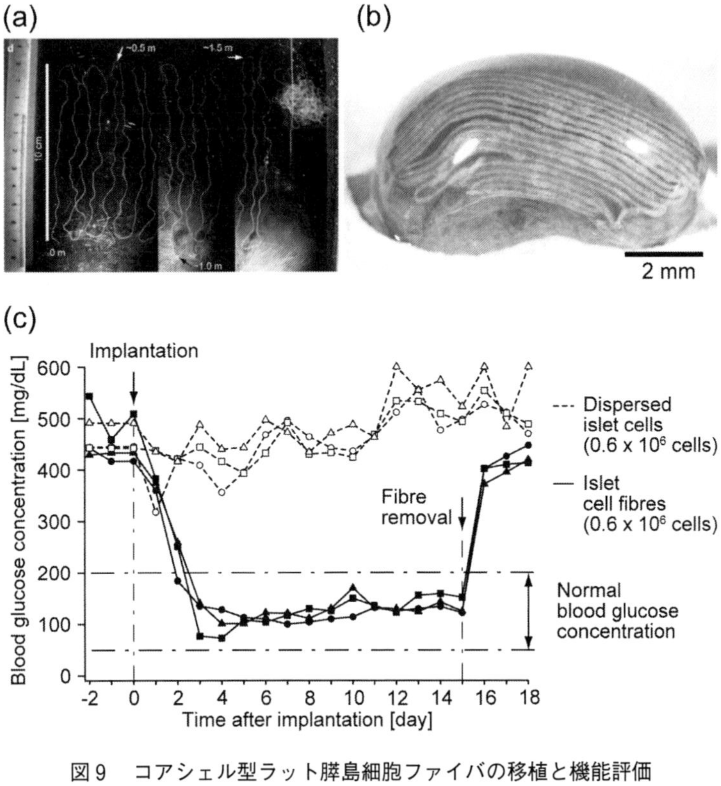

図9　コアシェル型ラット膵島細胞ファイバの移植と機能評価
(a)長さ数メートルのコアシェル型細胞ファイバの写真[14]，(b)マウスの腎被膜下に移植されたコアシェル型ラット膵島細胞ファイバの写真[14]，(c)コアシェル型ラット膵島細胞ファイバの移植前後の糖尿病マウスの血糖値変化[14]

のビルディングブロックとして紹介してきたが，次に細胞ファイバの異なる活用法の一例として，糖尿病を標的とした膵β細胞置換療法を紹介する。コアシェル型細胞ファイバは，溶液の層流を用いて安定的に継続して作製できることから，メートルサイズの細長い組織を作製できる（図9(a))。このような非常に細長い形状の組織という特徴は，マイクロカテーテルを用いた移植に最適である。すなわち，マイクロカテーテルの中にバッファーと共にコアシェル型細胞ファイバを充填することで，組織としての形態や機能を保ったまま低侵襲で生体内に移植することが可能である[14]。図9(b)は糖尿病モデルマウスの腎皮膜下にラット膵島細胞ファイバをマイクロカテーテルで移植した写真である。移植後数日でマウスの血糖値は正常値に戻るが，膵島細胞のみを移植したマウスでは血糖値は高いまま維持されている（図9(c))。このことは，ラット膵島細胞が細胞単独の状態ではほとんど機能しないにも関わらず，線形状に組織化したことによりインスリン分泌能が上昇することを示唆している。また移植後15日目には移植した細胞ファイバを生体内から除去することが可能なことからも，膵島細胞ファイバが低侵襲性かつ交換可能な移植組織として活用できることが示唆されており，今後安全性をよく考慮した上でヒトへの臨床応用に利用されていくことを期待したい。

3.3 創薬モデルへの応用

生体に近い細胞特性を発揮可能なモデル組織を体外で構築し，添加する薬剤に応じた機能変化を計測することで，ヒトの臨床試験前に薬剤の効能や毒性を把握することに繋がる。従って創薬試験に応用可能なモデルとして，生体に近い特性を有する組織を体外で構築する必要がある。コアシェル型細胞ファイバ技術は①組織の長期間培養が可能，②異種細胞の空間的配置が可能，といった特徴から，成熟した組織や細胞間相互作用が発揮される組織の構築に有効である。具体的には，コアシェル型細胞ファイバでは，アルギン酸ゲルが組織サイズの増大を防ぐ壁として働くため，組織の寸法が規定された状態で長期間培養することが可能となる。例えば，脂肪由来幹細胞を用いて構築した線形状の脂肪組織を90日以上培養すると，脂肪細胞が成熟して，肥大した脂肪滴を保持することができるようになる（図10(a)，(b)）[34]。この脂肪組織は脂肪酸の燃焼に関わるアディポネクチンも分泌できており（図10(c))，肥満に関わる薬剤試験のモデル組織として利用することが期待できる。また，コアシェル型細胞ファイバ技術は異なる種類の細胞を特定の位置に配置することで，細胞間相互作用により細胞特性を生体に近づけることも可能である。細胞間相互作用を活かした例として，細胞ファイバ以外にもマイクロ流路中で肝細胞を挟み込むように線維芽細胞を配置することで，肝小葉の肝細胞索を模擬した線形状のビルディングブロック（肝モデル紐状組織）が提案されている[19]。本モデル組織では肝細胞と線維芽細胞の相互作用により，cyp活性がシャーレで培養された細胞よりも向上しており，高い薬剤代謝性を有する肝組織の創薬モデルとして利用可能であると考えられる。

さらに，細胞ファイバとセンサーを組み合わせることで，遺伝子発現やタンパク質発現などの生物学的な指標以外でも，薬剤の効能や毒性を評価することができる。特に，収縮運動が重要な

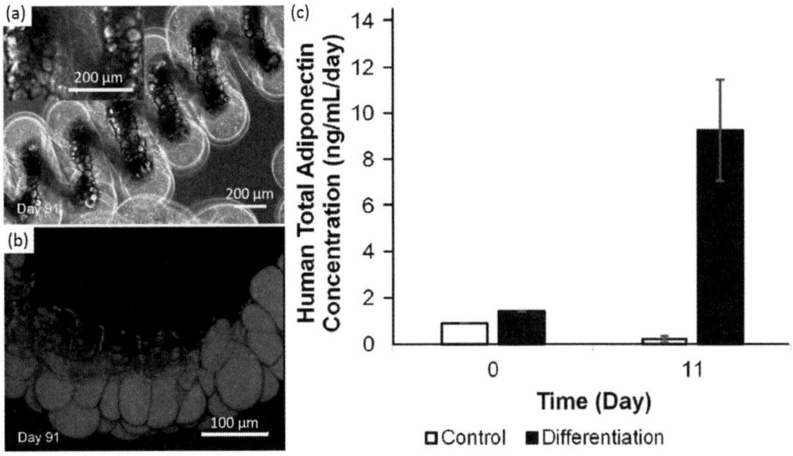

図10　創薬モデルとして応用可能なコアシェル型脂肪ファイバ
(a, b) 培養91日後のコアシェル型脂肪ファイバの(a)明視野像および(b)蛍光画像。(b)灰色はBODYPY（油滴）を示す。(c)コアシェル型脂肪ファイバからのアディポネクチン発現量変化[34]（©2015 John Wiley and Sons.）

機能である筋組織において，収縮運動を指標として薬剤評価をすることは効果的である。図６(a)に示したマイクロスタンプを利用した方法で構築されたヒトiPS細胞由来紐状心筋細胞ファイバは，一方向に収縮運動するため（図11(a)），組織の両端部にあるアンカーを力計測用基板に組み込むことで収縮力を評価可能になる[28]。本システムにおいて，既存の臨床薬であるイソプレテレノール（強心剤）やプロプラノロール（抑制剤）をこのヒト心筋細胞ファイバに添加すると，生体での両薬剤への応答と同様に収縮力の増減が発生した（図11(b)）。本結果は収縮力を指標に

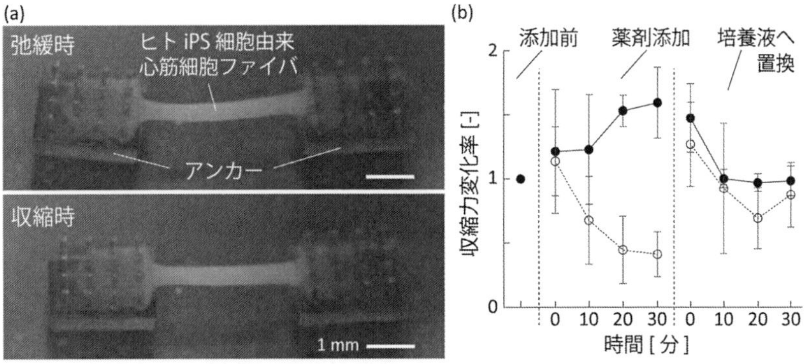

図11　ヒトiPS細胞由来心筋細胞ファイバを用いた薬剤応答性評価
(a)ヒト心筋細胞ファイバの収縮運動の様子[2]，(b)イソプロテレノール（—●—）とプロプラノロール（···○···）添加時の収縮力変化[28]（Creative Commons Attribution-NonCommercial 3.0 Unported Licence）

ヒト心筋の薬剤応答性を体外で評価可能であることを示しており，ヒト治験前の新規薬剤の効能・毒性評価に貢献可能であると考えられる。

4 おわりに

線形状のビルディングブロックのひとつとして，細胞ファイバのマイクロ流体デバイスとマイクロスタンプを利用した作製法と応用技術を紹介した。細胞ファイバでは，細胞種ごとに適したECM溶液の条件と最適なファイバ形状の探索が，今後さらに求められるだろう。また栄養因子の徐放化や免疫応答性の低いハイドロゲル材料の開発などが，細胞ファイバの移植組織や創薬モデル組織としての機能性を高めるものと期待している。さらに本技術が，組織構築だけでなく，線形状という特長を活かして，移植医療，動物実験の代替組織，化学・環境センサーなどへ展開し，将来的に医学・薬学・理学・環境学などの様々な分野で幅広く利用されることを望む。

文　献

1) D. L. Elbert, *Curr Opinn in Biotechnology*, **22**, 674-680 (2011)
2) Y. Morimoto *et al.*, *Adv. Drug Deliv. Rev.*, **95**, 29-39 (2015)
3) J. Friedrich *et al.*, *Nat. Protoc.*, **4**, 309-324 (2009)
4) S. Breslin and L. O'Driscoll, *Drug Discov. Today*, **18**, 240-249 (2013)
5) V.M. Le *et al.*, *Artif. Cells Nanomed. Biotechnol.*, **44**, 540-544 (2014)
6) A.J. Klingelhutz *et al.*, *Sci. Rep.*, **8**, 523, doi : 10.1038/s41598-017-19024-z (2018)
7) K. Alessandria *et al.*, *PNAS*, **110**, 14843-14848 (2013)
8) S. Nath and G.R. Devi, *Pharmacol. Ther.*, **163**, 94-108 (2016)
9) D. G. Belair *et al.*, *PLoS One*, **12**, e0184155, doi : 10.1371/journal.pone.0184155 (2017)
10) M. Nakamura *et al.*, *Biofabrication*, **2**, 014110 (2010)
11) C. Norotte *et al.*, *Biomaterials*, **30**, 5910-5917 (2009)
12) J. Yang *et al.*, *Biomaterials*, **28**, 5033-5043 (2007)
13) K. Sakaguchi *et al.*, *J. Control Release.*, **205**, 83-88 (2015)
14) H. Onoe *et al.*, *Nature Mat.*, **12**, 584-590 (2013)
15) Y. Morimoto *et al.*, *Biomaterials*, **34**, 9413-9419 (2013)
16) S. Sugiura *et al.*, *Lab Chip*, **8**, 1255-1257 (2008)
17) M.F. Leong *et al.*, *Nat. Commun.*, **4**, 2353 (2013)
18) E. Kang *et al.*, *Nature Mater.*, **10**, 877-883 (2011)
19) M. Yamada *et al.*, *Biomaterials*, **33**, 8304-8315 (2012)
20) K. Ikeda *et al.*, *Sci. Rep.*, **7**, 2850, doi : 10.1038/s41598-017-03246-2 (2017)
21) Q. Qu *et al.*, *Nat. Commun.*, **5**, 3449, doi : 10.1038/ncomms4449 (2014)

22) Y. Sun *et al., Nat. Mater.,* **13**, 599-604 (2014)
23) M. Kato-Negishi *et al., Adv. Healthc. Mater.,* **6**, doi : 10.1002/adhm.201700143 (2017)
24) R.H. Li *et al., Biotechnol. Bioeng.,* **50**, 365-373 (1996)
25) H. Onoe *et al., Adv. Healthc. Mater.,* **5**, 1104-1011 (2016)
26) T. Hoshino *et al., Biomed. Microdev.,* **14**, 969 -977 (2012)
27) W. Bian *et al., Tissue Eng. Pt. A,* **18**, 957 -967 (2012)
28) Y. Morimoto *et al., Lab Chip,* **16**, 2295 -2301 (2016)
29) Y. Fujimoto *et al., Stem Cells,* **30**, 1163-1173 (2012)
30) Y. Kobayashi *et al., PLoS One,* **7**, e52787, doi : 10.1371/journal.pone.0052787 (2012)
31) W. Niu and Zeng X, *J. Tissue Sci. Eng.,* http://dx.doi.or/10.4172 /2157-7552 .1000158 (2015)
32) X. Li and Dai, *J, Biomater. Sci.,* **6**, 265-271 (2018)
33) K. Sugai *et al., J. Neurosci. Res.,* **93**, 1826-1838 (2015)
34) A.Y. Hsiao *et al., Adv. Healthc. Mater.,* **5**, 548-556 (2016)

第7章　マイクロ流体デバイスを用いた細胞培養とマイクロ臓器モデル

佐藤記一*

1　はじめに

1.1　マイクロ流体デバイス

マイクロ流体デバイスとは，数cm角の基板内部に100 μmオーダーの流路を作製し，その中に溶液を流しながら化学プロセスを行うものであり，分析化学をはじめ，様々な分野で近年世界的に研究が進められている。これらはマイクロチップ，マイクロ化学チップ，μ-TAS（micro total analysis systems）あるいはLab-on-a-chipなどとも呼ばれており，分析に必要な全ての操作，あるいは実験室の全てのツールを1枚のチップ上に集積化しようというコンセプトのもとに研究されている。これらの技術を利用すれば超微量で化学実験を行える小型デバイスを構築できると期待されており，これまでに様々な分析システムへの応用が試みられている。半導体のマイクロチップ化がコンピュータ社会を生み，我々の生活を一変させたのと同様に，化学反応や分析を集積化していくことにより，化学における革新を目指した研究といえるだろう。

デバイスの素材としてはガラス，単結晶シリコン，シリコーンゴムの一種であるPDMS（polydimethylsiloxane），アクリルなどのプラスチック類などが多く用いられる。これらの基板に髪の毛の太さとほぼ同じ直径100 μm程度の溝を造形し，フタとなるもう1枚の基板を接着させることにより流路を構築する。流路内壁は目的に応じて表面修飾する。例えばシラン化剤などを用いて修飾すれば疎水基，負電荷，正電荷などを付与することもできるし，金属薄膜を蒸着すれば電極にもなる。表面修飾は，流路壁面への様々な物質の非特異的吸着を防ぐ目的でも重要である。また，コラーゲンやフィブロネクチン，あるいはラミニンやポリリシンなどの適切なタンパク質，細胞外マトリックスで修飾すれば，チップ内部に動物細胞を接着培養することも可能である。

マイクロ流体デバイスは様々な分野で応用され始めているが，特に生命科学分野での利用が最も有効である。マイクロ流体デバイスでは超微量の物質を扱うことができるために，試料が高価もしくは少量しか入手できない場合や，貴重な細胞を用いる実験で特に大きな効果を示す。

1.2　細胞実験のためのマイクロ流体デバイス

近年，このマイクロ流体デバイスに生き物を導入して実験に用いる研究が幅広く行われるようになってきた。用いられる生き物は細菌や酵母などの微生物，線虫などの小型生物，動植物の細

*　Kiichi Sato　群馬大学　大学院理工学府　分子科学部門　准教授

胞や組織切片など様々で，マイクロデバイスに入る大きさの様々な生物試料が，生きたままデバイスに導入される。

デバイスに生き物を導入する目的は大きく2つに分類される。1つは生き物自身を分析するためであり，もう1つは生き物の機能をデバイスに組み込むことにより，より高機能な分析を実現するためである。前者，すなわち導入する生物が分析対象となる実験としては，全血からの白血球や血中循環腫瘍細胞（CTC）の選択的回収など特定の細胞を分取するセルソーター，エレクトロポレーションなどでの遺伝子導入，各種化学的・物理的刺激とそれに対する細胞応答の解析など様々な実験系が提案されている。一方後者，すなわち生き物の機能を利用するデバイスとしては，細胞などに物質変換をさせるバイオリアクターや，薬剤や化学物質などに対する細胞応答を計測することにより生理活性の強さを計測するバイオアッセイなどの応用が広く行われている。

ここでは，細胞の機能を組み込んだバイオアッセイデバイスの例として哺乳動物の細胞を用いたマイクロ臓器モデルを取り上げる。

2　マイクロ流体デバイスを用いた細胞培養

マイクロデバイスを用いた細胞培養研究は2000年頃に始まり，近年のマイクロデバイス研究の中で最も注目されている研究テーマの一つである。マイクロ流体デバイスは容積が数マイクロリットル以下と微小であり，この中に単一細胞から，例えば1万個以上の細胞集団として扱える量まで，用途に応じた量の細胞を培養することができる。この微小空間は体内における細胞の周辺環境と同じレベルの大きさに加工することが可能であり，例えば様々な太さや構造を持った，血管に類似の流路を構築することも難しくない。より生体内に近い環境で細胞を培養することにより，分化状態が適切に制御された細胞を用いて，バイオアッセイを行うことができると期待されている。

またマイクロ流体デバイスでは，単に細胞を培養するだけでなく，細胞に培地や試薬類を作用させるためのマイクロ流路や，細胞から放出された成分あるいは破砕して細胞から取り出した成分を反応，分離，分析するための流路をも組み込むことが可能である。従って，培養細胞を用いた一連の実験を1枚のチップ上で行うことができ，実験の飛躍的な効率化が期待できる。例えば，マイクロデバイス化により高い空間分解能・時間分解能を必要とするような実験さえも実現できる可能性がある。また，培養する細胞と組み合わせる分析方法を変更することによって，様々なバイオアッセイに応用することが可能であり，汎用な技術となりうるだろう。

デバイスを作製するための素材としては，細胞の観察を妨げない非蛍光性の無色透明な材料で，細胞毒性がないものが多く用いられる。なかでもPDMSシートとスライドガラスを組み合わせたマイクロデバイスが特に多用されている。PDMSは，厚膜フォトレジストSU-8などの柔らかい素材を鋳型にして簡便に流路を造形可能であるため試作に適していることに加え，比較的酸素透過性が高いために培養液への酸素供給の面でも優れている。また，柔軟性を有するため，PDMSシート間に別の薄膜状物質などを挟み込むことも可能である。

デバイスを滅菌し，必要な表面修飾を施した後，デバイス内の培養槽に細胞を懸濁させた培地を導入することで細胞を播種する。細胞播種後のデバイスは，CO_2インキュベータ内に静置するが，培地量が極端に少ないため，乾燥には十分な配慮が必要である。また，通常のシャーレなどでの培地深さと比べて培養槽の深さがはるかに浅いため，静置培養を行う場合には頻繁な培地交換が必要となる。一方，シリンジポンプなどを用いて培地を連続的に供給する灌流培養が可能であるため，血管内のような剪断応力下での培養も可能である。

3　薬物動態の解析のためのマイクロ臓器モデルの開発

マイクロデバイス内に培養した細胞を用いることで，様々なバイオアッセイを実現することは可能であるが，抗がん剤試験や毒性試験など比較的単純なアッセイをマイクロデバイスで行うことはそれほどメリットが大きくない。それに対して，従来動物実験などで行われてきたような，より複雑な系でのバイオアッセイをマイクロデバイス化する研究が数多く行われてきた。なかでも近年注目されているのは臓器機能のモデル化である。1種類の細胞株を培養した単純なものだけでなく，高い機能を有した初代細胞を場合によっては複数種類共培養することにより，マイクロ臓器モデルを構築するものも多数報告されている。このようなマイクロ臓器モデルOrgan-on-a-chipにはいくつかの開発目的が考えられるが，ここでは薬物動態解析のためのモデル開発の一例を紹介する。

新薬開発において薬物動態の解析は最も重要なプロセスの一つである。経口摂取された薬は，胃や腸管内で消化作用を受けた後，主に小腸上皮から体内に吸収され，肝臓で代謝されながら体内を循環しつつ全身に分布する。そして薬の標的組織を含めた様々な組織中で生理作用を示しつつ腎臓などから排泄されていく。この一連の過程はADME（吸収Absorption，分布Distribution，代謝Metabolism，排泄Excretion）とよばれ，医薬品開発研究はもちろん，食品栄養や機能性食品研究，あるいは化学物質の毒性試験においても重要なプロセスである（図1）。

従来，これらの過程について研究を行う場合，腸管吸収や肝代謝など一つ一つのプロセスについて培養細胞を用いた実験を行い，その後動物実験を行ってからヒトでの臨床研究に進むのが一般的である。しかしながら昨今強まっている動物実験削減の社会的要請や高いコスト，ヒトと実験動物の種差などの問題があり，必ずしも動物実験を多用できる状況にあるとはいえない。従って，これらの*in vivo*での実験の前に*in vitro*すなわち培養細胞レベルでの試験によって，優れた物質を効率良くスクリーニングしてくることが大切である。

実際の人体では数多くの臓器・組織が連続的に連携して機能しており，薬はそれらから複合的な作用を受け，逆にそれらに対して複合的に影響を及ぼしている。従って*in vitro*におけるバイオアッセイにおいても，単に細胞レベルでの効率の良いアッセイを実現するだけでなく，複数の

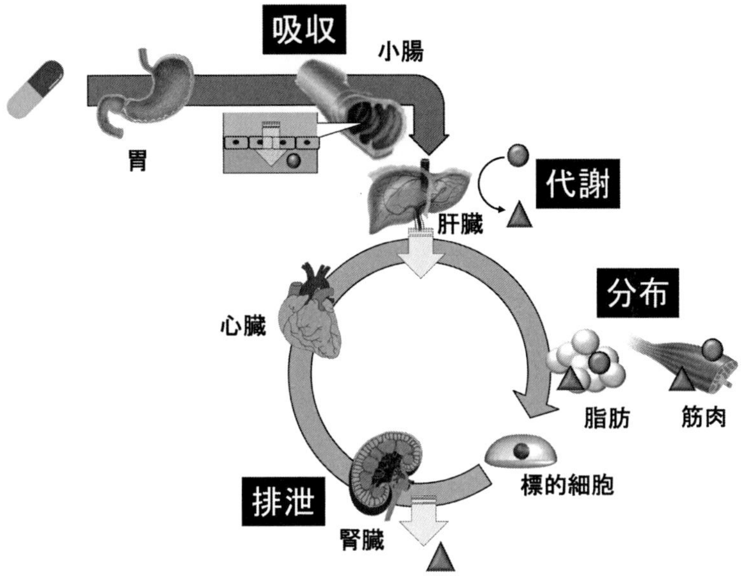

図１　薬物動態における吸収，分布，代謝，排泄（ADME）

組織の機能を複合的に作用させながらバイオアッセイできる方が好ましい。そこで，各種臓器などのマイクロモデルを構築し，これらを血管に見立てた流路で結んだ人体モデルの開発が試みられている。この集積化モデルを用いることにより１回の試験で前述の ADME 全てのプロセスを考慮に入れた生理活性の測定を実現できれば，動物実験の代替法として極めて有用であると期待される。

より生体に近い微小流体環境を有し，複数の臓器プロセスを連続的に通過させながら薬剤などの生理活性試験を実現可能なデバイスを開発することは，*in vitro* の系でありながら，より *in vivo* に近い環境を構築することにつながり，細胞レベルでのより効率の良いバイオアッセイツールを提供することになる。こういった特徴を有するマイクロ人体モデル Body-on-a-Chip を実現するため，マイクロチップ技術を応用した研究が世界的に進められている。

４　消化，吸収，代謝を考慮に入れたバイオアッセイチップ

近年，ADME に関わるバイオアッセイが行えるマイクロデバイス，その中でも経口投与された物質が吸収されて体内を循環する割合，すなわちバイオアベイラビリティ（生物学的利用能）をアッセイ可能なマイクロデバイスに関する研究が報告されはじめている。バイオアベイラビリティに関わるプロセスを組み込んだマイクロ人体モデルを開発する上で必要な臓器は胃，腸管，肝臓である。経口摂取された化合物の体内吸収は大きく分けて，胃や十二指腸内での消化，小腸上皮細胞による吸収，肝臓での代謝の３つの段階を経て行われる（図２)。そのため，経口摂取

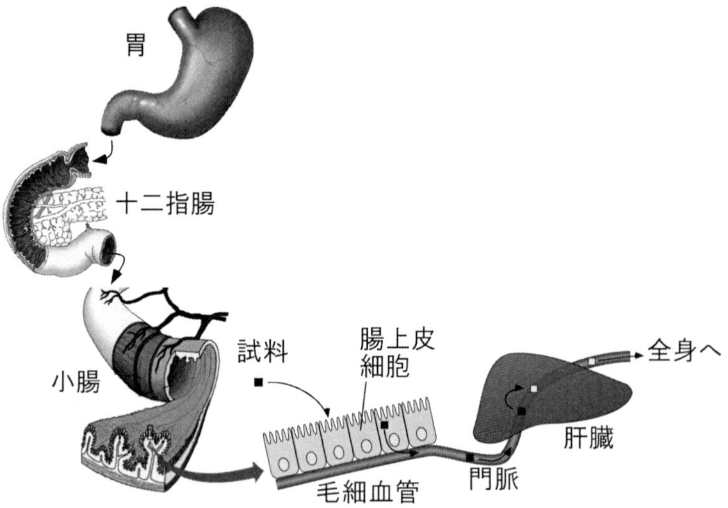

図２　人体における消化，吸収，代謝過程の模式図

された化合物がこれらの過程を経て体内を循環するようになるかどうかを調べることが可能なマイクロシステムの開発が求められている。以下に各臓器モデルそれぞれについて概説する。

4.1　胃・十二指腸モデル

消化については，薬や食品など経口摂取した物質に対して，細胞が直接作用するプロセスではなく，消化液と消化管のぜん動運動が作用する。従って，試料溶液と人工消化液を混合し，一定時間反応させれば消化プロセスを模倣したことになると考えて良いだろう。試料溶液はまず人工胃液と混合され，胃内滞在時間と同じだけ反応した後，中和液によって中性に戻され，膵液や胆汁を模した人工腸液と反応する。この過程では主に胃酸（塩酸）やプロテアーゼなどの消化酵素に弱い成分が分解されることになり，例えば酸に弱いため腸溶性カプセルで服用する必要がある薬剤については，マイクロ消化器モデル中で失活することが確かめられている[1)]。なお，ぜん動運動については，柔軟な素材であるPDMSで作ったチップに，空気圧などの物理的な力を作用させることにより再現可能ではあるが，流路内径が数百μmのマイクロ流路に固形成分を流すことは現実的ではないため，ぜん動運動過程の組込みは注目されていない。

4.2　腸管吸収モデル

腸管吸収については，上下２本の流路を区切る形で多孔質の細胞培養支持膜を設置し，その膜上でヒト腸上皮モデル細胞であるCaco-2細胞を培養する系が報告されている（図3）。この系が従来のトランスウェルを用いた方法と異なる点は，培養液を流すことにより生体内と同様に流れのある環境下で実験を行うことが可能であることと，液相空間の大きさを実際の体内の血管など

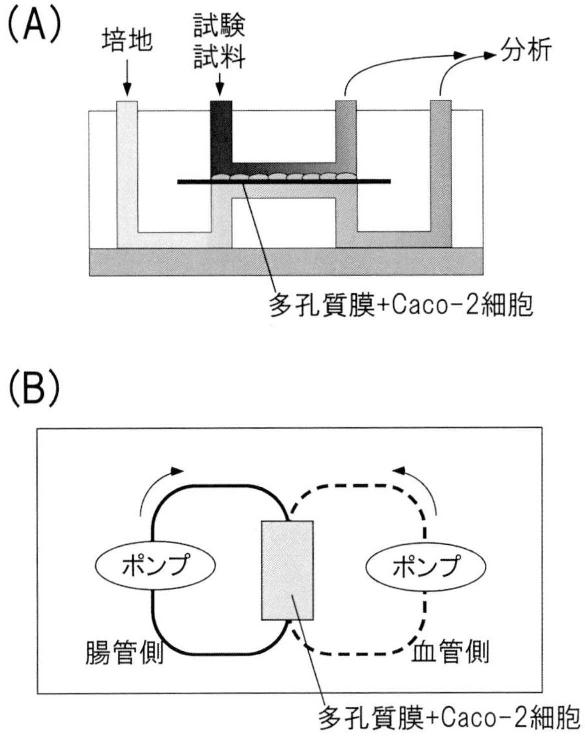

図3　透過性試験のためのマイクロチップの模式図
(A)外部ポンプを用いて一定の時間だけ反応させるチップの断面模式図。
(B)内部循環により長時間の透過試験を行うチップの模式図。

のサイズに近づけることが可能であることである。このことにより細胞の培養環境や試験化合物の拡散，流れに乗った移動，局所的な濃度変化などを体内での様子に近づけることが可能となり，実験者の設定したい条件下で実験できるようになる。

この原理を利用した実験系はこれまでにいくつか報告されている。木村らが開発したものは[2)]，チップ内に腸管側と血管側，環状に閉じた2つの流路を異なる深さに造形し，その一部分が膜を介して接触しているものであり，試料を長時間にわたって繰り返し腸上皮部分と接触させることにより，長時間にわたる透過実験を可能としている（図3(B)）。一方，井村らの開発したものは[3)]，直線上の2本の流路をそれぞれ腸管側と血管側とし，外部の駆動ポンプから所定の流速で溶液を送液するものである（図3(A)）。この方法では，ポンプの流量を制御することにより，決められた時間だけ腸上皮部分と接触させた試料溶液を連続的に回収することができる。どちらの系でも試験物質として蛍光性物質を用いれば実時間でのモニタリングが可能であるし，それ以外の物質であれば回収後にHPLCや質量分析計などで定量することにより各物質の透過係数を求めることができる。いずれの場合でも従来法よりも少量の試料から，短時間に腸上皮透過係数の算出を行うことができると期待されている。なお最近，Caco-2細胞ではなく，ヒトのiPS細胞を分化させた細胞など，より高い機能を有した細胞を用いる系についても研究が進められている。

4.3 肝臓モデル

小腸から吸収された物質は門脈を通り肝臓に運ばれ，肝代謝を受ける（初回通過効果）。肝臓での代謝実験については，関連するいくつかの研究が報告されている[4]。そのほとんどでは，動物の肝実質細胞や代表的モデル細胞株であるHepG2細胞あるいはiPS細胞などから分化させた細胞などがマイクロチップ内の流路底面に単層あるいはスフェロイド培養され，細胞の代謝能が評価されている。チップ内で特段の工夫なく培養を行った場合でも，従来法と同等の活性を有した状態で培養することは可能であるが，基板表面に特別な加工や表面処理を行うことにより，スフェロイド形成を行えば，より高い代謝能を有した微小肝組織を構築することも可能となる[5]。なお，肝細胞は代謝が活発なため，狭いチップ内部で培養すると栄養分や特に酸素不足に陥りやすいため，これらの補給に注意する必要がある。

4.4 消化吸収代謝の複合モデル

図4に胃，腸管，肝臓の機能を集積化したマイクロチップを示す[6]。このチップでは，導入された試料が人工胃液と混合され，一定時間反応した後に中和され，さらに人工腸液と反応する。その後，小腸部分に移行して腸管から吸収されやすい物質のみがCaco-2細胞によって吸収されて門脈に見立てた流路へと移行し，そのままマイクロ肝臓部を通過する。この系では，マイクロ

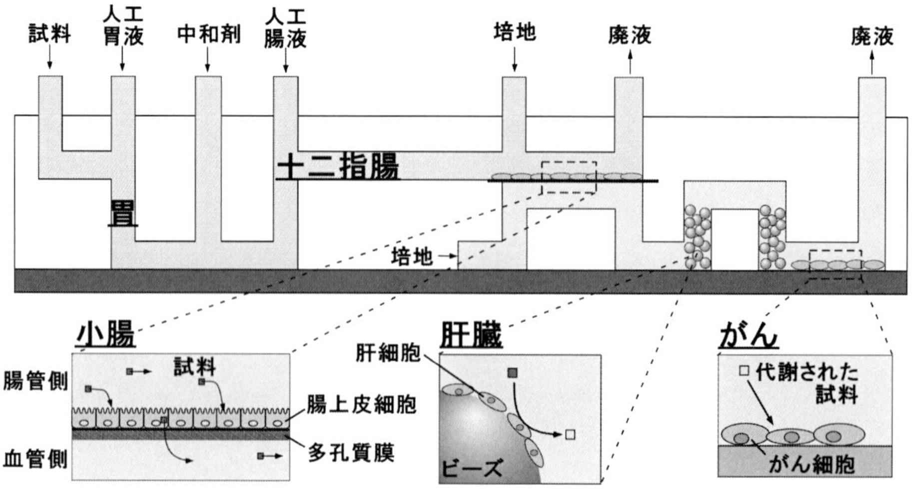

図4　消化，吸収と代謝を考慮に入れた複合的バイオアッセイチップの模式図

肝臓はHepG2細胞を培養したキャリアビーズをチップに充填することによって構築している。この方法では，必要な肝細胞の量を自由に調節しながら実験できる上，必要な培養日数が大幅に異なる腸上皮細胞と肝細胞２種類の細胞の培養のタイミングをあまり気にする必要がない点で優れている。

肝臓部を通過した溶液をそのまま回収し，LC-MSなど各種化学分析を行えばその試験物質が腸管で吸収されやすいかどうかと，その後肝臓で代謝されるかどうかを同時に調べることができる。一方，例示した系では，肝臓部を通過した試料はそのまま乳がん細胞培養部に運ばれるようになっている。この系を用いれば，試験薬剤が消化液と反応した後，腸管から吸収され，肝臓で代謝された後，乳がん細胞に対してどのような生理活性を有しているのか，バイオアッセイすることが可能となる。すなわち，抗がん剤であれば，経口摂取してがん細胞を殺す効果を示すのか，あるいはエストロゲン様活性をもつ物質の場合は，乳がん細胞の増殖を促進する活性を有しているのかを１枚のチップにただ溶液を流すだけで検定することができる。

体内に取り込まれ，肝臓を通過した物質は血流に乗って全身を循環し，その過程で筋肉や脂肪組織あるいは様々な臓器・器官に分布していく。また同時に，その物質が生理活性を示す標的となる組織へも運ばれていく。体内のどの組織にどれだけの量分布するのか，あるいは血液脳関門など血管内皮細胞などの障壁を越えてその薬剤の標的となる組織まで届いてくれるのかどうかといったことを調べることも重要である。この様な分布や薬物送達の過程を調べるためのマイクロモデルは研究が始まったばかりであり，報告例はそれほど多くないが，今後増加していくものと思われる。

5　腎排泄マイクロモデル

体内を循環した物質やその代謝物は最終的に腎臓から排泄される。腎排泄は腎小体の糸球体における低分子化合物の排泄と，尿細管における有用物質の再吸収および不要物の分泌の２段階のプロセスからなっている。そのうち糸球体における低分子化合物の排泄は透析膜を用いることにより無細胞的にモデル化することが可能である。

図５にマイクロ糸球体排泄モデルの模式図を示す。全身の血管を示す循環流路とその中の液体を循環させるマイクロポンプ，糸球体の代わりとなる透析部からなる[7,8)]。溶液を循環させるためには外部ポンプを用いることはできず，閉じた流路の一部にポンプ機能を組み込む必要がある。前述のように回転子を用いる方法もあるが，再現性のある流速制御を実現し，心拍と同じ拍動を持たせることを考えた場合，流路を外部から押しつぶす，ぜん動ポンプ（ペリスタルティックポンプ）の方がふさわしい。PC制御されたソレノイドバルブを用いて制御用流路に送り込んだ空気の圧力でPDMS薄膜を膨らませて溶液流路を押しつぶす方法が一般的である。

マイクロ透析ユニットは上下２本の流路を透析膜で仕切った構造で，低分子化合物のみが上下流路間を行き来でき，タンパク質などの高分子化合物や血中タンパク質に結合しやすい物質は透

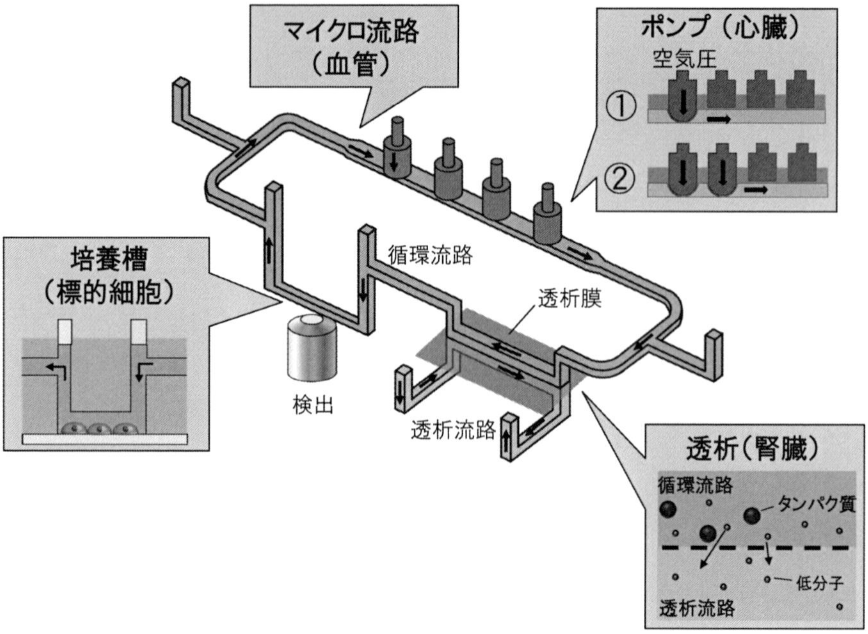

図５　透析部位を有したマイクロ糸球体排泄モデルの模式図

析されにくくなる。血清を含む培地に試験薬剤を溶解して循環流路内を循環させ，透析部からどれだけ排泄されるかを測定すれば排泄速度を求めることができる。また，循環流路内に薬剤の標的細胞を培養しておけば排泄速度を考慮に入れたバイオアッセイが可能になる。

一方，尿細管のマイクロモデルについては多数の報告があるものの，そのほとんどが薬剤など化学物質による細胞毒性試験（腎毒性試験）のためのシステムであり，尿細管における再吸収や分泌のモデルは報告されていない。それは再吸収や分泌のプロセスに関与するトランスポーターを安定的に高発現している細胞株が入手できないことが原因であると考えられる。ヒト尿細管由来初代細胞やiPS細胞から分化させた細胞など，扱いやすく優れた細胞が入手可能となれば尿細管モデルの実現も可能となり，より正確な腎排泄を考慮に入れたバイオアッセイ系を構築することが可能になるだろう。

6　おわりに

マイクロ臓器モデルの開発は世界的に注目を集めている分野である[2, 9]。特に，本稿で取り上げたようなマイクロ臓器ユニットを組み合わせたマイクロ人体モデルBody-on-a-chip開発の期待は大きい。近年の論文では，腸管，肝臓，皮膚，腎臓の４つの臓器を１つのチップに搭載したADMEデバイスも報告されている[10]。また，複合的な臓器モデルはADMEデバイス以外にも，

in vitro で免疫システムのデバイス化を試みた例[11]や血液脳関門のデバイス化[12]などもある。様々なマイクロ臓器を組み合わせることで，将来的には，様々な病気のモデルや個別医療のための薬剤アッセイデバイスなど，医学・生物学の幅広い分野で利用できるモデルが構築できるものと期待できる。

文　　献

1) Y. Imura *et al., Anal. Sci.*, **28**, 197 (2012)
2) H. Kimura *et al., Lab Chip*, **8**, 741 (2008)
3) Y. Imura *et al., Anal. Sci.*, **25**, 1403 (2009)
4) P. J. Lee *et al., Biotechnol. Bioeng.*, **97** , 1340 (2007)
5) S. A. Lee *et al., Lab Chip*, **13**, 3529 (2013)
6) Y. Imura *et al., Anal. Chem.*, **82**, 9983 (2010)
7) Y. Imura *et al., Anal. Chem.*, **85**, 1683 (2013)
8) Y. Sakuta *et al., Anal. Sci.*, **33**, 391 (2017)
9) C. Luni *et al., Curr. Opin. Biotechnol.*, **25**, 45 (2014)
10) I. Maschmeyer *et al., Lab Chip*, **15**, 2688 (2015)
11) Q. Ramadan *et al., Lab Chip*, **15**, 614 (2015)
12) A. Wolff *et al., J. Pharm. Sci.*, **33**, 391 (2015)

第8章　階層的流路ネットワークを配備した組織再構築用担体

酒井康行[*1]，龐　媛[*2]，
ステファニー・ウタミ・ストコ[*3]，新野俊樹[*4]

1　はじめに

大型内臓の組織工学的構築と，臓器移植と同様の血管吻合を伴う移植は，再生医療の究極の目標のひとつである。ここで，*in vitro* 再構築における最大の隘路は，酸素・栄養素の供給および老廃物除去の経路としての血管網の配備である。生体は旺盛な血管新生能を持っており，今の再生医療は移植組織のフル機能の発揮のために，多かれ少なかれこの生体の持つ自己組織化能に依拠している。しかしながら，生体外での血管配備を行わず生体の血管新生能のみに依拠した場合，移植が可能な臓器体積は“移植可能面積×組織厚み”で決まり，その厚みは酸素の拡散と消費とで決まる最大200 μm 程度が限界となる[1)]。従って，これを超える総体積が必要な場合には，細胞が死なない程度までの細かさでマクロ流路構造を配備しておき，臓器移植手術のように移植直後から血流を確保することが必須となる。

このように流路構造を持つ担体の製作については，いくつかの異なるアプローチがみられるが詳細は関連の総説を参照されたい[1, 2)]。これらの中でスケールアップの観点からも有効と思われる手法は，脱細胞化組織を用いるもの，三次元造形担体を用いるもの，バイオプリンティング等と考えている。最も期待されているのは脱細胞化組織を用いる手法であるが，ヒトであれ動物であれ，臓器ドナーに係る倫理的・感染症等の問題が付きまとう。これに対して，筆者らは，肝を対象として敢えて人工材料を利用した移植用組織構築の工学的方法論の確立を目指して研究を行ってきている。すなわち，細胞を高密度で増殖保持するための生体吸収性ポリマーからなる多孔質の中に，圧力損失の少ないマクロ流路ネット―ワークを配備した特殊な担体を三次元造形にて作成し，その評価を行ってきた。

具体的には，正四面体の積み重ねによる三次元分岐合流ネットワークについて，“流路から最も遠い担体の最奥部においても酸素濃度が絶えずゼロ以上である”との設計指針にて，13 cm^3 のモデル担体をデザインした[3)]（図1）。増殖性のヒトがん細胞株 Hep G2 の灌流培養を行うと，流路なしの担体では増殖がほぼ起こらなかったのに対し，流路を配備した担体では，良好な増殖

＊1　Yasuyuki Sakai　東京大学　大学院工学系研究科　化学システム工学専攻　教授
＊2　Yuan Pang　清華大学　機械系　助理研究員
＊3　Stephanie Utami Sutoko　㈱日立製作所　基礎研究センター　研究員
＊4　Toshiki Niino　東京大学　生産技術研究所　機械・生体系部門　教授

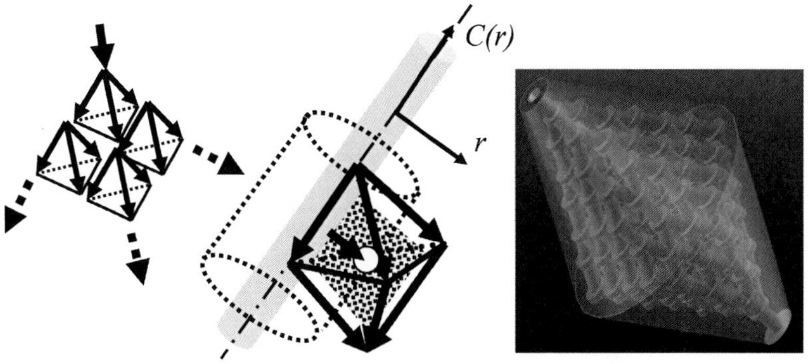

$$\frac{d^2C}{dr^2}+\frac{1}{r}\frac{dC}{dr}-\frac{\rho a}{D}=0$$

C, oxygen concentration; r, radial distance from the center of the channel; ρ, Cell density; a, oxygen consumption rate per cell; D, diffusion coefficient

図1　正四面体を基礎とする三次元マクロ流路ネットワークを配備した多孔質担体

と機能発現が見られた。しかしながら，最終到達密度は 2×10^7 cells/cm^3 程度と *in vivo* 肝の1/10以下に留まった。細胞は流路内壁のみに密に増殖しており，流路内壁からの酸素の拡散と消費とで細胞増殖が第一義的に決定されていることを改めて示していた。またこのことは，もし全ての細胞を流路から200 μm以内に配置するような担体が造形できれば，*in vivo* 肝と同程度の細胞密度を達成することが可能であるとの展望を与えるものであった。

これらの議論と結果を踏まえ，数十μmから数十cmまでの10^4オーダーにも渡るマルチスケールで物質交換を確保する新たな方法論—三次元マクロ流路ネットワークと微小組織体の小チャンバー内充填—に基づく担体の造形と評価を進めてきている。本稿ではそれらの概要と抽出された問題点等について紹介し，併せて今後の展望を述べる。

2　トップダウンとボトムアップの両アプローチの融合—マクロ流路ネットワークと組織モジュール充填法の利用—

2.1　対象スケールに応じたコンセプトの融合

血管配備型の組織構築法としてはいくつかの手法が提案されているが，適用可能スケールが異なり，単独の方法ではマルチスケールでの物質交換性の確保が困難である。そこで筆者らは，スケールに応じて異なるコンセプトを適用し，全体として融合するアプローチをとることとした。すなわち，小スケールでは，“Modular Assembly”（＝微小組織モジュールランダム充填法）と呼ばれる手法を活用し[4]，大スケールでは，それらの小チャンバーに均一に培養液を供給するための分岐合流ネットワークを三次元造形にて製作することとした（図2）。“Modular Assembly”法は，微小組織体＝Moduleを一定の小さなチャンバーにランダムに充填し，その間隙を細動

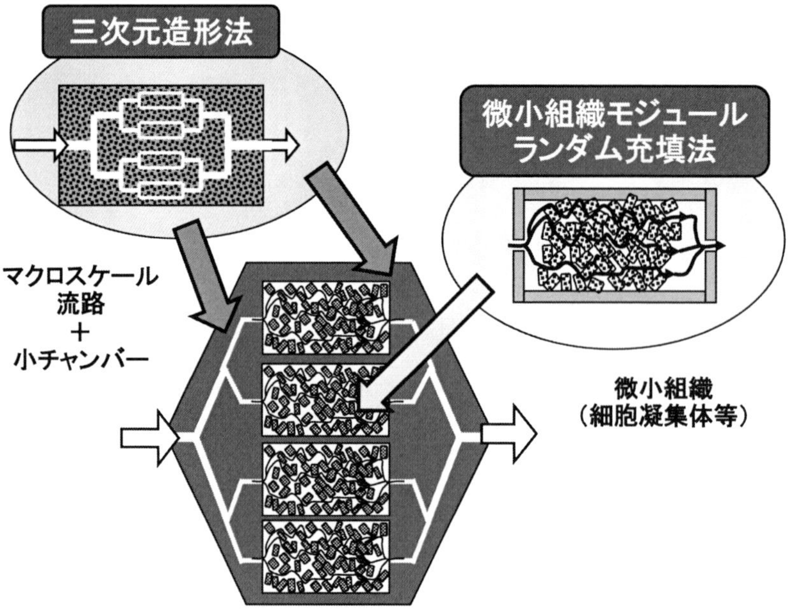

図２　マクロ流路ネットワークと組織モジュール充填法を利用する統合的方法論

脈・細動脈レベルの血管網として利用しようとするものであり，細胞と培養液・血液との良好な物質交換を確保しつつ，小チャンバー以下のスケールでは微細造形を不要とするものである。

2.2　担体デザインと製作

2.1項の融合的コンセプトに基づき，基本構造をデザインした（図３)。まず，実際の肝組織に習って担体の流路入口と出口とを同一方向に配置した。これは将来，肝臓の一部の臓器葉をそのままの位置で置換する移植手術を想定した場合には，必須の条件となる。マクロな酸素供給が問題とならない11.6 cm^3の担体をまずは構築することとし，微小組織体を充填することになる断面が六角形の小チャンバーの体積を0.27 cm^3として，それを12個・19個・12個，合計43個と互いに隙間を重ねながら三層に重ね，それぞれに直接流路が到達するようにした。ここで最も重要なことは，各小チャンバーに均一に液体が供給されることであり，そのために，担体の入口から各小チャンバー入口までの圧力損失が等しくなるように各部の流路内径を決定した。小チャンバー出口には，微小組織体を入口から供給して各チャンバーにトラップされるように，メッシュ構造を付与した。将来的には，この11.6 cm^3の構造を，大スケールで相似的に12個・19個・12個，計43個と三層に重ね，相似な流路ネットワークで結ぶことで，総計43^2 = 1,849個，総体積約500 cm^3 ＝全肝の約1/3の体積の組織を構築することも想定される。

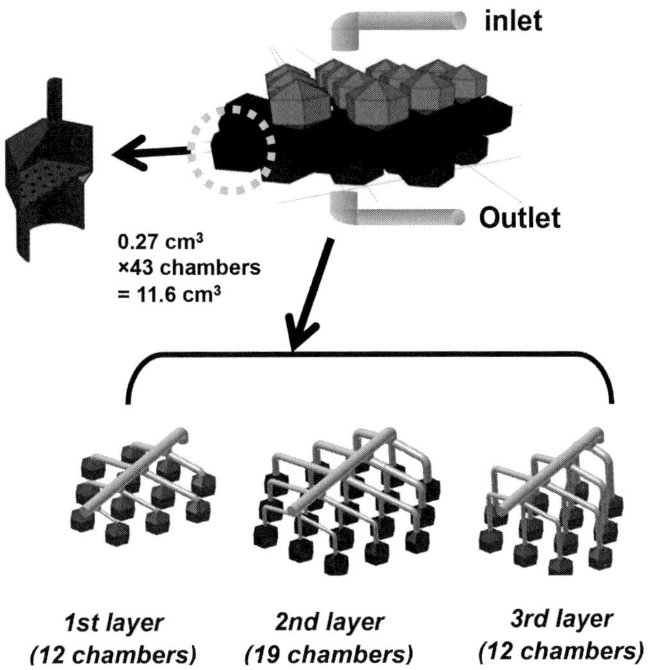

図3　三層に配置された小チャンバーとそれぞれに培養液を分配する流路構造合的方法論

CAD 上での透視図と，ナイロン粒子を用いたレーザー焼結積層造形法にて製作した担体の写真を図4に示す。チャンバー内部の未造形ナイロン粒子の除去やメッシュ構造の付与のため，担体は全部で5つの部分に分けて製作し，最後に張り合わせることで灌流培養用担体を完成させた。

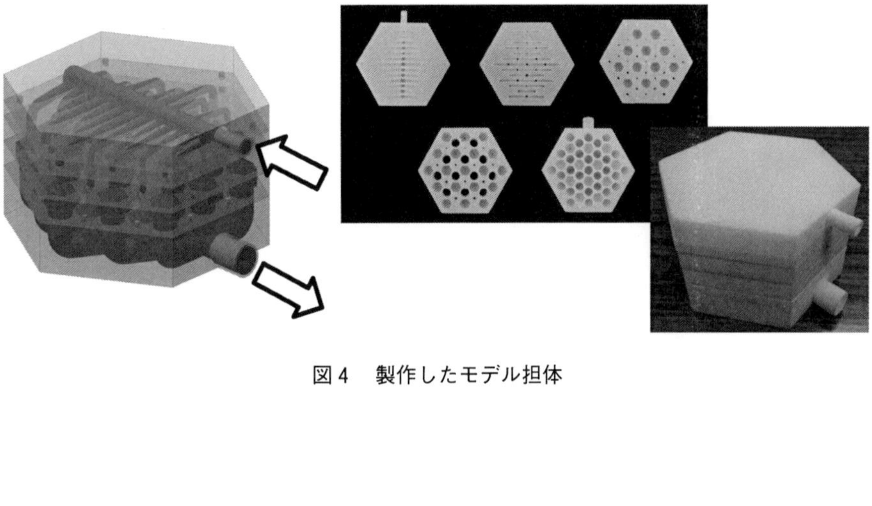

図4　製作したモデル担体

3　新担体を用いた細胞凝集体の充填灌流培養

"Modular assembly" コンセプトのオリジナル論文では，細胞を包埋したコラーゲンゲルからなる微小組織体（直径 0.6 mm × 長さ 1.8 mm 程度のロッド状）をモジュールとして小空間に充填，灌流培養を行う組織学的・機能学的評価を行っている[4]。筆者らは，微小組織体として，やや小さな細胞凝集体を使い，生体吸収性樹脂のファイバー片と共に小空間にランダム充填することで，生存率の機能の維持向上が見られたことを報告してきた[5]。そこで，同様に，ヒト肝ガン細胞 Hep G2 とヒト類洞内皮細胞株 TMNK-1[6] からなる共培養凝集体を，酸素透過材料からなるマイクロウェル・静置培養にて高密度迅速形成し[7, 8]，生分解性樹脂ファイバー片と共に担体に入口から充填・固定化，10 日間の灌流培養を行った[9]。今回は予備検討とし，小チャンバーの約 7～12 % の体積を充填した。すなわち，小チャンバー底面のメッシュ構造上に凝集体が 1 /10 の高さまで高密度で沈降固定化されることとなる。

アルブミン合成能は初期には一旦減少したが，その後は回復・徐々に上昇し，10 日まで維持された。一方，同様な細胞凝集体を浮遊状態に移すと急激な機能の低下が起こったことから，凝集体を安定的に固定化ししかも灌流することの利点が明らかとなった（図 5)。最後に担体を解体し，その中の細胞について HE 染色により組織学的評価を行ったところ，初期の凝集体構造は崩れたが，細胞の活発な増殖が見られ，高密度状態でほとんどの細胞が生存していることが確かめられた。この小チャンバー底部のみでは，10^8 cells/cm^3 オーダーの高密度状態が保持されていた。

今後，同様な手法で小チャンバー内の空間の充填率を 100 % に高めた際についても同様の灌流培養実験を行い，基本コンセプトの検証を進めたいと考えている。また，現状ではモデル担体とはいえ，外形の体積が約 100 cm^3 と実際に細胞を充填する 43 個のチャンバーの総体積

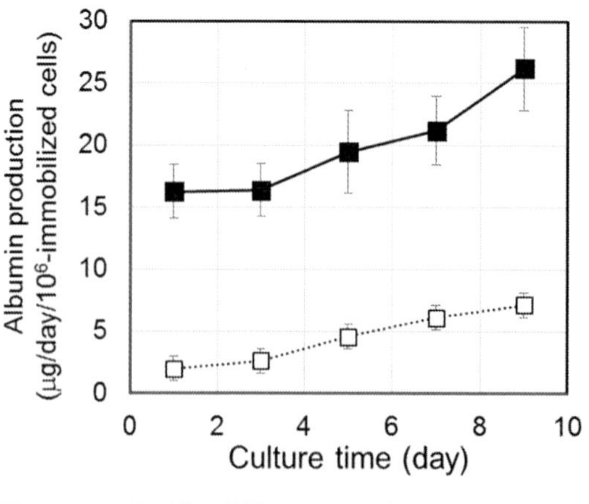

図 5　10日間の灌流培養における肝機能の発現
（アルブミン分泌能）(N=3)

11.6 cm^3 に比べて大幅に大きく，局所で高密度が達成されても，担体全体としてはその約 1 /100 の細胞密度になってしまうことが大きな問題である。これは主に，流路やチャンバーの壁構造の保持のために一定以上の材質の厚みが必要であることが主な原因であり，材質や造形法・設計も含めて大幅な改善が必要である。

4　新たな組織モジュール充填法用のマイクロ担体の作成　―物質交換性と力学特性の両立―

3 節では，最初の試みとして，細胞凝集体をポリマー繊維と共に小チャンバー総体積の 7～12 % の体積まで充填した。肝がん細胞株を用いた検討結果は良好であったが，同じ手法を増殖しない初代培養ラット肝細胞に適用すると，凝集体構造の崩壊，細胞の死滅と機能低下が顕著であった。細胞が播種直後に高密度で堆積された際，酸素供給が一時的に不足することで，代謝能の高いラット肝細胞の場合には死滅が急速に起こり，その低い増殖能の故に灌流培養での復活が不可能であったものと考えられる。従って，たとえポリマー繊維を用いて間隙の確保に努めたとしても，凝集体を組織モジュールとして使用することには困難性がある。小チャンバー微小組織モジュールランダム充填法＝“Modular assembly” コンセプトのオリジナル文献で用いられた微小組織体は，円筒形のコラーゲンゲルロッドである。従って極めて脆弱であり，しかも細胞の組織構築によって，体積が当初の約 1 /10 に縮むことが述べられている [4]。これでは培養に伴って小チャンバー内に編流や流路閉塞が容易に起きることが想定される。

そこで，小チャンバーに堆積させても形状が変化しない程度の物理的強度を持ち，細胞の内部での高密度増幅が可能で，かつ時間を経ても組織体間隙の保持が保たれるような新たな微小組織体を設計し三次元造形することとした。2 節で述べた方法論に基づいて 500 cm^3 の体積を得るために，$43^2 = 1{,}849$ 個の小チャンバーと複雑な流路を持つ担体は理想的には想定されるが，やや現実的ではない。一方，細胞凝集体ではなく，物理的強度と物質交換性に優れたマイクロ組織モジュールが得られれば，小チャンバーの体積を大きく取ることができ，大型組織構築も格段に容易になると考えられる。

ここでは，気液界面での物質や熱の効率的な移動のために用いられる濡れ壁塔のための充填担体―ラッシヒリング―にヒントを経て，新たな多孔質担体を三次元造形することとした。具体的には，図 6 に示すように，直径 1.1 mm，高さ 1.6 mm のラッシヒリング状の多孔質担体を設計し，直径 40 μm のポリカプロトンラクトン微粒子を用いるレーザー焼結粉末積層造形法にて製作した。中央の穴（直径 0.35 mm）の穴に加えて，側面にも同径の穴を空けた。これはランダムに充填して様々な方向で堆積された場合でも，流路構造が確実に確保されるようにするためである。コントロールとして，中央および側面の穴のない同外形の円筒状担体も作成した。今回はマクロ孔の基となるような塩等を同時に造形せず，ポリマー微粒子のみで造形をしたために，空隙率は約 60 % であった。これらを 200 個カラム型のリアクターにランダムに充填し，2 週間の灌

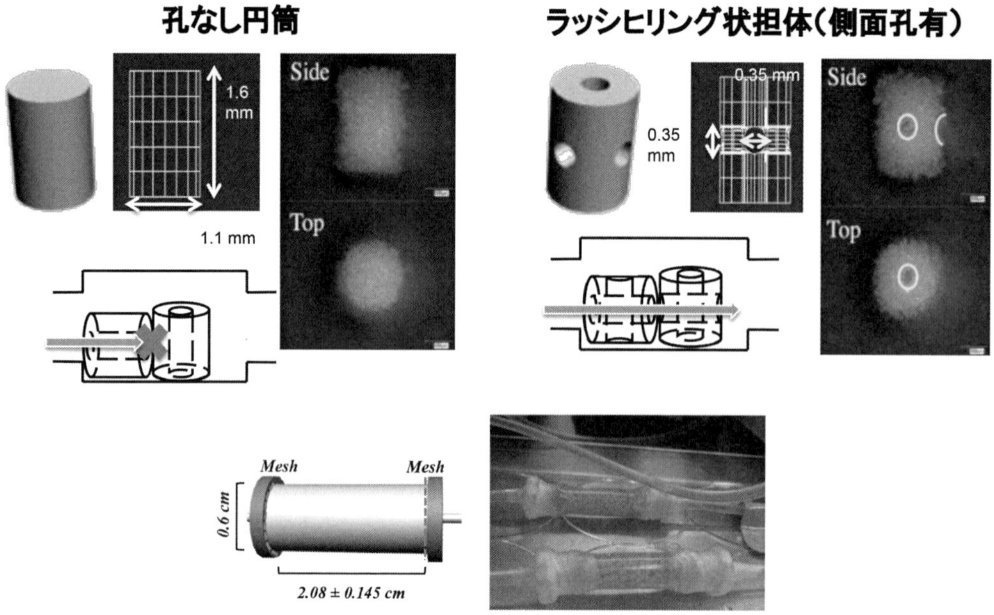

図６　ラッシヒリング状の多孔質担体の設計・製作と充填灌流培養

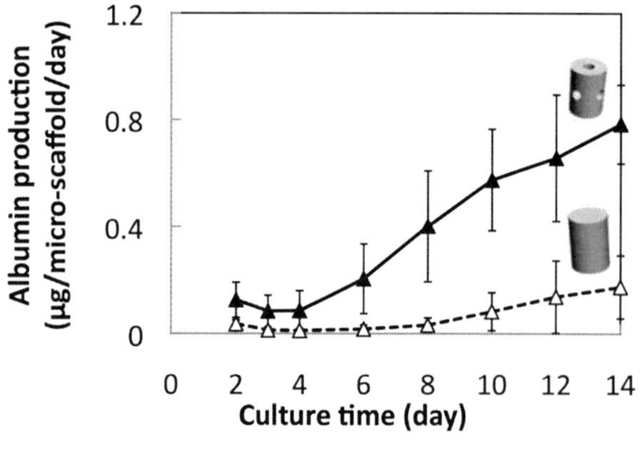

図７　２週間の灌流培養における機能発現（アルブミン分泌）
（N＝3）

流培養を行った。

中心および側面に穴を空けた担体では順調な細胞の増殖と機能発現がみられたのに対し，穴のない円筒形の担体ではそれらは著しく低値であった（図７)。最終日で細胞当たりの機能発現を比較すると穴空きの担体は穴なしのものと比較して約２倍であった。組織切片の HE 染色では，穴空き担体では穴の周囲を中心に細胞の固定化増殖が見られたが，穴なし担体では外周部のみに分布していた。しかしながら，60％と低い空隙率と狭い間隙のため，細胞が内部まで十部には侵入・増殖しておらず，担体の細胞密度は，10^8 cells/cm^3 には到達し得なかった。今後，全体の力学的強度を保ちつつ空隙率を上げる工夫が求められる。

5　おわりに

血管を配備した臓器再構築を目指し，三次元化と物質交換性確保の視点から，スケールに応じて異なるコンセプト融合する方法論を提案し，初期評価の結果を紹介した。この融合的コンセプトは簡単に言えば，“細胞組織体を高密度に充填した小チャンバーと，それらに培養液・血液を均一に分配するマクロ流路構造”を持つ担体の利用である。三次元の大型組織構築では，数十mmレベルから数十cmレベルまで 10^4 オーダーに渡るマルチスケールにて物質交換性を確保することが必須であり，現実の三次元造形プロセスの精度・自由度を考えれば，極めて現実的な考え方である。

大型組織構築については，これ以外にも様々な問題が存在する。大量の細胞の確保や育成に関する課題もさることながら，そもそも，血管を配備した再構築組織が患者の組織へと最終的に同化されるための条件は全く明らかになっていない。これは *in vivo* での最大の隘路である。まずは，血流導入移植時の抗凝固活性の確保が最重要であり，少なくとも血管内皮細胞で全ての内表面を隈なく安定的に覆っておくことも必須であると考えられるが，それも達成はされてはいない。実現に至るまでのロードマップと課題を今一度整理して，着実に解決をしていく必要がある。

文　献

1) Lovett, M. *et al., Tissue Eng. Part B Rev.,* **15**, 353 (2009)
2) Sakai, Y. *et al., Biochem. Eng. J.,* **48**, 348 (2010)
3) Huang H. *et al., Biomat.,* **28**, 3815 (2007)
4) McGuigan A. P. and Sefton M.Y., *Proc. Nat. Acad. Sci.,* **103**, 11461 (2006)
5) Pang, Y. *et al., Biofabrication,* **4**, 045004 (2012)
6) Matsumura, T. *et al., Transplant.,* **77**, 1357 (2004)
7) Shinohara, M. *et al., Biotechnol. Prog.,* **30**, 178 (2014)
8) Shinohara, M. *et al., Biomed. Phys. Eng. Exp.,* **3** (4), 045017 (2017)
9) Pang, Y. *et al., Biofabrication,* **8** (3), 035016 (2016)

【第Ⅱ編　周辺材料】

第1章　3次元細胞培養担体 CERAHIVE®

今泉幸文*

1　はじめに

弊社の3次元細胞培養担体 CERAHIVE® は生体内近似環境の細胞培養を生体外で実現することをコンセプトに開発を進めている。

2　生体内近似環境について

弊社が開発している3次元細胞培養担体 CERAHIVE® は多孔質セラミックス製の培養担体で，その表面に多数の微小培養空間（microwell）を有する（図1参照）。この多孔質の microwell

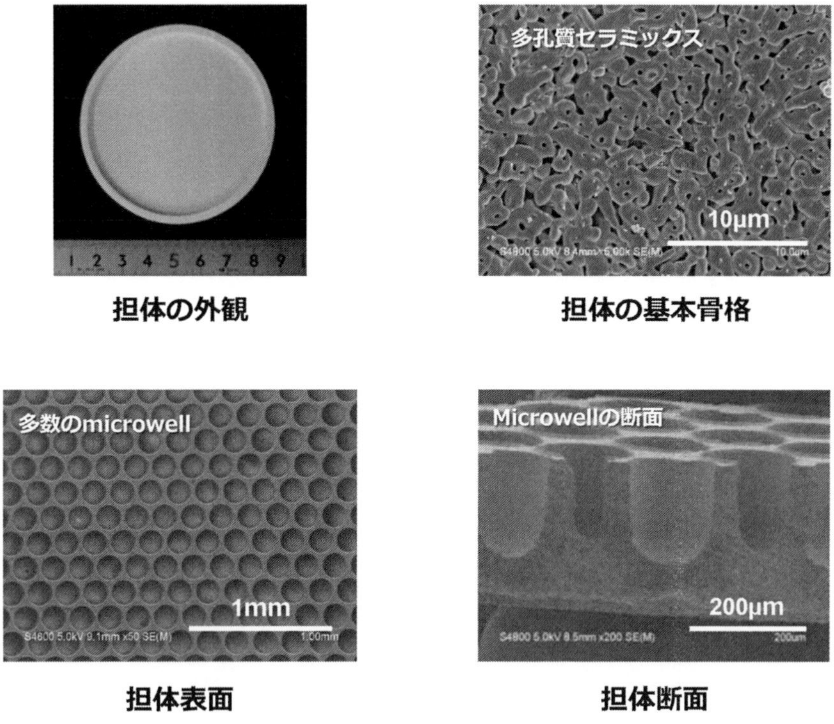

図1　3次元細胞培養担体CERAHIVE®

＊ Takafumi Imaizumi　クアーズテック㈱　研究開発部　シニア R&D エンジニア

構造を利用すると図2に示すような独立した均一な細胞塊に新鮮な培養液を供給しながら老廃物を除去する連続的な細胞培養が可能となる。培養細胞に連続的に培養液を供給する培養方法は灌流式のバイオリアクター等でこれまでにも研究が行われ，その有用性は実証されている[1~4]。これらの培養方法は生体内の細胞が動脈側の毛細血管からしみ出した間質液の栄養分や酸素を受取り，老廃物を静脈側の毛細血管に送り出す生体内のシステムに近似すると考える。CERAHIVE® を使用する培養方法はこのような連続的な培養液の供給だけでなく，細胞塊の大きさも microwell のサイズにより調整し，その組織中の細胞と毛細血管の距離を模倣する。CERAHIVE® は親水性の多孔質セラミックスであるため，培養担体底面から毛細管現象により培養液を吸い上げ，一般的な培養プレートでは培養液を満たすことが困難な直径数十 μm の microwell でも数分間で培養液を満たすことが可能である。そのため生体内の細胞と毛細血管の配置を近似した環境での細胞培養が可能と思われる。

さらに図3に示すような各種センサーを搭載した培養モジュールに CERAHIVE® を組み込

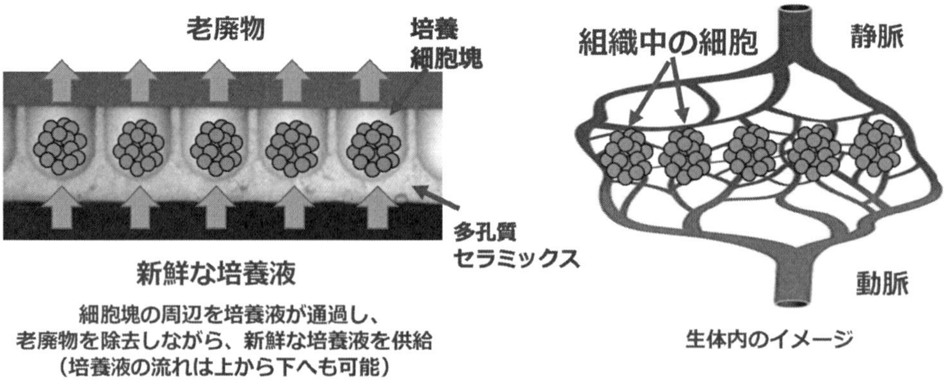

図2　生体内近似環境のイメージ

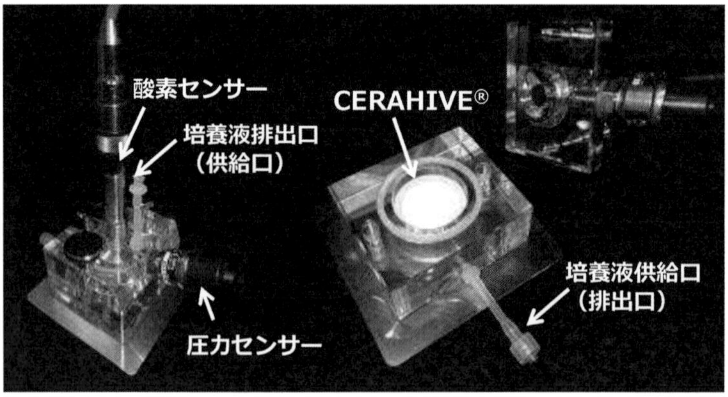

図3　培養モジュール（一例）

み，細胞塊近傍の溶存酸素濃度や圧力を制御しながらの培養も可能である。培養中の細胞塊近傍の溶存酸素濃度を制御する仕組みは図4に示すように細胞塊近傍の溶存酸素濃度を酸素センサーで計測し，設定値の溶存酸素濃度になるように培養液を攪拌することで実現する。培養液の攪拌方法は溶存酸素リッチな気液界面の培養液を担体上部でポンプ攪拌する方法や CERAHIVE® の多孔性を利用し，microwell 内（細胞塊近傍）の老廃物を含んだ溶存酸素濃度の低い培養液を吸引して抜き取りながら，気液界面の溶存酸素リッチな培養液を microwell 内（細胞塊近傍）に引き込む方法等を開発中である。

一般的な5%CO_2インキュベーター内の酸素濃度は大気中の酸素濃度と同じであるが，培養液中の溶存酸素濃度は培養細胞が消費する酸素量と気液界面から溶け込む酸素量とその拡散速度のバランスで溶存酸素濃度が決まると思われる。このようなバランスで成り立つ培養液中の溶存酸素濃度は細胞数や細胞状態（2次元細胞，3次元細胞，細胞周期等）によっても細胞の消費する溶存酸素量が変わってくるため，細胞塊近傍の溶存酸素濃度は実際に測定しないと分からないと思われる。実際にヒト iPS 細胞（253 G1）を一般的な5%CO_2インキュベーター内で培養した時の細胞塊近傍の溶存酸素濃度を測定した結果の一例を図5に示す。細胞は通常のプラスチックシャーレで2次元培養した iPS 細胞を細胞分散溶液（Accumax：AM105-500）で分散させ，その細胞懸濁液を CERAHIVE®（microwell 直径：500 µm，ウェル数：約3300）に播種し，細胞

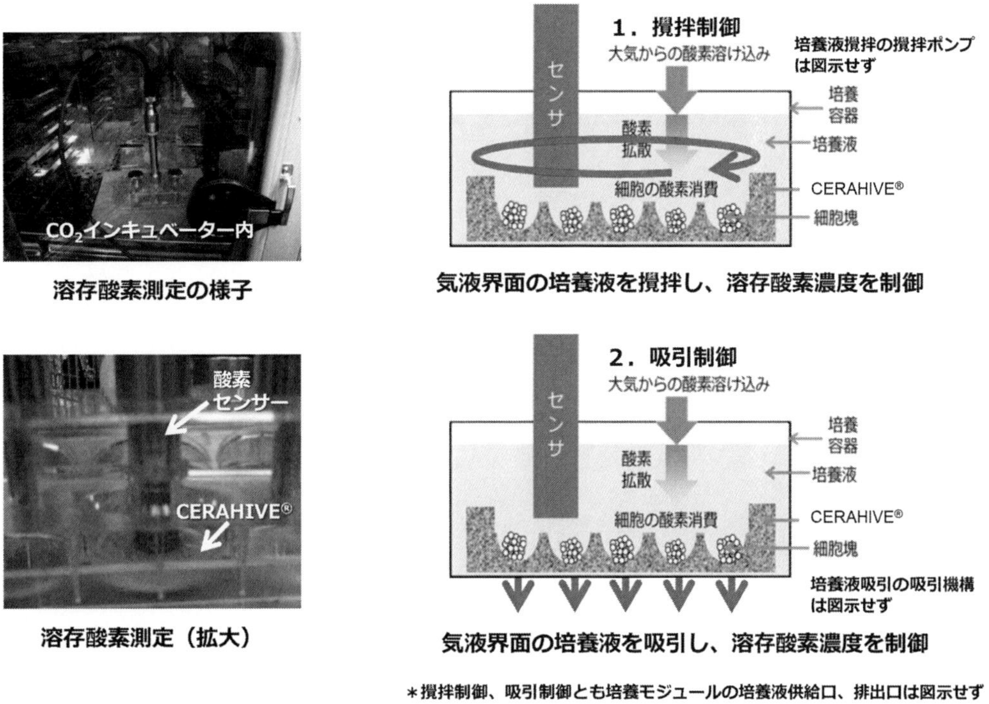

図4　細胞塊近傍の溶存酸素濃度を制御する仕組み

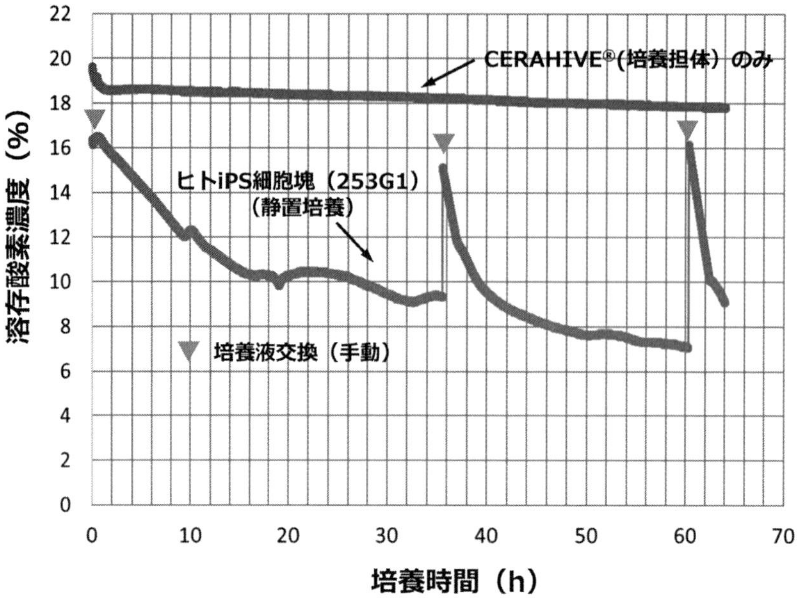

図5 ヒトiPS細胞培養中の溶存酸素濃度

を培養担体に接着させるため3時間静置し，その後培養液を1日毎に手動で交換した培養結果である。細胞数や細胞の状態によって細胞の酸素消費量は当然変わるが，通常の培養方法（静置培養）では培養液交換時に溶存酸素濃度が高くなり，培養時間の経過とともに徐々に低下し，次の培養液交換まで低い値を維持する結果となった（骨髄間葉系幹細胞や心筋細胞においても同様の結果を示した）。この状態はおそらく生体内細胞周辺の酸素濃度とは異なり，培養細胞の特性を生体内の細胞に近づけるためには改善が必要と思われる。

図6に示す卓上培養装置（㈱積進製）はCERAHIVE® を搭載した溶存酸素制御可能な培養装置である。この培養装置を使用したiPS細胞（253 G1）の培養結果を図7に示す。細胞は通常のプラスチックシャーレで2次元培養したiPS細胞を細胞分散溶液（Accumax：AM105-500）で分散させ，その細胞懸濁液を培養モジュールに設置したCERAHIVE®（microwell直径：500 µm，ウェル数：約3300）に播種し，細胞を培養担体に接着させるため3時間静置し，その後培養液をシリンジポンプで培養モジュールの下側から上側に流速3 ml/dayで連続的に通液する方法で培養を行った。溶存酸素濃度の制御は酸素センサーの値が低値（5％）に安定してから，設定値を10％と15％に設定し，設定値の溶存酸素濃度を維持できるか確認した。細胞塊近傍の溶存酸素濃度5％の培養液は培養モジュールに搭載した小型ペリスタポンプの攪拌により気液界面の溶存酸素リッチな培養液と混ざり，設置値の10％まで上昇した。上昇した細胞塊近傍の溶存酸素濃度は設定値の上限値（10.5％）に到達した時点で培養液の攪拌が停止され，その後，設定値の下限値（9.5％）を超えた時点で再度培養液が攪拌される動作を繰り返すことで，

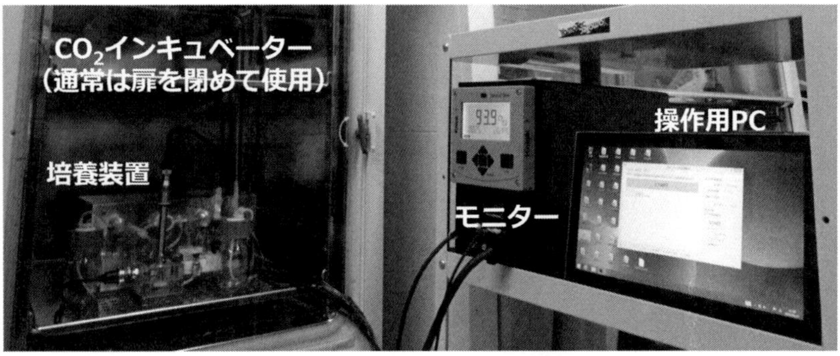

図 6　卓上培養装置（㈱積進製）

細胞塊近傍の溶存酸素濃度を 10 ± 0.5 % に維持できることが確認できた（図 7 に示すように設定値 15 % でも同様の制御が可能であった）。

生理学的な酸素濃度は幹細胞の増殖や分化に影響を及ぼす最近の関心事で[5~7]，低酸素状態における細胞培養の重要性は iPS 細胞の樹立効率の改善[8]や iPS 細胞由来神経幹細胞の短期間でのアストロサイトへの分化誘導[9]等，様々な論文で言及されている。生体外の培養において細胞塊近傍の溶存酸素濃度を精密に制御することは生体内細胞に近似した環境での細胞培養を実現する有効な方法と思われる。

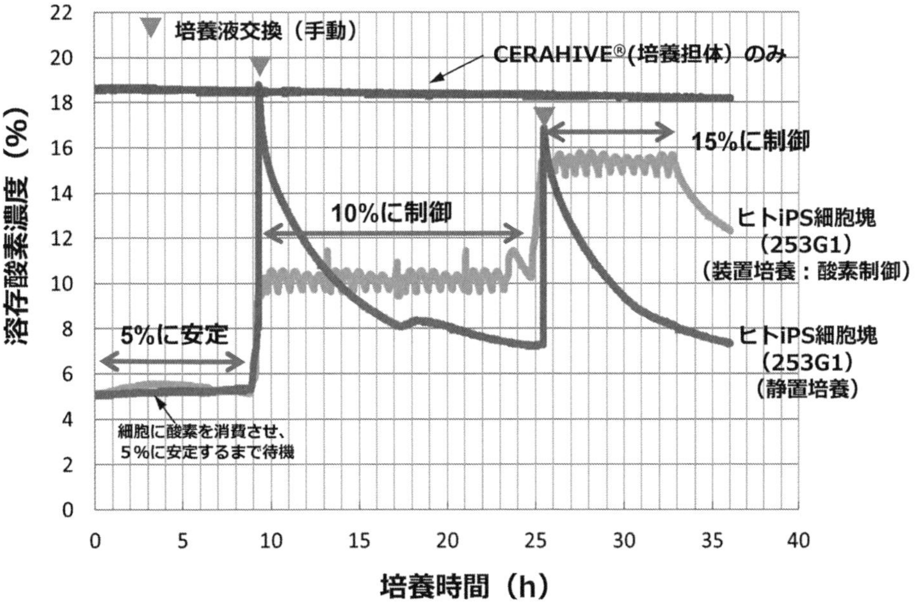

図 7　溶存酸素濃度を制御した培養例（iPS細胞）

また，培養時の圧力については生体内の血圧と同様の脈動や負荷を細胞に与えるために，圧力センサーで培養モジュール内の圧力を計測し，シリンジポンプを使用し，所定の圧力±1 mmHg の精度に制御することが可能である（圧力範囲は現状 0～200 mmHg）。

3　均一で大量の細胞塊形成について

CERAHIVE® は多孔質セラミックスのため，細胞の吸引播種が可能である。吸引播種とは担体裏面（背面）を減圧状態にして細胞懸濁液を強制的に microwell（微小培養空間）に引込む播種方法である。細胞懸濁液は圧力抵抗の低い microwell 底面に向かって流れるため，細胞を強制的に microwell に集めることができると考える（図8参照）。培養担体を構成する多孔質セラミックスの細孔径は細胞を通さない大きさに設計されているため，細胞は microwell 底面に捕獲され，培養液のみが担体を通過する。Microwell 底面に捕獲された細胞は積み重なる過程で細胞自身が圧力抵抗となり，捕獲された細胞数の少ない microwell に細胞懸濁液が流れ，microwell 間の細胞数が均一化される。吸引播種法は大量の細胞塊を効率良く，均一に，再現性良く作製するための有効な手段と考える。また，自然沈降で播種する方法に比べて，播種初期の細胞間接着を短時間で強固にする方法としても検討中である（細胞塊を形成し難い分化細胞の細胞塊形成方法等）。吸引播種は培養担体を培養モジュールに組み込む必要はなく，図8に示す吸引治具に載せるだけで簡易的に実施でき，吸引後の培養担体は通常の培養プレートに移し，そのまま静置培

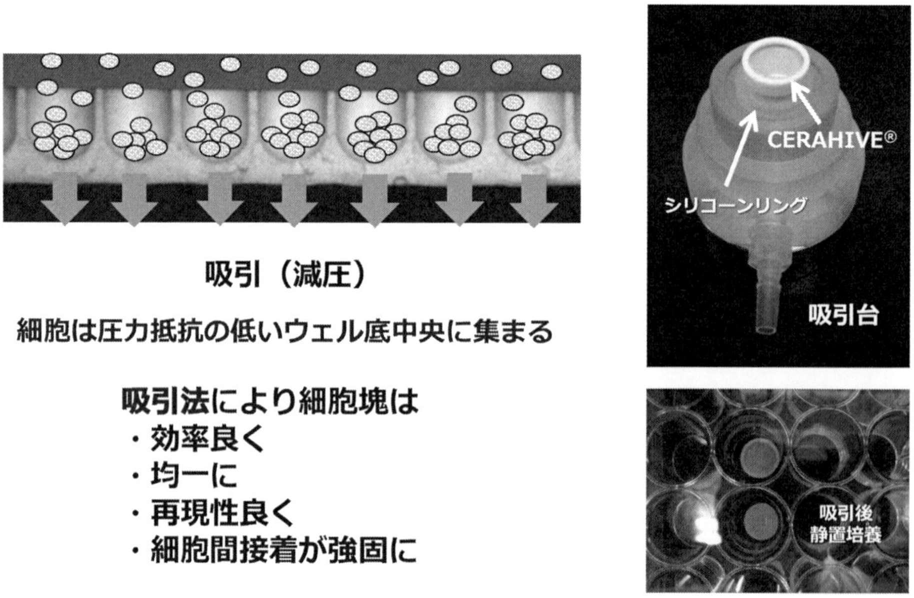

吸引（減圧）
細胞は圧力抵抗の低いウェル底中央に集まる
吸引法により細胞塊は
・効率良く
・均一に
・再現性良く
・細胞間接着が強固に
CERAHIVE®
シリコーンリング
吸引台
吸引後
静置培養

図8　吸引播種法

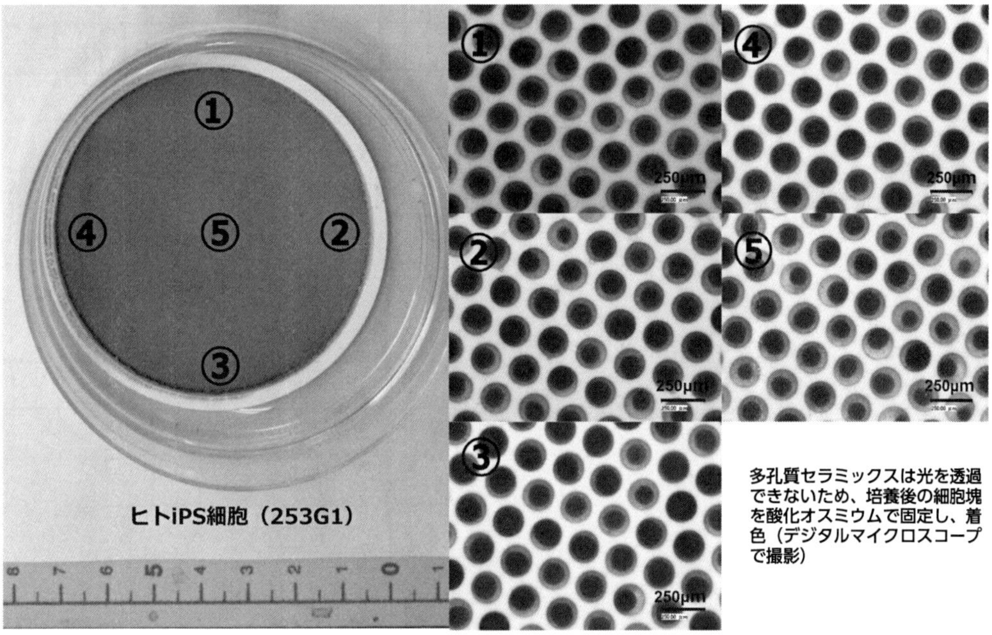

図 9　吸引播種法によるiPS細胞（253G1）培養結果

養も可能である。

図 9 に直径 75 mm で 200 µm の microwell を 86000 個以上有する CERAHIVE® で iPS 細胞（253 G1）を培養した結果を示す。細胞は通常のプラスチックシャーレで 2 次元培養した iPS 細胞を細胞分散溶液（Accumax：AM105-500）で分散させ，その細胞懸濁液を吸引用容器に組み込んだ CERAHIVE® に播種し（細胞の播種数は 1 microwell 当たり約 100 個），減圧で吸引した。吸引後，通常の 10 cm シャーレに培養担体を移し，所定の培養液を供給して 5 %CO_2 インキュベーター内で 5 日間培養（Y27632 添加培養液：1 日，Y27632 無添加培養液：4 日，培養液は 1 日毎に手動交換）した結果を示す。拡大写真は直径 75 mm の培養担体の中央部と外周部 4 か所の細胞塊である（多孔質セラミックスは光を透過できないため，培養後の細胞塊を酸化オスミウムで固定・着色させ，デジタルマイクロスコープで撮影した）。ここに示すように，ある程度均一な細胞塊が担体全面に大量（86000 個以上）に培養できた。

細胞塊の均一性については播種細胞数，細胞懸濁液量，吸引条件（圧力，時間），周辺吸引治具等，様々な条件が検討できるため，究極の均一性に挑戦し，薬剤の浸透性や反応性が均一で創薬分野の毒性試験や薬理評価試験に使用できる細胞塊を提供する方法として改良を進めたい。

4　細胞塊の回収方法について

CERAHIVE® で培養された細胞塊は基本的に担体に弱く接着している（細胞種や培養日数等

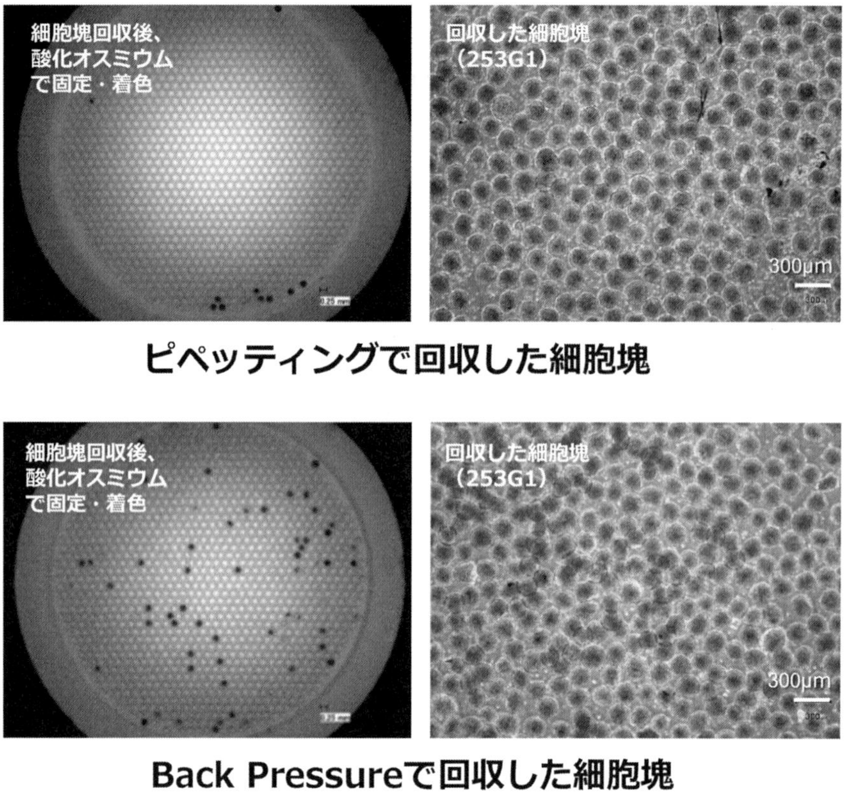

図10　回収方法と回収したiPS細胞塊（253G1）

によっても多少異なる)。そのため，培養された細胞塊は通常のピペッティングでも回収可能であるが，弊社ではより効率的に細胞塊を回収する方法としてBack Pressureによる方法を検討中である。Back Pressure法は担体の裏面（背面）から圧力をかけて，細胞塊を一気に押し出して回収する方法である。図10にピペッティングとBack Pressure法で回収したiPS細胞塊（253 G1）を示す。iPS細胞は通常のプラスチックシャーレで2次元培養したiPS細胞を細胞分散溶液（Accumax：AM105-500）で分散させ，その細胞懸濁液を吸引用容器に組み込んだCERAHIVE® に播種し（細胞の播種数は1 microwell当たり約800個），減圧で吸引した。吸引後，通常の培養プレートに培養担体を移し，所定の培養液を供給して5%CO_2インキュベーター内で3日間培養した（Y27632添加培養液：1日，Y27632無添加培養液：2日，培養液は1日毎に手動交換，CERAHIVE® はmicrowell直径300 µmを使用)。iPS細胞塊（253 G1）はどちらの方法でも崩れること無く回収できた。細胞の種類や培養日数によって細胞塊と培養担体の接着状態は異なることが予想されるため，他の細胞塊については実際に回収試験を行う必要はあるが，回収条件（圧力等）が決まればBack Pressureによる回収方法が効率的であると思われる。

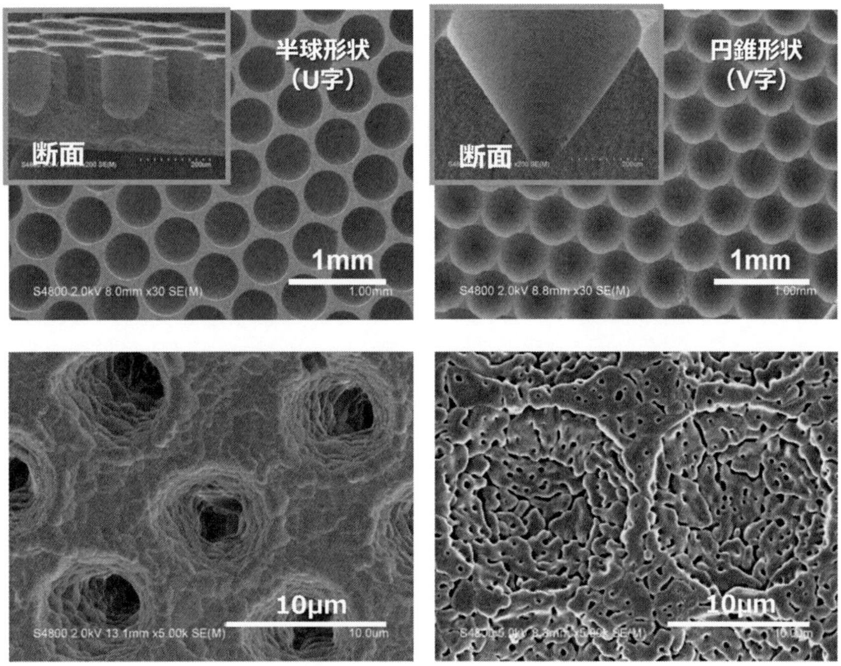

図11　CERAHIVE® の種類

5　CERAHIVE® の種類

CERAHIVE® の表面に形成される微小培養空間（microwell）の基本形状は細胞集合体が球状化し易い半球形状で，microwell の直径や深さは技術的に数 μm～数 mm まで作製可能である（図 11 参照，微小培養空間の形状も円錐形状等各種可能）。担体の大きさは簡易実験用の直径 15 mm 程度のサイズから大量の細胞を培養可能な直径 75 mm まで作製可能である。担体の材質についてはアルミナ（Al_2O_3），ジルコニア（ZrO_2），チタニア（TiO_2），ハイドロキシアパタイト（HAp）等，様々なセラミックスで作製可能で細胞の接着状態によって素材を選定する（細胞によっては特定の素材と強固に扁平状態で接着するため，単細胞が球状化し，弱く接着する素材を選ぶ）。また，担体の原料であるセラミックス粒子の大きさや焼成温度を変えることで細胞が接着する担体の表面形状を変えることも可能である。弊社では培養担体の細胞接着表面，微小培養空間，培養液の透過性（担体の細孔径等に依存）等を制御して，細胞の培養環境を可能な限り生体内に近づける開発を進めている。なお，培養担体の作製は成形段階で microwell 形状を作り込むため，焼成後の表面加工を行う必要がなく，量産化が可能である。

6 最後に

弊社の３次元細胞培養担体 CERAHIVE® の特長についてご紹介させていただいた。多孔質セラミックスの機能を活かした新しい培養方法として，生体内近似環境を目指した培養担体の開発を進め，再生医療や創薬開発に有効利用される細胞を提供できる培養装置・培養システムの開発に繋げたい。CERAHIVE® についてご興味のある企業，大学，国研等の研究者の方々からのご協力・ご指導を賜りたい。

文　献

1) Volkmer E., Otto S., Polzer H. *et al., J. Mater. Sci. Mater. Med.*, **23**, 2793-2801 (2012)
2) David B., Bonnefont-Rousselot D. *et al., Tissue Eng. Part C Methods*, **17**, 505-516 (2011)
3) Lambrechts T., Papantoniou I., Sonnaert M. *et al., Biotechnol. Bioeng.*, **111**, 1982-1992 (2014)
4) Weyand B., Kasper C., Israelowitz M. *et al., Biores. Open Access*, **1**, 145-156 (2012)
5) Grinakovskaya O. S., Andreeva E. R., Buravkova L. B. *et al., Bull. Exp. Biol. Med.*, **147**, 760-763 (2009)
6) Lee E. Y., Xia Y., Kim W. S. *et al., Wound Repair Regen.*, **17**, 540-547 (2009)
7) Merceron C., Vinatier C., Portron S. *et al., Am. J. Physiol. Cell Physiol.*, **298**, C355-C364 (2010)
8) Yoshinori Y., Kazutoshi T., Keisuke O. *et al., Cell Stem Cell*, **5** (3), 237-241 (2009)
9) Tetsuro Y., Naohiro U., Hideyuki N. *et al., Stem Cell Reports*, **8** (6), 1743-1756 (2017)

第2章　接着細胞用浮遊培養基材・FCeM®Cellhesion®を用いた新しい3次元培養

金木達朗*1，堀川雅人*2

1　3次元培養について

2次元培養（2D培養）は，増殖が速く簡便であり細胞培養では一般的な方法である。この培養法は，古くから活用されており，創薬研究だけでなく有用物質の生産や移植用の細胞生産など幅広く用いられている。しかし，プラスチックなどの表面に細胞が接着するため，非生理的に細胞に影響を及ぼす可能性が指摘されてきた。例えば薬剤開発において，2D培養で評価した結果は生体内での作用を外挿できないデメリットが報告されている。また，細胞の品質維持にも課題があることが指摘されている。例えば，ベテランの培養経験者は，初代細胞をシャーレやフラスコなどで2D培養するときは，ノウハウとしてコンフルエント状態にならないように気を付けている。これはコンフルエント環境での接触阻害（Contact inhibition）によって，予期せぬ分化誘導や細胞の未分化性の低下などが起こることを未然に防いでいることを意味する。つまり2D培養法は，取扱いは簡便な培養法である反面，プラスチック表面や接触阻害の影響により，細胞品質を維持する目的においては想像以上に難しい培養法と言える。一方，移植用の細胞生産や抗体・ワクチンなどの有用物質生産では，シャーレなどを用いた2D培養では実質的に不可能な培養スケールアップが要求される。そのため抗体やワクチンのような有用物質の生産には，すでに2D培養はほとんど用いられておらず，浮遊培養用に馴化した細胞による培養やマイクロキャリアーに細胞を接着させキャリアーごとに培養する方法が実用化されている。つまり3次元培養（3D培養）には，生体への外挿性だけでなく細胞品質やスケールアップなどの面で，2D培養にはないメリットが期待されている。

2　FCeM® シリーズの開発

近年，このような背景を受けて3D培養の開発が盛んになり，培養容器やゼラチンあるいはメチルセルロースなどのゲル化材を中心に，各企業から様々な製品が商品化されてきた。また「Good-Bye Flat Biology」という刺激的なセミナーも開催され，3D培養の浸透を図る試みも国際学会などで行われている。しかし少なくとも創薬研究においては，現状では3D培養は特殊な培養法という位置付けのままであり，2D培養の代替法として成り立っているとは言い難い。

＊1　Tatsuro Kanaki　日産化学工業㈱　生物科学研究所・医療材料グループ　主席研究員
＊2　Masato Horikawa　日産化学工業㈱　本社・新事業企画部　主席

その理由として，3D 培養による評価を中心として開発された薬剤はまだ乏しく，現時点では実績が低いことが挙げられる。またゲル化材の高粘度性に基づいた試験の煩雑さや低スループット性，そして培養容器を用いる際のコストなども理由として挙げられる。さらに3D 培養で頻繁に使用される低接着プレートは，コスト的には安価であるが，図１で示したように細胞同士の接着が進み，大きな凝集塊が形成する課題が生じている。この細胞凝集塊は，酸素や栄養分が届かないことから塊内部の細胞死が起こり，薬剤評価においてバラツキの原因となる。以上のように，3D 培養を用いた評価は，コスト，煩雑さ，結果の不安定さなどの課題があるため，細胞評価全体への浸透度は現時点では低いと言える。

日産化学工業では，まず3D 培養における課題を解決すべく，培地中の粘度を極力上げずかつ低接着プレートにおける凝集塊の形成を阻害できる3D 基材の探索を開始した。その中で，低接着プレートにおいて細胞を分散化できる LA717 および分散だけでなく細胞を浮遊化できる FP001 という3D 基材を見出した。これらの3D 基材は低濃度で用いることが可能なことから，培地中の粘度上昇は小さく，細胞播種操作は従来の2D 培養と変わらなく簡便に行うことが可能で，スループット性も高い。LA717 は SphereMax™，FP001 は FCeM® シリーズという商品名で製品化している（図1）。

図２では FCeM® シリーズにおける現在の製品ラインアップを示す。すでに培地には FP001 を混合されておりそのまま3D 培養に使用できる FCeM® Cancer シリーズ，ユーザー自身が培

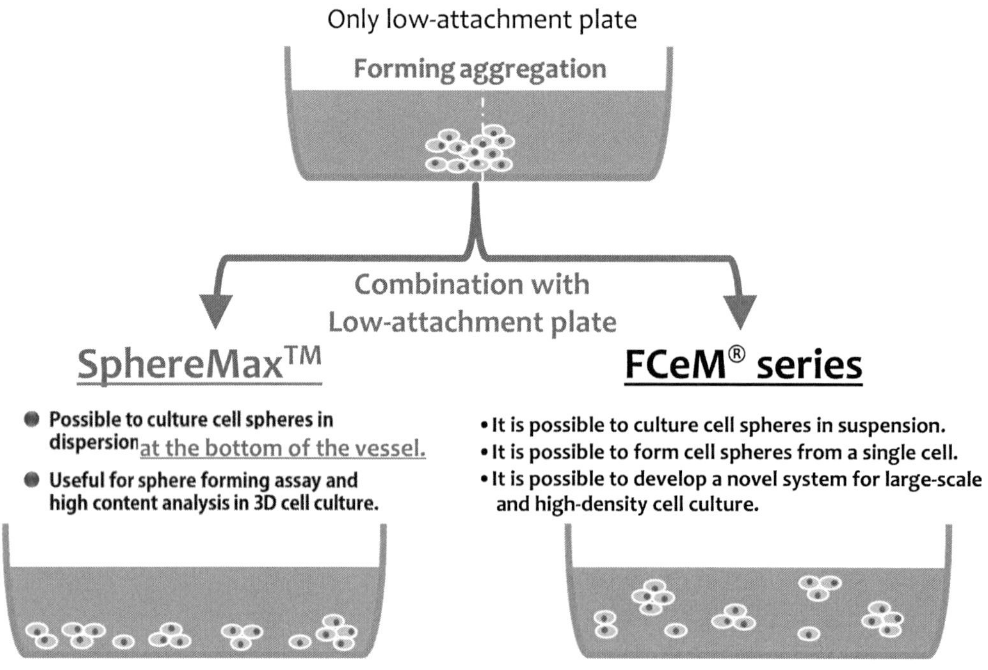

図１　FCeM® シリーズおよびSphereMax™を用いた３D培養

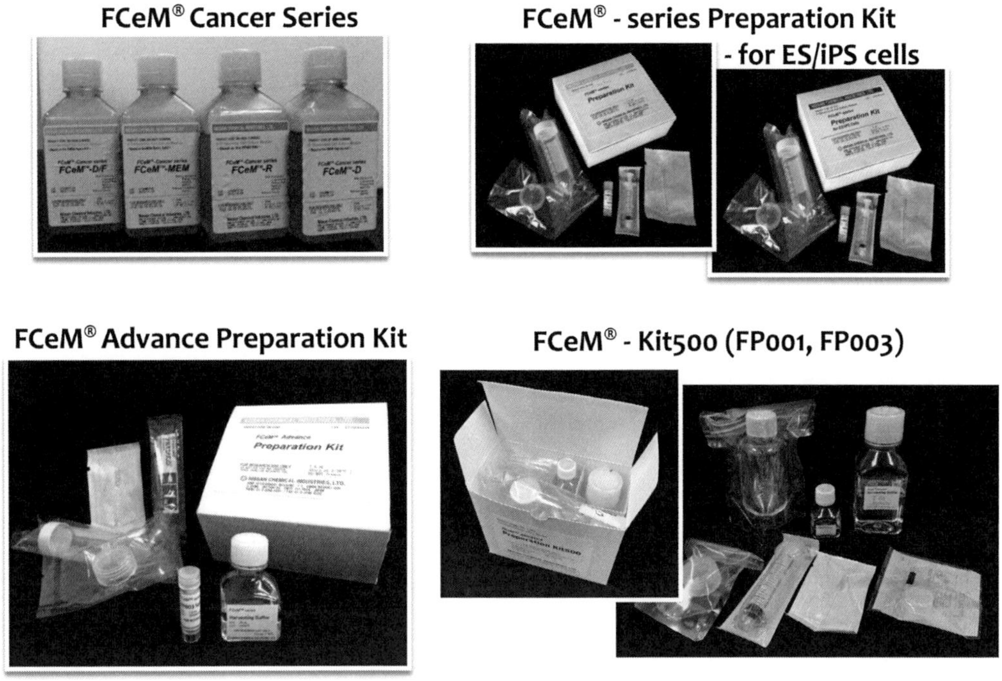

図2　FCeM® シリーズの製品ラインアップ

地に FP001 を添加し簡便に調製できる FCeM® preparation キットが製品化されている。また細胞回収性を改善させた新しい3D 基材である FP003 を使用した FCeM® advance preparation キットや調製スケールを 500 mL レベルまで上げた FCeM® kit500 も販売を開始している。

我々は，開発初期から FCeM® シリーズの用途として創薬スクリーニング，特に抗がん剤評価系を検討してきた[1)]。この中で特に増殖因子である EGF ファミリーや細胞内シグナル伝達系をターゲットとした分子標的薬のがん細胞増殖に対し，2D 培養と感受性が異なることを報告している[1)]。さらに FCeM® シリーズを用いた培養において，細胞増殖以外の用途も外部研究機関において見出されている。例えば，FCeM® シリーズを用いると血管平滑筋細胞の浮遊下における細胞死を抑制することが報告され，非凍結下での細胞輸送用途に発展する可能性が示唆されている[2)]。また FCeM® シリーズを用いた3D 培養で前駆肝細胞を肝実質細胞に分化させる用途も見出しており，特に3D 培養環境下では2D 培養よりも高い分化誘導能を有する可能性を報告している[3)]。3D 培養のスケールメリットという観点では，現在 FCeM® シリーズの最も重要な用途である iPS 細胞の大量細胞培養に期待している。近年，FP001 を用いて iPS 細胞スフェアの3次元的な大量培養の確立について京都大学から報告されており，実用化に向けて検討中である[4)]。

3 FCeM® Cellhesion と足場依存性

血球細胞や一部のがん細胞などは足場非依存的な性質を有している。これは浮遊状態においても細胞が増殖する能力を有しており，プラスチック表面のような足場は必要としない。最近，細胞医療において iPS 細胞だけでなくヒト生体から単離した初代細胞，例えば間葉系幹細胞や前駆細胞に再び注目が集まっている。特に間葉系幹細胞自身を投与することで，治療法がない肝硬変のような病気に対し，根本的な治療が期待されている[5]。また細胞自身が分泌する有用物質（エクソソームや増殖因子）の医薬品化研究も検討されている[6]。これらのヒト生体から単離される間葉系幹細胞を含めた初代細胞などは，増殖や生存に対し足場を必要とする（足場依存性）。現時点では２D 培養による製造が主流であるが，前述した製造スケールアップには限界がある。また間葉系幹細胞の場合は，２D 培養により細胞品質が低下している報告もある[7]。

我々は，間葉系幹細胞やワクチン生産などに用いられる MDCK 細胞などの足場依存性を必要とする細胞を用いて，FCeM® シリーズによる３D 培養を試みた。しかしながら，MDCK 細胞の増殖性は，FCeM® シリーズを用いた３D 環境下では期待したほど顕著ではなく，実用性にほど遠いことが分かっている。理由として，FCeM® シリーズを用いた３D 培養では，これらの細胞に対し足場を提供できないためと考えている。そこで我々は，低接着 96 穴プレートにおける MDCK 細胞の増殖を指標とした試験系で，FCeM® シリーズを超える基材を引き続き探索した。結果，Cellhesion 基材が MDCK 細胞の高い増殖性を示していた（図 3）。図３は Cell Titer-Glo を用いた生細胞数を表す ATP アッセイの評価結果であるが，明らかに Cellhesion を用いた培養による増殖性は高く，さらに FCeM® Cancer に比べより低い濃度域で効果を示していた。

次に MDCK 細胞が Cellhesion 基材に足場にしているものと考え，それを明らかにする目的で

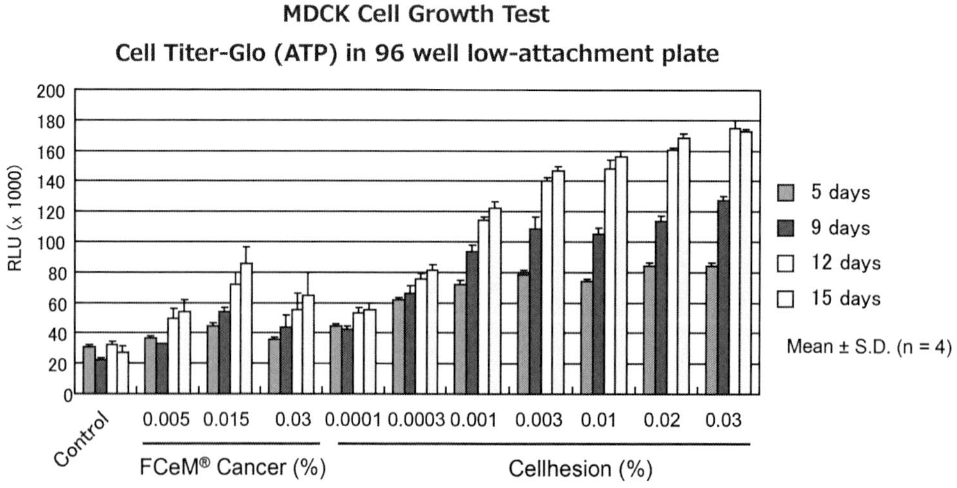

図３　FCeM® Cellhesion® を用いたMDCK細胞増殖

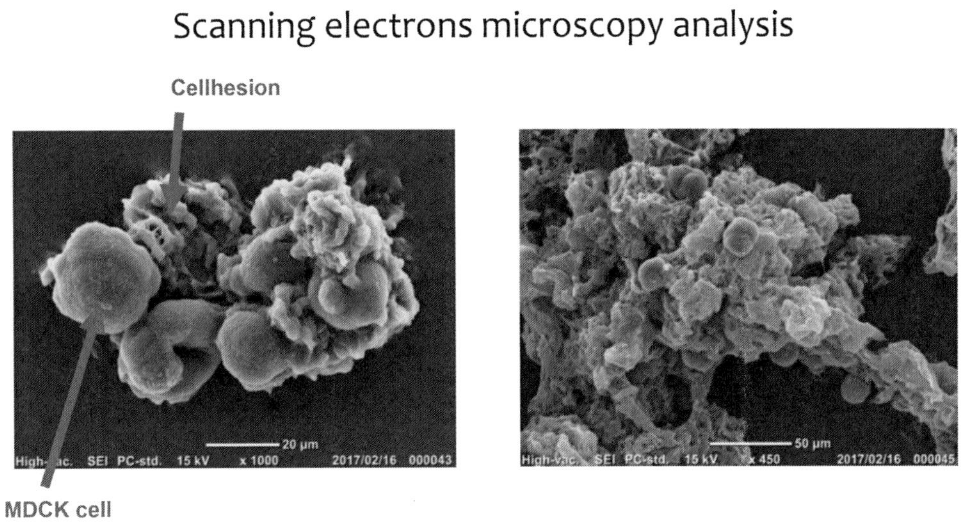

図４　FCeM® Cellhesion® の細胞接着性

MDCK 細胞と Cellhesion を含めたサンプルに対する Scanning electrons microscopy（SEM）解析を実施した（図４)。予想どおり MDCK 細胞は Cellhesion 基材に接着しており，基材上で増殖しているものと示唆された。しかしながら，接着している MDCK 細胞が丸い形態を保っている点は予想外であった。シャーレ表面に MDCK 細胞が接着しているような２D 培養の環境では，MDCK 細胞の形態はスピンドル形である。MDCK 細胞はマイクロキャリアーに接着させワクチ

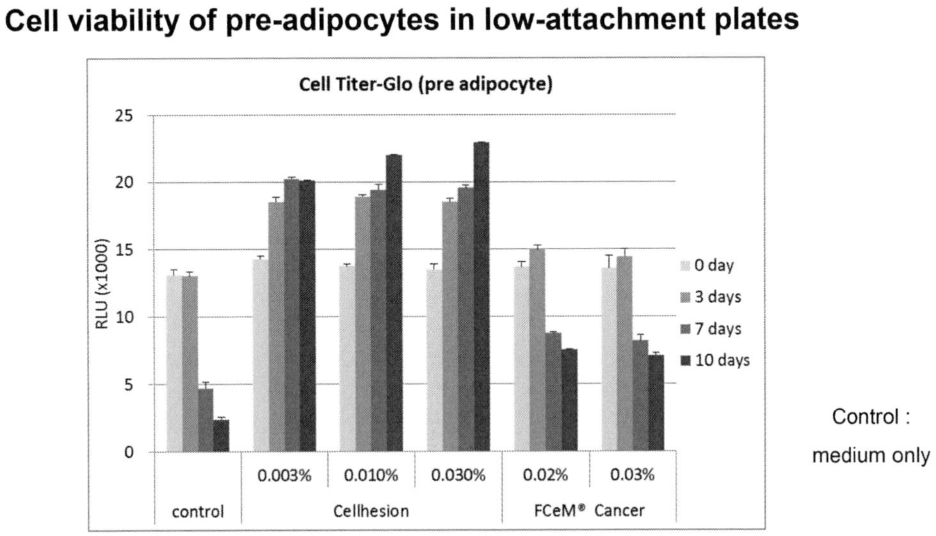

図５　FCeM® Cellhesion® を用いたヒト前駆脂肪細胞の生存性試験

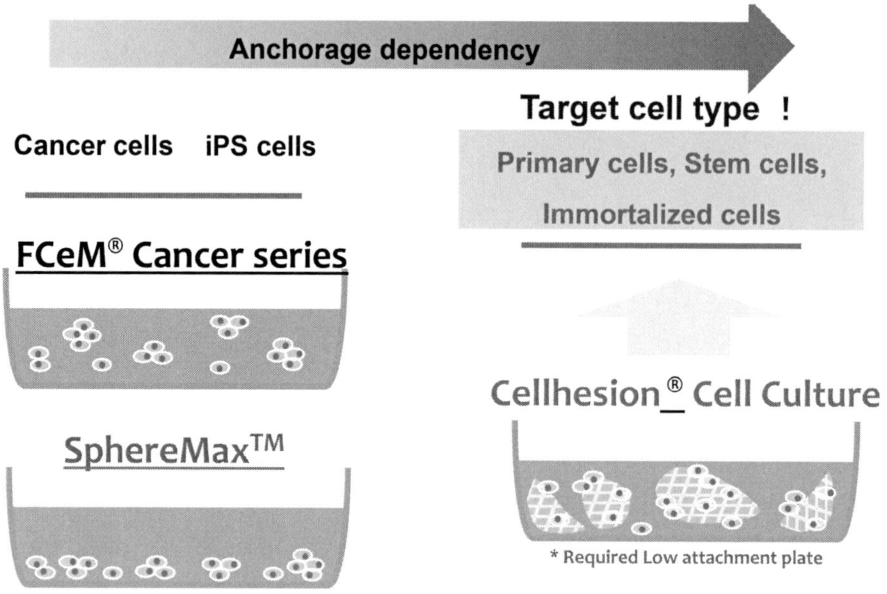

図６　FCeM® Cellhesion® と足場依存性

ン生産に用いられているが，おそらく形態は２D培養に近いと考えている。一方，Cellhesion基材上でのMDCK細胞の形態は，接着はしているものの浮遊培養に近い丸い形態をしている。つまりCellhesionを用いた培養は，細胞に必要最低限の足場を提供することで，細胞の形態はむしろ浮遊培養に近い環境を与えるのではないかと考えられた。

図５はヒト前駆脂肪細胞を用いて，低接着96穴プレート上での生存性をCell Titer-GloによるATPアッセイで評価した結果である。培地のみを用いたControlでは，播種して７日目において明らかに生細胞数が減少していた。またFCeM® Cancerを用いた３D培養でも，その生存低下を止めることはできなかった。一方，Cellhesionを用いた培養では，ヒト前駆脂肪細胞の生存低下は10日目まで認めず，ヒト前駆脂肪細胞の生存が維持していた。この結果は，Cellhesionが細胞に足場を提供することで，浮遊環境による細胞死を回避したものと考察している。

以上の検討から，新しく見出したCellhesionは，最小限の足場を提供することで浮遊状態によるアポトーシス（アノイキス）による細胞死を回避させ，かつ細胞の形態は浮遊培養に近い培養法を提供する。これまで困難であった足場が必要な細胞群に対する３D培養が可能な基材になるものと考えられる（図６）。

４　FCeM® Cellhesionを用いた簡便な３D培養法

これまでの研究から，Cellhesionは水や培地に不溶性の基材であることが分かっている。図７

の写真はフラスコの底面から撮影した写真であるが，MDCK 細胞が接着している Cellhesion 基材が培地中に分散している様子が観察される。また非常に安定な基材であることから，培地中への溶出の懸念は少ないのではないかと考えている。1%Cellhesion 懸濁水溶液の状態での提供を考えているが，この溶液は簡単に培地中に添加することが可能である。また現在までに MDCK 細胞の他に，HEK293 細胞，間葉系幹細胞などに接着することは分かっている。

さらに我々は，これまでの3D培養の欠点である複雑・煩雑さを解決すべく，Cellhesion を用いたシンプルな培養法を開発した。図8は我々が構築した培養法であるが，フィルターキャップを付属する 125 mL フラスコとシェーカーを準備し，フラスコ内に単離した細胞と培地に Cellhesion 懸濁液を添加し，シャーカーでゆっくりと撹拌しながら 37℃インキュベーター内で

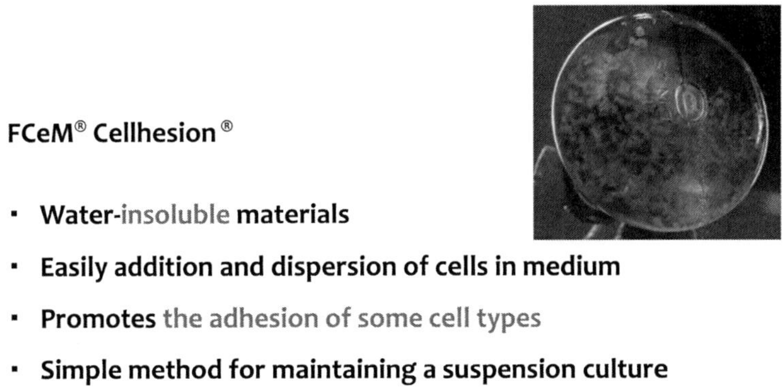
FCeM® Cellhesion®
・Water-insoluble materials
・Easily addition and dispersion of cells in medium
・Promotes the adhesion of some cell types
・Simple method for maintaining a suspension culture

図7　FCeM® Cellhesion® の性能

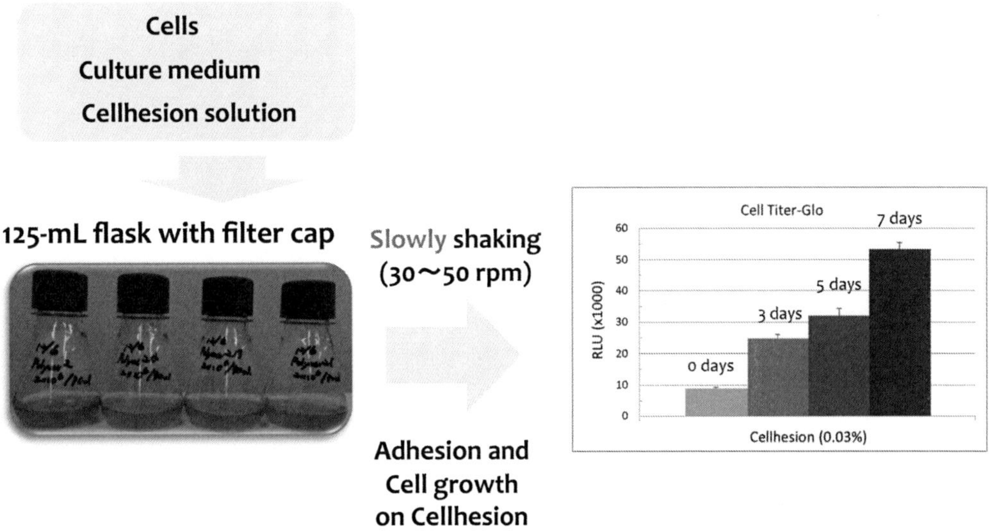

図8　FCeM® Cellhesion® を用いたシンプルな3D培養法

培養する方法である。おそらく緩やかな撹拌中に，Cellhesionと細胞が接着し，接着した細胞がCellhesion基材上で増殖するものと思われる。図8のデータは，MDCK細胞の増殖を確認した結果であるが，時間依存的に増殖が促進している。Cellhesionを用いたシンプルな培養法を開発することは，3D培養に対する多様な応用性かつスケールアップにおいて大きな利点になると考えている。

5　FCeM® Cellhesionを用いたヒト由来細胞の培養

最後に，間葉系幹細胞やヒト前駆脂肪細胞を用いた検討例を紹介する。図9では，Cellhesionを用いて脂肪由来間葉系幹細胞（ADSC）の増殖が可能であることを示している。低接着96穴プレートにおいて，Cellhesionを含まない条件ではADSCの増殖は認めずウェル内で大きな細胞凝集塊を形成する。しかしCellhesionが0.01％以上の条件では明らかな増殖促進作用を示していた。

図10では，ヒト前駆脂肪細胞をCellhesion基材に接着させた後，脂肪細胞への分化誘導剤を含む培地に交換し，さらに培養を継続した試験である。結果，予想通りCellhesion上での細胞は，脂肪細胞マーカーであるFABP4やPPARγなどのmRNA発現が誘導されており，脂肪細胞様に分化していた。

以上の結果から，ヒト生体から単離した初代細胞群においても，Cellhesionを用いた3D培養で増殖あるいは分化させることが可能と考えられる。現在，Cellhesionに接着した間葉系幹細胞などを単離する方法を検討しており，Cellhesion上での細胞継代を可能にすることで，将来的に

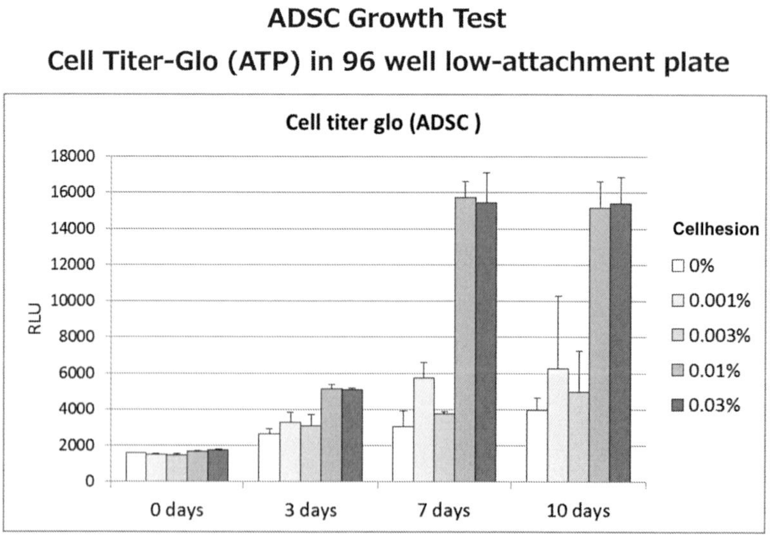

図9　FCeM® Cellhesion®を用いた脂肪由来間葉系幹細胞（ADSC）の増殖

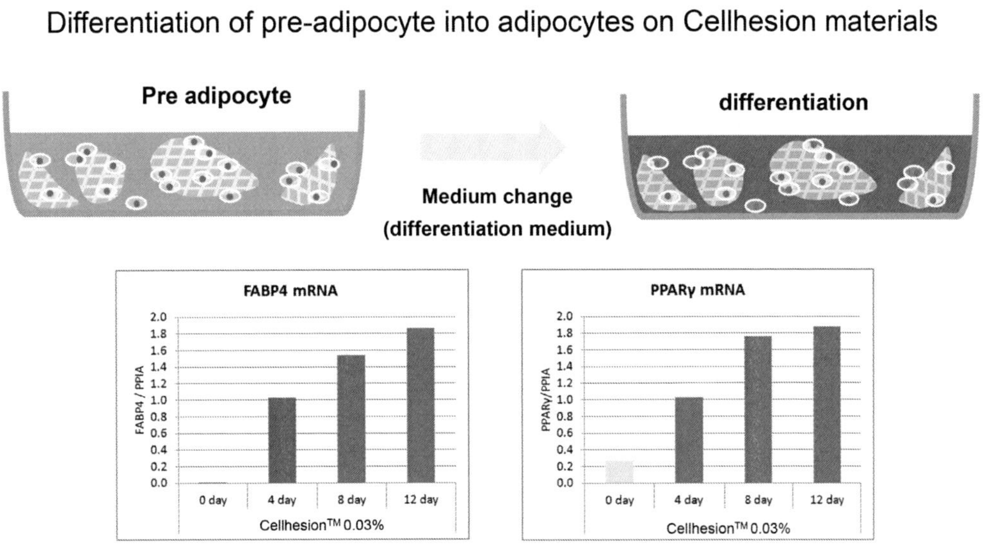

図10　FCeM® Cellhesion® 上での細胞分化誘導

は治療用細胞の生産に使われることを目指している。

6　おわりに

3D 培養は創薬支援分野だけでなく，細胞自身を治療に用いる再生医療分野やスケールアップが必須な有用物質生産分野においても着目度が高い。我々は，Cellhesion 基材を用いた新しい

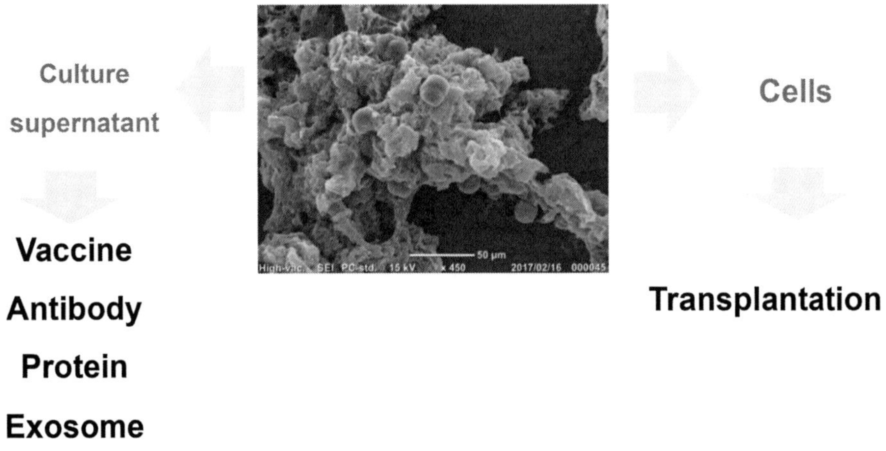

図11　FCeM® Cellhesion® の開発ターゲット

3D培養の出口として，培養上清中に分泌される有用物質の生産と細胞自身を回収して移植する細胞医療の二つの分野をターゲットとして考えている（図11)。また将来的に人の手を介さない自動培養化を進める上でも，これらの3D培養基材は重要な位置づけになるのではと考えている。今回の検討からFCeM® シリーズの中に足場を必要とする細胞群を対象としたCellhesion基材をラインアップに入れることで，3D培養に着目される皆様のご研究・事業にお役に立てればと願っている。

文　献

1) A. Aihara *et al., Cancer Science*, **107**, 1858-1866 (2016)
2) T. Natori *et al., In Vitro Cell Dev. Biol. Anim.*, **53**, 191-198 (2017)
3) Y. Higuchi *et al., Hepatol Res.*, **46**, 1045-1057 (2017)
4) TG. Otsuji *et al., Stem Cell Reports*, **2**, 734-745 (2014)
5) A. Tsuchiya *et al., Inflammation and Regeneration.*, **37**, 1-16 (2014)
6) CY. Tan *et al., Stem Cell Res. Ther.*, **5**, 76 (2014)
7) Y. Mabuchi *et al., Stem Cell Reports.*, **1**, 152-165 (2013)

第3章　プロテオグリカン-アテロコラーゲン複合化による3次元培養基材の作製と細胞機能評価

櫻井敏彦*

1　はじめに

多細胞生物の発生過程において，一般的に細胞の自己増殖と分化は相反する関係にある。生体外培養の際，従来の2次元的な基材ではこれらの機能を両立させることは困難で，増殖性，分化効率や分化後の細胞機能の低下を引き起こし，場合によっては細胞死を誘導することが指摘されている。このため，生体内環境を模倣することを目標に，細胞外マトリックス（extra cellular matrix；ECM）の中でも特にアテロコラーゲン（atelocollagen；AC）を主成分とした3次元的な培養基材が数多く作製され，その効果について報告[1]されてきた。3次元培養基材（3次元スキャフォールド）の必要性については本書で多く触れられているため他稿に譲るが，ECMの一成分であるプロテオグリカン（proteoglycan；PG）を利用した培養基材の開発は，コストパフォーマンスの低さから汎用的に使用されていないのが実情であった。本稿では，生理活性を有する（バイオアクティブな）3次元スキャフォールドの作製技術の一つとして，PG-AC複合体の構築とこの複合体を3次元スキャフォールドとして用いた際の細胞機能への影響について，著者らの研究成果を概説する。

2　細胞外マトリックスの抽出

PGはコアタンパク質に硫酸化グリコサミノグリカン（glycosaminoglycan；以下GAG）が共有結合した糖タンパク質の一種であり，ECMの主要成分の一つである[2,3]。コアタンパク質やGAGの種類が異なる様々なPGが存在し，特にGAGの骨格構造によりコンドロイチン硫酸（chondroitin sulfate），デルマタン硫酸（dermatan sulfate），ヘパラン硫酸（heparan sulfate），ケラタン硫酸（keratan sulfate）などに大別される。物理的な衝撃緩和や生体組織の保水性維持などといった役割の他に，様々な刺激因子と結合（co-receptor）し細胞機能を調節するだけでなく，上皮細胞成長因子と同様に増殖・分化作用を有することも報告[4]され，細胞機能へのPGの関与について重要性が提唱されている。このPGを用いた3次元培養基材の構築は優れた機能が期待できる反面，多様性に富むPGの機能特定やコストパフォーマンスの低さから汎用的に使用されていない。

ECMの多くは牛や豚などの哺乳類を中心に採取され，ACなどサプリメントや研究用試薬な

＊　Toshihiko Sakurai　鳥取大学　大学院工学研究科　化学・生物応用工学専攻　准教授

どに多く供給されている。一方で，哺乳類由来のECMは口蹄疫，BSE，鳥・豚インフルエンザなど人間に感染する恐れがあり，安全性が問題視されるだけでなく，今後，哺乳類由来原料を介した未知の感染症の発症も否定できない。このような安全性に問題が残る哺乳類由来ECMに対し，人との間に共通する感染症は報告されていない海洋類由来ECMについて研究が進み，例えば鱗や皮に含まれているコラーゲンの抽出方法などが数多く報告されている。PGについては，2001年に高垣らにより食酢を用いて鮭鼻軟骨からプロテオグリカンを抽出する方法が報告[5]されて以降，水抽出によるプロテオグリカンの変性や分解を抑制した抽出法が確立[6]され，安価に大量に製造することが可能となった。この鮭鼻軟骨由来プロテオグリカンの大部分がコンドロイチン硫酸型プロテオグリカン（アグリカン）であることも報告[7]された。日本で水揚げされる多くの海洋類にも有用な細胞外マトリックスが多く含まれているものの大半が廃棄物として処理されており，安定供給が可能なこれらの海洋廃棄物からの効率的なECM抽出方法の確立は海産廃棄物の資源化にも繋がる。さらに，抽出方法により生理活性を維持したECMを機能化することで，細胞培養関連や再生医療工学，医薬品や化粧品などへの展開が期待され，付加価値の高い資源として再利用が可能となる。

当研究グループでも高純度・非変性ACの抽出を低コストで達成している。著者らはプロテオグリカンを抽出した後の鮭鼻軟骨残組織からのtype-Ⅱ ACの抽出を試みた。鮭鼻軟骨残組織を酢酸水溶液（0.5 M）で洗浄後，ペプシン（0.05 wt%）で酵素処理し，不溶性の灰分を濾布除去した。塩析後に沈殿物を遠心回収し，透析して塩成分を取り除いた。すべての操作は，ACの変性を避けるため4℃で行った。SDS-PAGE（ゲル濃度12.5 %）の結果，110 kDaにメインのバンドが，220 kDaおよびそれ以上の高分子量領域にバンドが観察された。これは，type-Ⅱ ACに帰属されるバンド（α鎖：100～150 KDa，β鎖：250 KDa，γ鎖：高分子領域）と同一であり，比較対象として用いたウシ軟骨由来Ⅱ型アテロコラーゲン（㈱高研，CL-22）と類似のバンドパターンであることからも目的とするtype-Ⅱ ACが抽出・精製されたことがわかる。また，円偏光二色性（CD）測定における197 nmの旋光度より，ウシ軟骨由来type-Ⅱ ACに対して鮭鼻軟骨由来type-Ⅱ ACは全く変性しておらず（非変性率98.7 %），ACの変性温度はウシ軟骨由来type-Ⅱ ACが44.4℃であるのに対し，鮭鼻軟骨由来type-Ⅱ ACは26.0℃と，ほ乳由来に対し熱安定性が低いことがわかった（図1）。また，乾燥重量3.2 gの脱脂鮭鼻軟骨残組織から約48 mgのtype-Ⅱ ACの抽出が可能で，コストパフォーマンスが高い（1,225円/48 mg）ことも優位な点としてあげられる。これらの結果は，PG抽出後の残組織からも高いコストパフォーマンスでECMを抽出できるものの，鮭鼻軟骨由来type-Ⅱ ACを機能化するためには熱安定性を向上させる必要があることを示唆している。

3 PG-AC複合化による3次元培養基材の作製

PGとACの複合化による3次元培養基材の作製方法は多様で，非常に多くの条件を検討しな

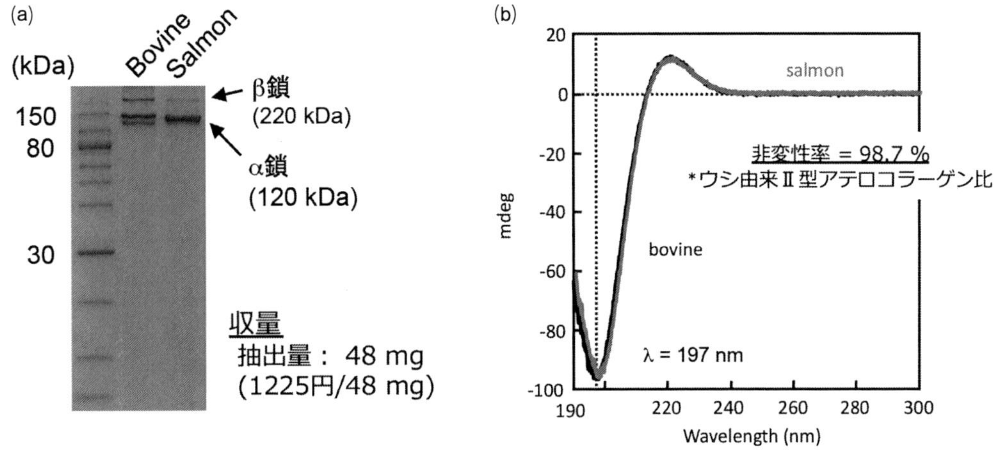

図1　抽出したⅡ型アテロコラーゲンの(a)SDS-PAGEと(b)非変性率を示すCDスペクトル

ければならない（図2）。また，抽出物であるPGとACはLot間に相違があっては正確に検討できないことから，以降の項目では市販品（AC：I-PCシリーズ（高研），PG：鮭鼻軟骨由来PG（和光純薬工業））を用いる点はご理解願いたい。著者らは作製過程を3ステップ（AC線維化，CSPG添加，有機化学的な架橋）にわけ，諸条件を策定しつつ機能性3次元スキャフォールドとして利用できる複合体の作製を試みた。まず，HEPES緩衝液中（pH7.4）でACの線維化を促し，凍結乾燥を経て得たキセロゲルにPG溶液を添加したところ，非常に興味深いことにACに対して所定量のPGを添加したとき（type-Ⅱ ACでは10等量，type-Ⅰ ACでは1等量以上）にACの線維構造が強く反映された複合構造が作製できることを見出した。これは多量のPGがAC線維をコートしたことが原因と推察され，最大で2 μm程度の非常に細いAC線維が3次元的に絡まった内部構造を維持していることがSEM像より観察された（図3）。この構造は従来のコラーゲンスポンジ構造とは異なり，細胞が浸透しやすい200 μm以下のポアサイズを持っていることから3次元培養基材として利用できる可能性を意味した。一方で，この複合体は溶液に再分散してしまうために，物理的な強度を持たせることを目的として1-ethyl-3-（3-dimethylaminopropyl）carbodiimide（EDC）を架橋剤とした複合構造の固定化を試みた。EDC

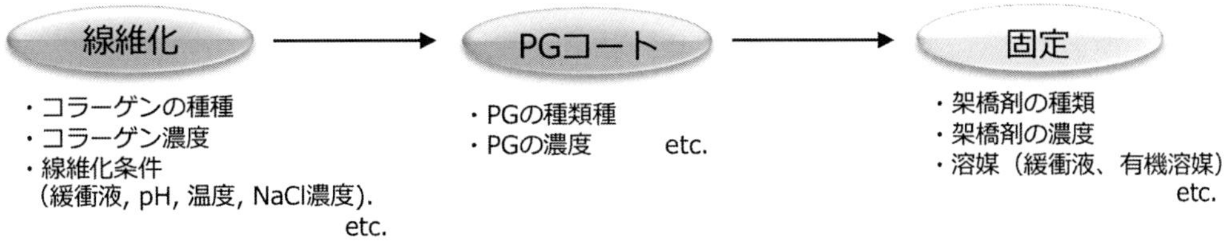

図2　PG-AC複合体作製のための3ステップとその際に検討するべき諸条件

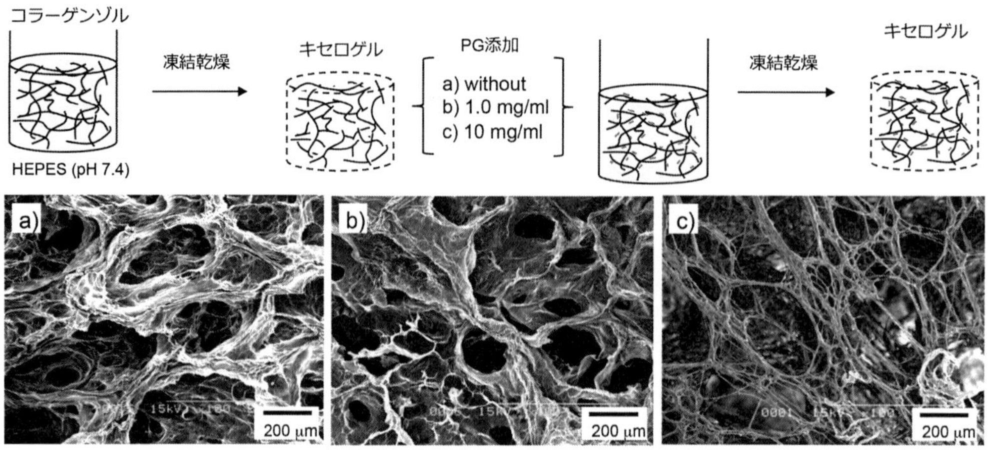

図3　Type-Ⅱ AC線維化キセロゲルに濃度の異なるPG溶液を添加した場合に形成されるキセロゲルの内部構造

は反応後の副生成物が尿素であり毒性が極めて低いものの，EDC濃度が形成する構造に関与することも報告[8]されている。EDCの濃度は固定化後にAC線維構造が維持できる100 mMとした。先に示した3ステップの作製過程を順次行った場合と，3ステップを同時に行った場合に作製される複合構造には大きな違いが生じる。順次行った場合に作製されるキセロゲルでは幅4 µm程度のAC-PG複合線維が50～200 µmのポアをもって組織化されていた。一方，同時に行った場合では最終的には水和ゲル状構造体として得られ，幅0.5 µm以下の非常に細いAC-PG複合線維が寄り集まることにより高い保水性を保持していることが内部構造のSEM画像より確

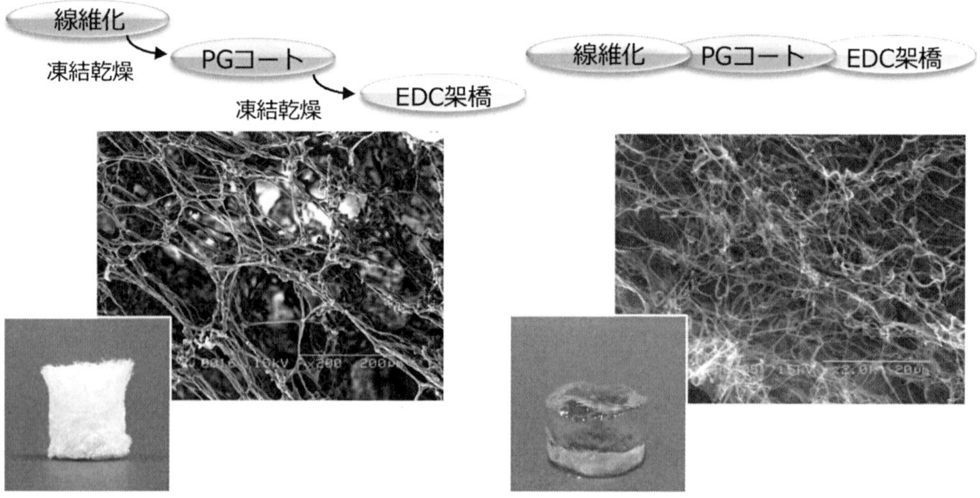

図4　異なる方法で作製されたAC(type-Ⅱ)-PG複合体の外観と内部構造

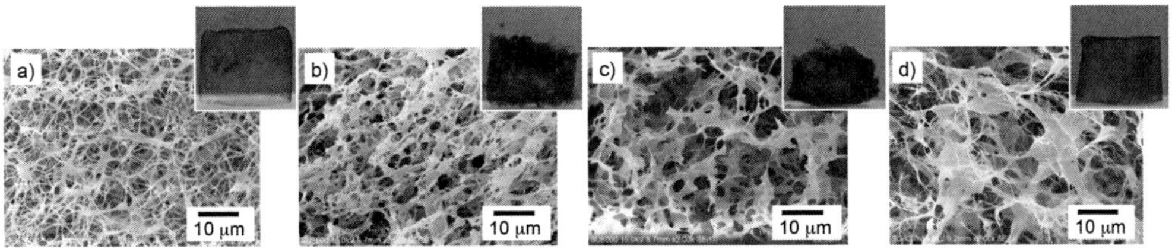

図5　Type-Ⅰ AC-CSPGs複合化におけるCSPGs濃度依存性
a)0 eq., b)1/6 eq., c)1 eq., d)5 eq. CSPGs, [EDC] = 100mM

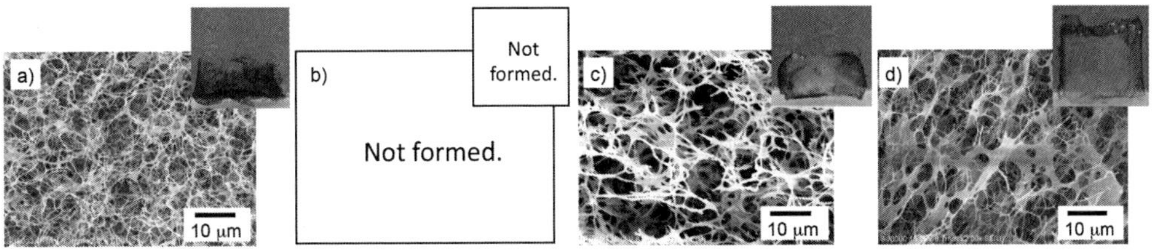

図6　Type-Ⅳ AC-CSPGs複合化におけるCSPGs濃度依存性
a)0 eq., b)1/6 eq., c)1 eq., d)5 eq. CSPGs, [EDC] = 100mM

認できた（図4)。この条件をもとに，type-Ⅰならびにtype-Ⅳ ACとPGの複合化による水和ゲル構造体を作製し内部構造を評価した。この結果，type-Ⅰ ACではPGを含まない場合はtype-Ⅰ AC線維が3次元的なネットワークを形成するのに対して，CSPGsの添加に伴いこれらの線維状ネットワーク間に平面膜構造が形成された（図5)。Type-Ⅳ ACの場合では，CSPGsを添加しない場合は不思議なことにtype-Ⅰ ACと同様にコラーゲン線維からなるネットワークが形成された。このtype-Ⅳ ACに1/6 eq.のPGを添加した場合では固定化された構造体が得られなかったが，1 eq.のPGではtype-Ⅰ ACの場合と比較して比較的剛直な樹木状のネットワークが形成され，5 eq.ではこの構造に平面膜状の構造が形成されることがわかった（図6)。作製した水和ゲルはtype-Ⅳが全般的にもろく，細胞培養基材としての利用は困難であった。以降，3次元培養基材として利用できる水和ゲル状のtype-Ⅰ C-PG複合体について細胞機能評価を行うこととした。

4　PG-AC複合化3次元培養基材を用いた細胞機能評価

細胞機能評価には，ヒト子宮頸がん由来HeLa細胞ならびにラット副腎髄質褐色細胞種由来細胞（PC-12）を用いた。HeLa細胞は10％ウシ胎児血清（FBS）を含むD-MEM，PC-12細胞は10％馬血清（HS)，5％FBS含有RPMI1640を用い，5％CO_2，37℃条件下で培養した。増殖性評価は，作製した構造体（type-Ⅰ AC-PG複合体）を各培地で1日以上膨潤させた後，HeLa

細胞（1×10^{4} cell/tube）ならびにPC-12細胞（2×10^{4} cell/tube）を播種し，所定時間インキュベートした。各サンプルにWST-8を加えた後2時間培養し，450 nmにおける吸光度を測定して評価した。また，PC-12細胞は神経成長因子（mNGF 2.5 S）により分化誘導され，神経線維を伸長し交感神経節ニューロン様性質を誘起する。分化に伴いAChE活性が上昇するといういわば神経分化マーカーとなるため，この活性を評価することで細胞分化の誘導効率を評価することが可能となる。分化誘導効率の評価は次の通り行った。AC-CSPGs複合体を培地で膨潤させた後，PC-12細胞（1.5×10^{4} cell/tube）を播種し，24 h前培養した。RPMI-1640無血清培地に置換した後にmNGF 2.5 Sが50 ng/mlとなるように添加し細胞分化を誘導した。mNGF 2.5 Sを添加してから無血清培地下で1〜3日間培養し，PrestoBlue試薬を用いて細胞数を定量した後に，DTNB試薬を用いたアセチルコリンエステラーゼ（AChE）活性を定量し，細胞あたりのAChE活性を算出した。

4.1　高密度化した水和ゲルの細胞機能評価

HeLa細胞を用いて先に作製した水和ゲル内での細胞増殖性を評価した結果，水和ゲル構造体（type-Ⅰ AC-PG複合体）内部で細胞が増殖しないことが示された。これは，PGの硫酸基のアニオン性が細胞の接着性を阻害し，さらに細胞増殖のための足場として基材自体の強度が低いことが原因と推察された。このため，基材の密度をあげるためにEDC架橋時に3000 rpmで5 min間遠心をかけて密度の高い水和ゲル構造体を作製した。この高密度水和ゲル構造体（type-Ⅰ AC-PG複合体）内でのPC-12細胞の増殖性を評価した結果，わずかながら細胞が増殖することが示された。また，PGを添加した場合では添加していないACのみと比較するとごくわずかではあるが細胞増殖性が低下することもあわせて示された（図7）。一方で，細胞分化を誘導した後のAChE活性に目を向けてみると，非常に興味深い結果が得られた（図8）。ここでは，細胞

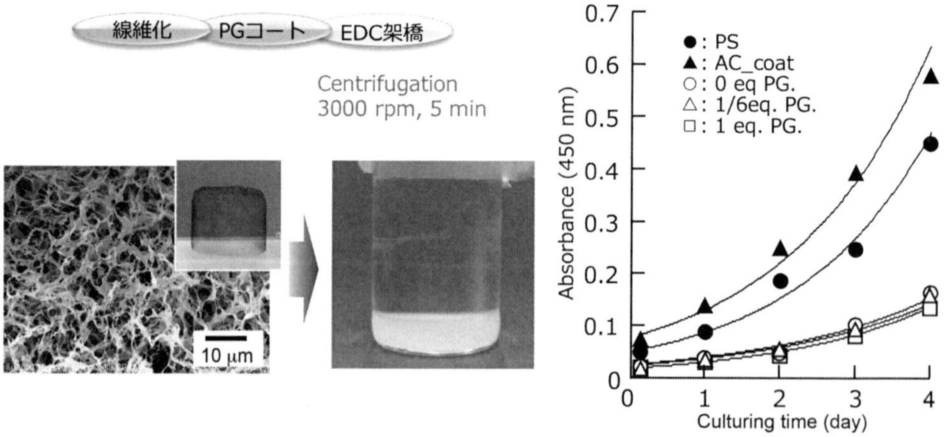

図7　高密度なtype-Ⅰ AC-CSPGs複合体の作製とPC-12細胞の増殖性

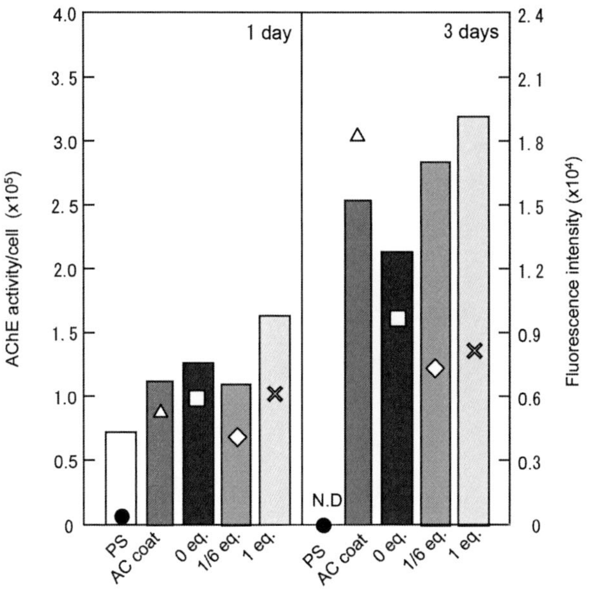

図8　高密度化水和ゲル構造体を培養基材としたPC-12細胞の細胞増殖性と細胞分化を誘導した後の細胞あたりのAChE活性

の増殖性をプロットで，細胞あたりのAchE活性をバーグラフで表している。

分化誘導後の1日目から3日目までの細胞増殖性は，コントロール（ACをコートしたポリスチレン2次元基材）に対して高密度水和ゲル構造体（type-Ⅰ AC-PG複合体）が半分以下に減少する結果が得られ，これは先のWT-8アッセイでみられた傾向と同様であった。中でも、1/6 eq.のPGを添加した高密度水和ゲル構造体（type-Ⅰ AC-PG複合体）の増殖性が最も低くなった。一方で，細胞あたりのAChE活性については，1日目と3日目いずれも1 eq.のPGを添加した高密度水和ゲル構造体（type-Ⅰ AC-PG複合体）の活性が最も高い値を示した。コントロールとして用いた従来のACをコートしたポリスチレン2次元基材やACのみで作製した高密度水和ゲル構造体（type-Ⅰ AC-PG複合体）（0 eq.）のAChE活性よりも高くなっていることから，PGからなる3次元培養の有用性が示された。非常に興味深い点は，1/6 eq.におけるAChE活性が1日目から3日目にかけて約2.6倍に上昇した点（コントロール：2.1倍，0 eq.：1.7倍，1 eq.：2.0倍）である。この含有量（ACに対して1/6等量のPG）は，生体内におけるACとPGの存在比と同一であり，今後PG含有量との相関性を検討していく必要があると考えられる。

4.2　高密度化したキセロゲルの細胞機能評価

先の結果で基材の強度が細胞増殖性や分化誘導の効率に影響が与えられることが示された。このため機械的強度を増すことを目的として、遠心して作製した先ほどの高密度水和ゲル構造体

（type-Ⅰ AC-PG複合体）をアルコール脱水した後に乾燥させた高密度キセロゲル状構造体（type-Ⅰ AC-PG複合体）を作製した。作製した段階では薄膜だが，細胞懸濁液に浸すと再膨潤する特徴を示す。血清存在下でのPC-12細胞の増殖性をWST-8アッセイにより評価した結果，1 eq.では増殖性が２割程度低下するものの0 eq.ならびに1/6 eq.では培養用PS基材とほぼ同等の増殖性を示した（図9）。先ほどと同様に，無血清培地下で細胞分化を誘導したところ、mNGF 2.5 S添加後１日目において，いずれの高密度キセロゲル構造体（type-Ⅰ AC-PG複合体）の場合もコントロール（ACをコートしたポリスチレン２次元基材）より増殖性は低いものの、細胞あたりのAChE活性は1.4～1.8倍程度高くなる結果が示された（図10）。このようなAChE活性の向上は，特に1/6 eq.，1 eq.のPGを加えた基材に顕著にみられた。さらに３日間培養した場合では増殖性については１日目と同様に３次元培養基材がわずかに低く，中でもPGを加えていない0 eq.の基材が最も低い増殖性を示した一方で，AChE活性は最も高い値を示した。これに対し，1 eq.の基材では３次元培養基材の中でも最も高い増殖性を示したもののAChE活性は最も低いことがわかった。先にも述べたが，多細胞生物の発生過程では一般的に細胞の自己増殖と分化は相反する関係にあるといわれており，本結果もこの事象を証明する結果となった。

これらの結果は，培養時は細胞の増殖性を維持しつつ，分化誘導時にはAChE活性を向上することができることを示しており，PGを含む３次元構造を創り出すことで細胞の増殖や分化誘導の効率を高めるバイオアクティブな培養基材を作製できることを意味している。

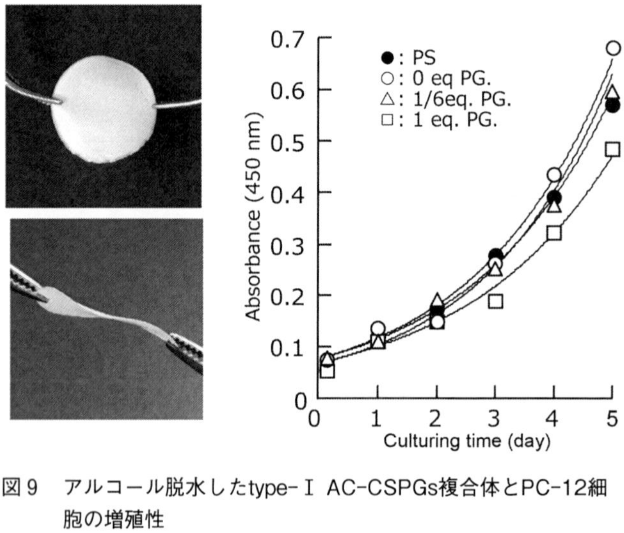

図９　アルコール脱水したtype-Ⅰ AC-CSPGs複合体とPC-12細胞の増殖性

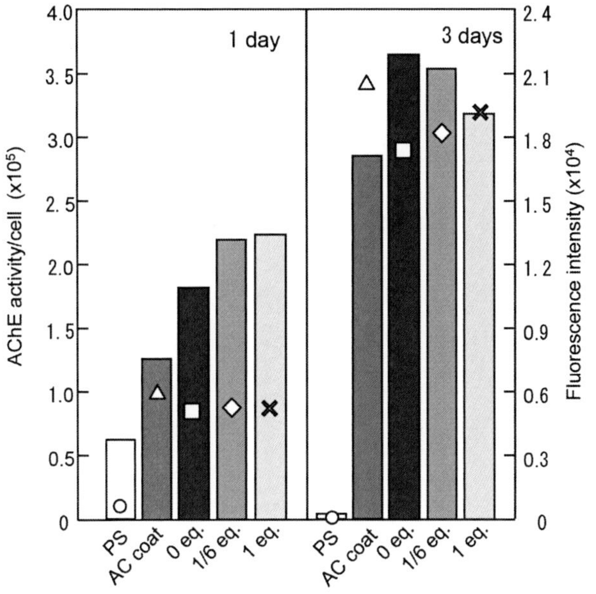

図10　高密度化キセロゲル構造体を培養基材としたPC-12細胞の細胞増殖性と細胞分化を誘導した後の細胞あたりのAChE活性

5　まとめ

以上，ECMの２つの成分（ACとPG）を複合化して作製した構造体が３次元培養基材として有用であることを述べた。また，PC-12細胞を用いて神経分化マーカーを評価したところ，従来の２次元培養基材と同等の増殖性を維持しながら細胞分化の誘導効率が向上することを見出した。しかしながら，本稿ではPGとACの複合化による新たな構造体の構築を主体としたものの，多種存在するACやPGの組み合わせや複合化の方法，分化誘導評価に用いた細胞の種類など，今後さらに検討しなければいけない条件項目を多く残している。また，本稿では細胞の分化誘導に関する細胞学的な解析は一切行えておらず，PGの機能解析も検討していかなければならない。いずれにしても，魚類由来PGを用いた様々な機能性（バイオアクティブな）材料への展開が今後期待される。

文　　献

1)　B. Chevallay, D. Herbage, *Med. Biol. Eng. Comput.*, **38** (2), 211 (2000)
2)　M. Bernfield *et al.*, *Annu. Rev. Biochem.*, **68**, 729 (1999)

3) R. V. Iozzo, *Annu. Rev. Biochem.*, **67**, 609 (1998)
4) 前田信昭, 細胞工学, **20** (8), 1074 (2001)
5) ㈱角弘, 高垣啓一, 軟骨型プロテオグリカンの精製方法, 特許第3731150号 (2005)
6) 弘前大学, プロテオグリカンの抽出法, 特開2009-173702 (2009)
7) I. Kakizaki, Y. Tatara, M. Majima, Y. Kato, M. Endo, *Arch. Biochem. Biophys.*, **506**, 58 (2011)
8) S. Yunoki *et al., J. BIOSCI. BIOENG.*, **98** (1), 40 (2004)

第4章　高機能ゲルを用いた3次元足場材料

山本雅哉*

1　はじめに

成人男性では，全体液が体重の約60％を占めている。一方，生体組織では，細胞に加えて，細胞外マトリックスと呼ばれる高分子がネットワークを形成し，水分を保持している。このように水分を多く含む高分子ネットワークからなる材料をハイドロゲルとよぶ。近年，ハイドロゲルが，生体組織を模倣した材料として，再生医療やドラッグデリバリーシステム（DDS）などへの応用が進められている。本稿では，再生医療・創薬のための3次元足場材料について，機能性を付与したハイドロゲル（本稿では高機能ゲルと称す）を中心に具体例を示しながら概説する。

2　再生医療・創薬のための3次元足場材料

近年，再生医療・創薬への応用を目的に，細胞を立体的に配置させた生体組織様構造を体外で構築する技術が研究されている。この細胞を立体的に配置させるための技術の一つとして3次元足場材料がある。

3次元足場材料とは，細胞が機能するために接着する材料である。英語では，scaffoldという。一般にscaffoldは，建築現場の“足場”を意味する。すなわち，3次元足場材料は，細胞を立体的に配置するための枠組みと考えられる。図1は，3次元足場材料と細胞との組み合わせを示す。繊維，スポンジ，微粒子，ハイドロゲルなど，様々な3次元足場材料を用いることができる。

3次元足場材料の役割は，体内と体外とで異なる。まず，体内で使用する場合，細胞を3次元足場材料へ播種，バイオリアクターなどを用いて培養後，体内へ埋入する。一方，体外では，3次元足場材料は，主として，体内の細胞周辺環境を模倣するために利用されている[1)]。例えば，必要となる細胞を必要数確保するために，幹細胞の増殖・分化を制御する細胞周辺環境として使用される。さらに，最近，動物実験を代替する組織・臓器・病巣を模倣した実験モデル（organs-on-a chip）[2)] として，ヒト細胞を用いた創薬研究へも応用されつつある。

再生医療のために基礎研究や臨床応用が進められている3次元足場材料として，後述するように，天然高分子，あるいは水溶性の合成高分子を架橋したハイドロゲルがある。その多くは医用材料として使用実績がある高分子からなるハイドロゲルであり，コラーゲン，ゼラチン，ヒアルロン酸，アルギン酸，ポリエチレングリコール（PEG：但し，腎臓で吸収される分子量にまでフ

＊　Masaya Yamamoto　東北大学　大学院工学研究科　材料システム工学専攻　教授

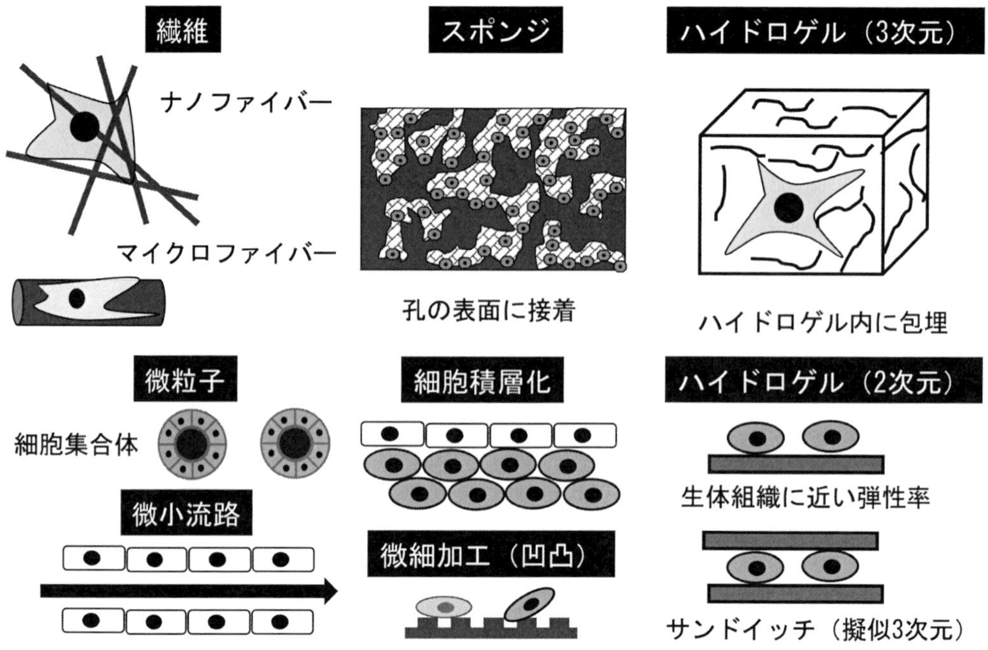

図1　細胞と3次元足場材料との組み合わせ

ラグメント化される場合のみ）などからなる[3)]。これらは生体吸収性材料である。この生体吸収性のメカニズムは，用いる高分子や架橋方法によって異なる。詳細は成書を参照されたい[4)]。一方，体外で用いる場合，3次元足場材料は，生体吸収性である必要はない。このため，ポリアクリルアミド（PAAm）ハイドロゲルなど，体内では用いることができない高分子を使用することができる。さらに，体外で3次元足場材料として用いるハイドロゲルには，様々な機能を付加することができる。

3　ハイドロゲルとは

ゲルは，あらゆる溶媒に不溶の3次元網目構造をもつ[5)]。溶媒が水であれば，ハイドロゲルとよぶ。溶媒に不溶の3次元網目構造は，橋かけ（架橋）によって得られる。その方法は，化学架橋と物理架橋とに大別される。化学架橋は，共有結合で橋かけする方法であり，タンパク質の電気泳動に使用されるPAAmハイドロゲルなどがある。一方，物理架橋は，水素結合，イオン結合，配位結合などによって橋かけする方法であり，核酸の電気泳動に使用するアガロースゲルなどがある。また，物理架橋では，熱や光などの刺激に応答して，溶解，あるいは膨潤する機能性ハイドロゲルなど[6,7)]があり，様々な機能性を付与することができる。

4　ハイドロゲルの機能化

4.1　ハイドロゲルの加工

ハイドロゲルは，高分子などを水溶液状態で架橋することによって作製することができる。このため，形状の異なるハイドロゲルを容易に作製することができる。例えば，様々な形状の鋳型を用いることによって，大きさや厚みの異なるハイドロゲルを作製することができる。さらに，ハイドロゲルは軟らかいため，シート状のハイドロゲルを様々な形状に切り抜くこともできる。

4.2　球状のハイドロゲル

高分子などの水溶液からなる液滴を油中に作製すれば，球状のハイドロゲルを作製することができる。シンプルなエマルジョンから，大きさを揃えることができる微小流路[8]まで，様々な方法により球状のハイドロゲルを作製することができる。このような方法によって作製されたハイドロゲルの多くは，マイクロメーターサイズに制御されたマイクロスフェアである。

球状のハイドロゲルを作製する方法として，高分子の自己組織化を利用することができる。例えば，プルランなどの多糖にコレステロールなどの疎水性基を導入することによって，ナノメーターサイズのナノゲルを作製することができる[9]。また，高分子の自己組織化を利用して，マイクロスフェアを作製することもできる[10]。

4.3　リソグラフィーを用いた微細加工

微細加工を可能とする方法として，光架橋が可能な高分子を用いた光造形が挙げられる。すなわち，モノマーや高分子の溶液に対してフォトマスクを介して光照射することにより，特定の位置にのみ光反応を誘起する。例えば，光造形により微細なパターンや凹凸などの形状をもつハイドロゲルを作製することができる[11]。すなわち，半導体素子の製造などに用いられるリソグラフィーを用いて，表面を微細に加工する。これらを鋳型として転写することにより，ハイドロゲル表面に凹凸などの微細構造を導入する。

フォトマスクを必要としない方法として，少なくとも以下の二つの方法が知られている。すなわち，二光子レーザー顕微鏡を用いて，集光させた部位でのみ光反応を誘起することにより微細加工する方法[12]と液晶プロジェクターを用いて，特定の位置で光反応を行うことにより，マイクロパターニングを簡便に行う方法[13]である。例えば，マイクロオーダーのストライプパターンをもつ筋肉と同程度の硬さのハイドロゲル上で筋芽細胞を培養した場合，通常培養，あるいはパターンをもたないハイドロゲル上で培養した場合と比較して，サルコメアの構造が形成されることが明らかにされている[14]。

一方，ハイドロゲルではないが，1細胞レベルで培養することができる表面で筋芽細胞を培養することにより，その幹細胞性を維持できることも報告されている[15]。さらに，異なるナノスケール構造をもつ表面で間葉系幹細胞（MSC）を培養した場合，骨分化に最適なナノ構造があることも明らかにされている[16]。

4.4 3Dプリンターを利用した加工

近年，簡便かつ高い精度で加工できる方法として，3Dプリンターを利用して，細胞を包含したハイドロゲルを作製することにより3次元生体組織を体外で作製する3Dバイオプリンティングが注目されている[17]。3Dバイオプリンティングでは，少なくとも，以下の二つの方法がある。まず，インクジェットプリンター，ディスペンサーなどから粘弾性特性を考慮した高分子濃厚溶液を吐出する方法が挙げられる。カルシウムなどの多価カチオンによりゲル化するアルギン酸[18]，冷却によりゲル化するゼラチン[19]などが用いられている。もう一つは，メタクリレート基などの光重合が可能な残基を導入したゼラチン（Gel-MA）[17]などを用いて光造形する方法である。いずれの方法も，細胞が共存している状態でも加工できる点で優れている。

4.5 力学的性質の制御

近年，ハイドロゲルの硬さが幹細胞の分化[20,21]や幹細胞からのオルガノイド形成[22]に影響を及ぼすことが報告されている。ここで，ハイドロゲルの硬さは，架橋度を変化させることによって，容易に制御することができる。例えば，Englerらは，MSCを用いて，硬いPAAmハイドロゲル上では骨芽細胞へ，軟らかいPAAmハイドロゲル上では神経細胞へ，それぞれ分化しやすくなることを示した[20]。Ansethらは，光反応により硬さを変化させることができるハイドロゲルを用いて，分化誘導前に硬いハイドロゲル上でより長く増殖させたMSCは，骨分化しやすくなるというmechanical memoryがあることを示した[21]。さらに，Lutolfらは，後述するが，固定化する細胞接着ペプチドの濃度やハイドロゲルの力学的性質が，腸管上皮幹細胞からのオルガノイド形成に対して影響を及ぼすことを示した[22]。これらの知見は，細胞周辺環境の力学的性質が，幹細胞の運命決定に対して重要な役割をもつことを示唆している。

5 生理活性物質を用いたハイドロゲルの機能化

5.1 タンパク質との相互作用と細胞接着性

ハイドロゲルに細胞を接着させる場合，ハイドロゲルを構成する高分子，あるいはハイドロゲル表面に吸着した分子が，細胞膜のインテグリンやレセプターなどのタンパク質と分子間相互作用する必要がある。

ハイドロゲルとタンパク質との分子間相互作用は，静電相互作用，水素結合などの分子間力，あるいはハイドロゲルを構成する高分子とタンパク質との絡み合いなどに起因する。筏らは，非イオン性水溶性高分子を架橋したハイドロゲルに対する血小板の接着において，ある架橋条件ではタンパク質が吸着せず，血小板が接着しないことを示した[23]。このように，タンパク質が吸着しなければ，ハイドロゲル表面はインテグリンやレセプターと直接，相互作用できない。このため，タンパク質との相互作用が期待できないPAAmなどの水溶性高分子からなるハイドロゲルを用いる場合，細胞接着分子などを固定化することによって，細胞接着性を付与する必要がある。

ハイドロゲルへ生理活性物質を組み込む場合，静電相互作用など，分子間力を利用することができる。しかし，生理活性物質がハイドロゲル内へ収着される，あるいは表面から遊離する可能性があるため，共有結合により固定化する必要がある。具体的には，ヒドロキシ基，カルボキシ基，アミノ基など，反応性の官能基をもつ高分子を利用する。一方，PAAmハイドロゲルなど，反応性の官能基をもたない高分子については，アミノ基と反応するスクシンイミジル基と光反応性のアジド基を両末端にもつ化合物を利用する[24)]。すなわち，この化合物と光照射とを組み合わせ，PAAmハイドロゲル表面にスクシンイミジル基を導入する。導入されたスクシンイミジル基とタンパク質やペプチドなどのアミノ基とが反応することによって，タンパク質やペプチドを固定化することができる。

5.2　生理活性物質の配向固定化

細胞膜に存在する生理活性物質の一つである細胞シグナルタンパク質は，膜貫通ドメインを利用して，脂質二重膜にアンカーしている。この細胞シグナルタンパク質は，材料に対する吸着，あるいは固定化によって，その生物活性が損なわれる場合が少なくない。この問題を解決する方法の一つとして，タンパク質の特異的相互作用を利用した細胞シグナルタンパク質の固定化が研究されている[25)]。ここで，細胞間相互作用を介した細胞シグナルでは，それぞれの細胞膜上の細胞シグナルタンパク質が相互作用するように配置されて初めて細胞間の特異的相互作用が達成される。そこで，われわれは，免疫グロブリンの一つであるIgGがもつFcドメインとproteinAとの特異的相互作用を利用した細胞シグナルタンパク質の配向固定化について検討した[26)]。すなわち，Fcドメインと細胞シグナルタンパク質とからなるキメラタンパク質を用いて，PAAmハイドロゲル表面上に化学導入したproteinAを介して細胞シグナルタンパク質を配向固定化した。次に，実際に配向固定化した細胞シグナルタンパク質の生物活性について，ephrin/Ephシグナルのリガンド分子の一つであるephrinB2を利用して検討した。ephrinB2は，骨芽細胞分化を誘導する生物活性をもつことが知られている[27)]。ephrinB2配向固定化PAAmハイドロゲルを用いて不死化ヒトMSCを培養したところ，ephrinB2を配向固定化することで細胞形態が変化した。この結果は，固定化した生理活性物質の機能発現には，配向固定化方法が有効であることを示している。

5.3　生理活性物質の徐放化

ハイドロゲルをタンパク質のDDSとして用いる場合，ハイドロゲルを構成する高分子とタンパク質とが相互作用する必要がある。この相互作用によって，ハイドロゲル内に細胞増殖因子などのタンパク質が一定期間，保持される。Tabataらは，塩基性線維芽細胞増殖因子（bFGF）

のDDSとして，bFGFと静電相互作用することができる酸性ゼラチンからなるハイドロゲルを報告している[28]。さらに，負に帯電している遺伝子に対して，正に帯電している塩基性のゼラチンからなるハイドロゲルを用いたDDSも開発されている[29]。このように，ハイドロゲルを用いて，生理活性物質の徐放化が可能な3次元足場材料を開発するためには，ハイドロゲルに対して，細胞接着性や生理活性物質と相互作用できる物理化学的性質を付与する必要がある。

われわれは，生理活性物質の徐放化が可能な3次元足場材料として，ゼラチンとリン酸カルシウムのハイブリッドスポンジからなる多孔質材料を開発した。ここで，ゼラチンは生理活性物質の徐放化，リン酸カルシウムは細胞接着性の改善に対して，それぞれ寄与する。このため，スポンジ内に接着した細胞に対して細胞増殖因子を直接作用させることができる[30~32]。具体的には，ゼラチンに対して骨細胞に対して高い親和性をもつβ-リン酸三カルシウム（β-TCP）をハイブリッド化したスポンジが，細胞増殖因子の徐放性をもち[30]，かつ，細胞の足場として機能する[31]ことを示した。これらの結果に基づき，われわれは，この3次元足場材料に播種した骨髄細胞に対して徐放化骨形成因子（BMP）を作用させることによって，通常の方法では治療効果が期待できない放射線照射骨欠損部において骨再生誘導の増強されることを示した[32]。

6　高機能ゲルを用いた3次元足場材料

6.1　細胞集合体形成のためのハイドロゲル微粒子

体内において，通常，細胞は3次元的かつ精緻に集合した状態で生物機能を維持している。一方，体外で人為的に作られた細胞集合体では，集合体内部の細胞に対する栄養，酸素の供給が悪く，細胞の生存と機能が損なわれることが問題である。この解決法の一つとして，細胞接着性と物質拡散性とをもつ，ゼラチンハイドロゲル微粒子を用いた細胞集合体が報告されている[33~35]。すなわち，Tabataらは，トランスフォーミング増殖因子（TGF）-β1をゼラチンハイドロゲル微粒子へ含浸させ，MSCと混合することにより，微粒子を含んだ細胞集合体を作製した[33,34]。その結果，細胞集合体内部から徐放化されたTGF-β1が細胞へ作用することによって，従来法である培養液に加えた場合と比較して，有意に高い軟骨細胞への分化が認められた。Yamashitaらは，ゼラチン微粒子を挟み込んだ心筋細胞シートの積層体を構築し，心機能を改善できることを，動物モデルを用いて示した[35]。このハイドロゲル微粒子を利用した細胞集合体形成法は，上述した幹細胞に加えて，癌細胞など，様々な種類の細胞へ応用できる技術である。

6.2　創薬研究のプラットフォームとしてのOrgans-on-a Chip

近年，フォトリソグラフィーを利用して，精緻に制御されたマイクロ流路をもつシリコーンゴム製のマイクロチップとヒト細胞とを組み合わせた，創薬研究のためのOrgans-on-a Chipが研究されている[2,36]。一方，上述したように，細胞機能は，細胞周辺環境の力学的性質によって変化することが知られている。すなわち，シリコーンゴムは加工性が高いものの，その力学的性質

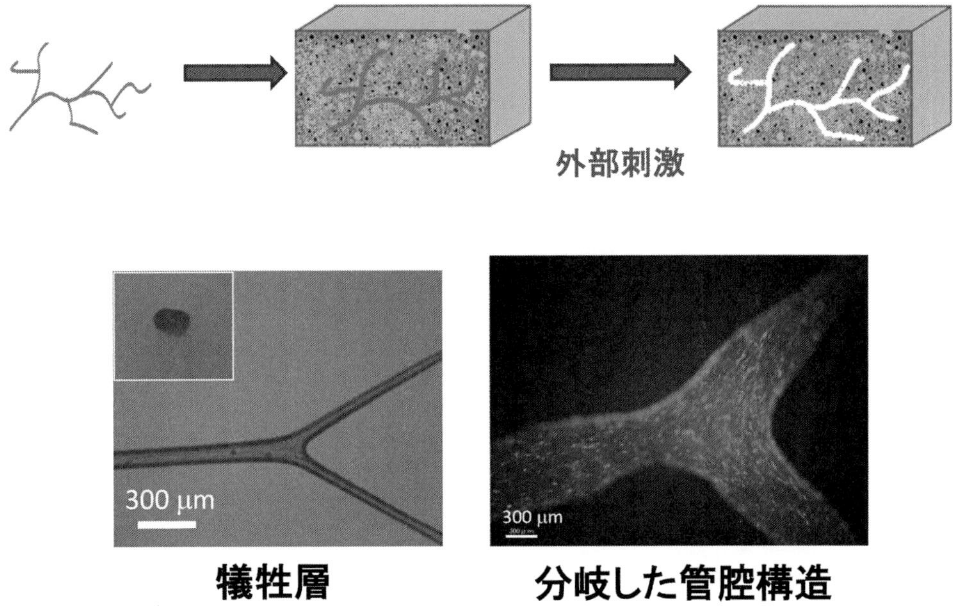

図2　犠牲層を利用した血管様構造をもつコラーゲンゲルの作製

は，生体組織とは大きく異なる。この問題を解決する方法の一つとして，ヒトの生体組織の力学的特性を再現した3次元足場材料内にマイクロ流路を作製する技術が挙げられる[37~40]。Chenらは，多糖からなる犠牲層を利用して血管ネットワーク構造を作製することに成功した[37]。Matsunagaらは，コラーゲンファイバーを利用して血管様構造を構築する技術を開発している[38]。Khademhosseiniらは，通電することによって細胞接着性ペプチドが遊離する技術を開発し，コラーゲンゲル内に血管様構造を導入する技術を示した[39]。われわれは，培地中で安定であり，ソルビトールを添加することによって刺激応答性に溶解するフェニルボロン酸導入ゼラチン（APBA導入ゼラチン）からなるハイドロゲル犠牲層を利用することにより，コラーゲンゲル内に血管様構造を構築する技術を開発した（図2）[40]。一方，フォトリソグラフィーの長所は，構造を微細に制御できる点である。現状，コラーゲンゲル内に同様の精度で微細加工する技術は開発されていない。われわれは，APBA導入ゼラチン濃厚水溶液に対して，ディスペンサーを利用して描画する方法を構築し，分岐型の血管様構造を構築することに成功した。DeForestらは，光反応性マトリックスを用いて，ハイドロゲル内に血管様構造を微細加工する技術を報告している[41]。今後，ハイドロゲルに対する微細加工技術が開発されることが望まれる。

6.3　擬似3次元培養としてのサンドイッチ培養

通常の細胞培養環境は，主に2次元であり，体内の細胞周辺環境とは大きく異なる。一方，コラーゲンゲルやマトリゲルを用いて肝実質細胞や乳腺上皮細胞を3次元培養することにより，通

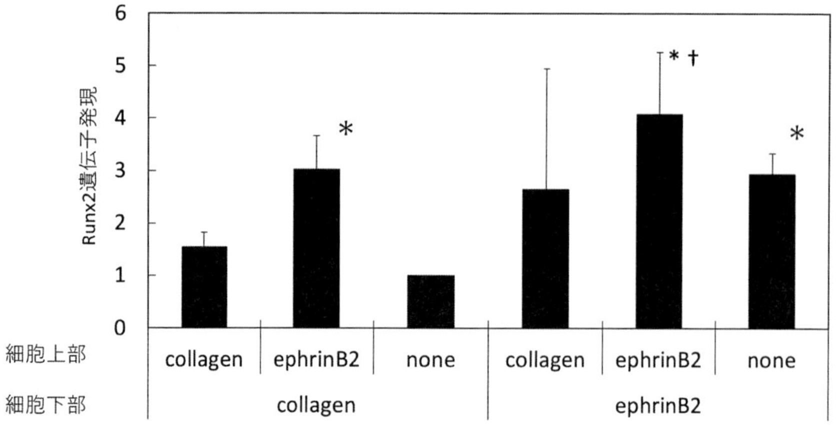

図3　ephrinB2配向固定化PAAmハイドロゲルを用いた不死化ヒトMSCのサンドイッチ培養
*$p<0.05$　コラーゲン固定化PAAmハイドロゲルの通常培養に対して有意差あり
†$p<0.05$　コラーゲン固定化PAAmハイドロゲルのサンドイッチ培養に対して有意差あり

常の2次元細胞培養環境よりも細胞活性が増強されることが報告されている[42, 43]。これらの知見は，3次元細胞培養環境を構築する技術の必要性を示唆している。われわれは，3次元細胞培養環境を擬似的に構築する技術として，生理活性物質を配向固定化した生体機能性ハイドロゲルを利用して細胞をサンドイッチする，サンドイッチ培養法を開発した[44]。ここで，ephrinB2を配向固定化したPAAmハイドロゲルを生体機能性ハイドロゲルとして用いてサンドイッチ培養を行った結果を示す。すなわち，不死化ヒトMSCをサンドイッチ培養後，その骨分化について評価したところ，不死化ヒトMSCの下部，あるいは上部にephrinB2を配向固定化したPAAmハイドロゲルがあることでRunx2遺伝子の発現量が増強され，不死化ヒトMSCの骨分化が誘導された（図3)。この結果は，サンドイッチ培養により，細胞接着面（細胞下部）のみならず，細胞上部からも細胞シグナルが働くことを示している。また，生体機能性ハイドロゲルは適宜交換することができるため，配向固定化する生理活性物質の種類や曝露時間などを自在に変化させることができる。このため，幹細胞の分化スキームに応じた生理活性物質の種類や曝露時間を設定することができる。

6.4　オルガノイド

オルガノイドは，単なる細胞凝集体ではなく，細胞の種類，立体構築，生理的特性などが試験管内で再現された細胞組織体である。このため，発生生物学，数理生物学，再生医療，創薬など，異なる研究分野への応用が期待されている。Lutolfらは，腸管上皮幹細胞を合成高分子の一つであるPEGからなるハイドロゲルに包埋することによって，オルガノイド形成を制御した[22]。重要なことは，幹細胞の増殖フェーズとオルガノイド形成のフェーズとで，材料に求められる要件が異なる点である。すなわち，増殖フェーズでは，硬いハイドロゲルとフィブロネクチンが必要であるが，オルガノイド形成のフェーズでは，この要件が軟らかいハイドロゲルとラミニンとに変わる。合成高分子を用いて，培養環境を材料学的に設計することは，化学修飾によって様々な調節ができる反面，時々刻々と変化する細胞の状態を必ずしも追従できないという問題がある。Lutolf らは，培養環境では分解しない安定な PEG ネットワークと加水分解される分解性の PEG ネットワークとからなるダブルネットワーク PEG ハイドロゲルを用いることによって，この問題を解決した。一方，細胞接着分子については，アルギニン－グリシン－アスパラギン酸（RGD）ペプチドを PEG ハイドロゲルに共有結合を介して固定化するとともに，PEG ネットワーク内にラミニン 111 を物理的に組み込むことによって，オルガノイド形成を誘導できることを示した。これまで，器官培養や器官原器法などのオルガノイド形成を誘導する技術が開発されてきたが，オルガノイド形成に合わせて材料の性質を変化させることができる，合成高分子を用いた新しい材料学的アプローチである。

7　おわりに

再生医療・創薬のための3次元足場材料について，機能性を付与したハイドロゲルについて概説した。既に再生医療へ応用されている DDS のためのハイドロゲルに加えて，将来の再生医療へ結びつく基礎研究で利用されるハイドロゲルまで，様々な用途への展開が期待される。今後，更なる機能化を目指したハイドロゲルの分子設計が必要不可欠であり，生物・医学の基礎研究者と材料研究者との緊密な連携が望まれる。

文　　献

1) W. L. Murphy *et al., Nature Mater.,* **13**, 547 (2014)
2) K. H. Benam *et al., Annu. Rev. Pathol.,* **10**, 195 (2015)
3) N. Annabli *et al., Adv. Mater.,* **26**, 85 (2014)
4) R. Censi *et al., J. Control. Rel.,* **161**, 680 (2012)
5) 高分子辞典（第3版），高分子学会編，朝倉書店 (2005)
6) I. Tokarev *et al., Adv. Mater.,* **22**, 3446 (2010)
7) Y. Lu *et al., J. Control. Rel.,* **194**, 1 (2014)
8) Y. Matsunaga *et al., Adv. Mater.,* **23**, H90 (2011)
9) Y. Sasaki *et al., Chem. Rec.,* **10**, 266 (2010)
10) N. Morimoto *et al., Macromol. Rapid Commun.,* **35**, 103 (2013)
11) P. Bajaj *et al., Annu. Rev. Biomed. Eng.,* **16**, 247 (2014)
12) B.J. Adzima *et al., Macromol. Rapid Commun.,* **33**, 2092 (2012)

13) K. Itoga *et al.*, *Biomaterials,* **25**, 2047 (2004)
14) A. J. Engler *et al.*, *J. Cell Biol.*, **166**, 877 (2004)
15) P.M. Gilbert *et al.*, *Science,* **329**, 1078 (2010)
16) M.J. Dalby *et al.*, *Nat. Mater.*, **6**, 997 (2007)
17) P.S. Gungor-Ozkerim *et al.*, *Biomater. Sci.*, in press (2018)
18) P. L. Lewis *et al.*, *Acta Biomater.*, **69**, 63 (2018)
19) K. Arai *et al.*, *Biofabrication,* **3**, 034113 (2011)
20) A.J. Engler *et al.*, *Cell,* **126**, 677 (2006)
21) C. Yang *et al.*, *Nat. Mater.*, **13**, 645 (2014)
22) N. Gjorevski *et al.*, *Nature,* **539**, 560 (2016)
23) E. Kulik *et al.*, *J. Biomed. Mater. Res.*, **30**, 295 (1996)
24) C. Gaudet *et al.*, *Biophys. J.*, **85**, 3329 (2003)
25) M. Yamamoto *et al.*, *Int. J. Tissue Regeneration,* **4**, 36 (2013)
26) H. Toda *et al.*, *Acta Biomater.*, **58**, 312 (2017)
27) A. Pennisi *et al.*, *Blood,* **114**, 1803 (2009)
28) Y. Tabata *et al.*, *Adv. Drug Deliv. Rev.*, **31**, 287 (1998)
29) M. Yamamoto *et al.*, *Adv. Drug Deliv. Rev.*, **58**, 535 (2006)
30) Y. Takahashi *et al.*, *Biomaterials,* **26**, 4856 (2005)
31) Y. Takahashi *et al.*, *Biomaterials,* **26**, 3587 (2005)
32) M. Yamamoto *et al.*, *Biomaterials,* **56**, 18 (2015)
33) T. Ogawa *et al.*, *J. Biomater. Sci. Polym. Ed.*, **21** , 609 (2010)
34) K. Hayashi *et al.*, *Acta Biomater.*, **7**, 2797 (2011)
35) T. Matsuo *et al.*, *Sci. Rep.*, **5**, 16842 (2015)
36) D. Huh *et al.*, *Lab Chip,* **12**, 2156 (2012)
37) J. S. Miller *et al.*, *Nat. Matter.*, **11**, 768 (2012)
38) A. Tan *et al.*, *Biomater. Sci.*, **4**, 1503 (2016)
39) N. Sadr *et al.*, *Biomaterials,* **32** , 7479 (2011)
40) M. Yamamoto *et al.*, *Adv. Drug Deliv. Rev.*, **74**, 104 (2014)
41) C.K. Arakawa *et al.*, *Adv. Matter.*, **29**, 1703156 (2017)
42) F. Berthiaume *et al.*, *FASEB J.*, **10**, 1471 (1996)
43) M. J. Paszek *et al.*, *Cancer Cell,* **8**, 241 (2005)
44) 山本雅哉ほか，高分子論文集，**75**, 23 (2018)

【第Ⅲ編　装置・システム構築】

第1章　再生医療・創薬を目指した自動3次元培養装置を用いたシステム化

植村壽公*

1　はじめに

再生医療・創薬分野において3次元細胞培養の重要性は日増しに高まっている。再生医療分野において *in vitro* で患者様の幹細胞などから培養，構築する組織として，当然3次元組織が必要であり，平面培養では実現できない，3次元的組織を構築するための特殊な培養方法が必要になる。また，創薬分野において特に創薬スクリーニングは，個々の疾病ごとに選択された標的に対する新薬発見のプロセスであり，膨大な化学物質ライブラリーに対して試験を実施する。多くは実験動物による試験が行われるが，動物愛護（3R）の問題に加えて，実験動物種により肝臓毒性試験の結果が大きく異なるという問題が指摘されており，薬剤開発における臨床試験中止，発売後に生じた有害事象による販売中止などの大きな要因になっている。そこで，培養細胞を用いたスクリーニングが重要になるが，平面培養の限界が指摘されており，ここでも3次元組織を用いた創薬システムの開発が重要になる。

3次元培養には，様々な手法が開発され，本書でも紹介されているが，我々は，円筒形のバイオリアクターを回転することにより，3次元組織を浮遊させ3次元組織構築を行うCELL FLOAT® システムの研究開発を行っている。CELL FLOAT® は，細胞培養液を満たした回転培養ベッセルを回転させることにより，細胞（組織）を沈ませようとする重力と回転による培養液の流れにより浮き上がらせようとする力を釣り合わせることにより，細胞（組織）を浮遊させつつ3次元的に培養するシステムであり，増殖，分化誘導により，目的の組織を得ることができる。本章では，CELL FLOAT® を用いた再生医療への応用，創薬分野への応用を目的とした3次元培養装置の紹介，およびその自動化システムの開発の現状を紹介する。

2　再生医療に向けた開発

2.1　CELL FLOAT®

図1に示す円盤，または円筒形のベッセルを水平中心軸周りに回転させ，それによって生じる培養液の流れにより細胞，組織を浮き上がらせる力を利用して，細胞組織を3次元的に浮遊培養するシステムを，我々はCELL FLOAT® と呼んでいる。本システムを用いた典型的な応用例

---

*　Toshimasa Uemura　大阪大学　大学院工学研究科　特任教授；
㈱ジェイテックコーポレーション

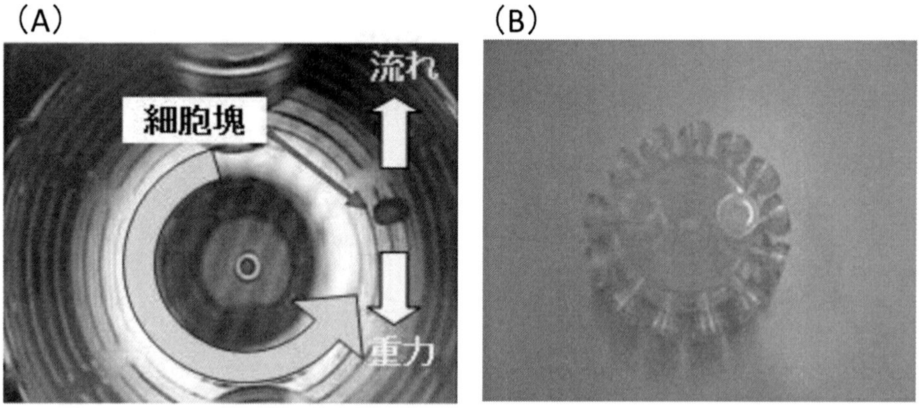

図1 (A)CELL FLOAT® の概念図, (B)培養液交換可能な回転培養ベッセル (VS1000)

は, 軟骨培養である[1~3]。間葉系幹細胞は多能性の幹細胞であり, 骨, 軟骨, 脂肪などに分化誘導することができるが, ヒト骨髄由来間葉系幹細胞を用いてCELL FLOAT®による大型軟骨の再生に成功している。本システムの臨床に向けた重要開発項目としては, 細胞培養液交換の自動化, 回転スピード調節の自動化がある。

2.2 回転制御システム

CELL FLOAT®のベッセル内で細胞組織を培養すると細胞増殖により組織は時々刻々とその重量を増していく。重量増加に伴い, 培地の流れにより細胞組織を持ち上げようとする力を増加させる必要があり, ベッセルの回転速度も時々刻々と変化させる制御システムが必要である。具体的には, ベッセル内に浮遊する細胞組織の位置座標をCCDカメラを用いて認識し, 細胞組織が安定した位置に浮遊するように回転速度をフィードバック制御するプログラムを作成し, 3次元培養システムに取り込んだ (図2(A))。このプログラムを用いると, 細胞組織はまるで宇宙空間にいるように, 一定位置にふわふわと漂うように静止しつつ培養できる。

2.3 培養液交換機構

円筒型ベッセルに細胞懸濁液を導入し, 回転培養により組織形成, 増殖, 分化までを1つのベッセル中で実現できるように, ベッセル内の培養環境は完全密閉系であるように設計した (図1(B))。特に培地交換におけるコンタミのリスクを最小限に維持できるように, ベッセル周囲には, 多数のポートをつけて注射針を抜き差しできる機構になっている。培養液 (増殖培地, 分化培地など) を注入するためのポート, 古くなった培養液を抜くためのポートを設けて, 各ポートへの注射針の抜き差しは1度のみとすることにより, 培養液交換時のコンタミのリスクは極めて低くなる。

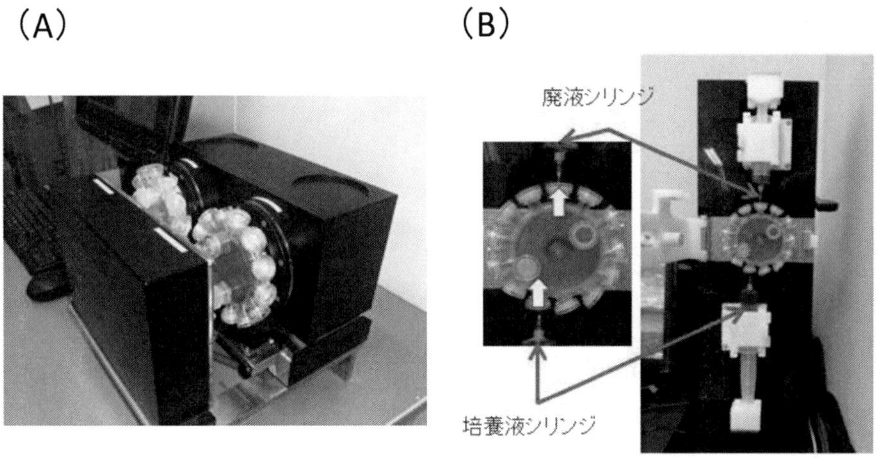

図2　CELL FLOAT®を実現する細胞培養ユニット
(A)回転培養ユニット（Cell Pet 3D），(B)培養液交換ユニット

2.4　臨床用大型軟骨組織を構築するための再生医療向け3次元細胞培養システムの開発

横浜市立大学医学部臓器再生医学教室では，耳介軟骨膜細胞から軟骨前駆細胞を採取する手法を開発し[4,5]，軟骨再生術の開発に成功している。この耳介軟骨膜由来軟骨前駆細胞を用い，CELL FLOAT®による3次元回転培養を組み合わせることにより，臨床に向けた大型弾性軟骨の再生に，横浜市立大学との共同研究として取り組んできた。図3にシステムの外観を示す。システム開発のコンセプトは，GMP準拠の細胞操作を小型の装置で実現することを目指したセルプロセッシングアイソレータを用い（図3），それと併用可能な細胞培養ユニット（図2）を作製した。回転培養ユニットは独立したインキュベータに収納，培養液交換ユニットはアイソレータ内に設置できるように設計した。独立したインキュベータ内で培養したベッセルの培養液を交換

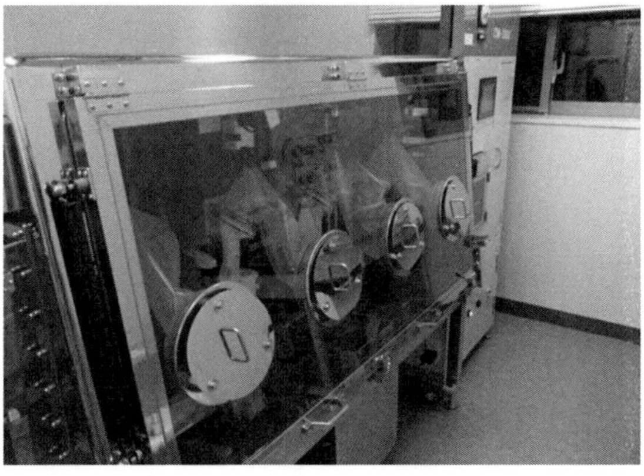

図3　再生医療向け3次元細胞培養システム（Cell Meister 3D）

するタイミングで，インキュベータをアイソレータにドッキングし，培養ベッセルをアイソレータ内に取り出し，培養液交換ユニット（図2(B)）により交換する。培養液交換が終わったら，インキュベータに戻し，アイソレータから切り離し，患者間の細胞のクロスコンタミを防ぐ。滅菌は過酸化水素滅菌を用いるので，これらの付属装置は全て過酸化水素滅菌対応の素材を用いている。大型弾性軟骨の再生に向け，ベッセルの開発とともに，システムの改良を進めている。

3　創薬に向けた開発

3.1　CELL FLOAT® による多数組織の構築技術

3次元組織の研究，特に肝臓毒性に関して多くの研究が報告されている[6]。では，薬効，毒性を含めて疾病に関わる細胞の3次元組織を用いてスクリーニングをすればよいと考えられるが，現実上，さまざまな困難な問題が存在する。我々は，新しいスクリーニングシステムの提案として，プロトタイプとしての3次元自動スクリーニング装置の開発を行ったので，本章で紹介する(図4)。

創薬スクリーニングを行う上で，3次元組織を対象とする限り，多くの均質な3次元組織を一度に構築する必要がある。我々は，回転浮遊培養法（CELL FLOAT®）を用いて，癌細胞や肝臓細胞の3次元組織を多数構築することに成功している。回転浮遊培養では，円筒形またはディ

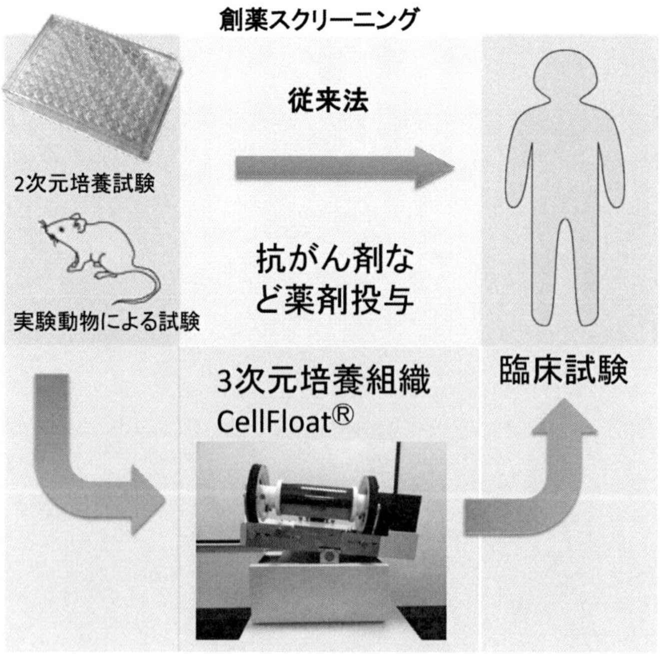

図4　新しいスクリーニングシステムの提案（VS1000）

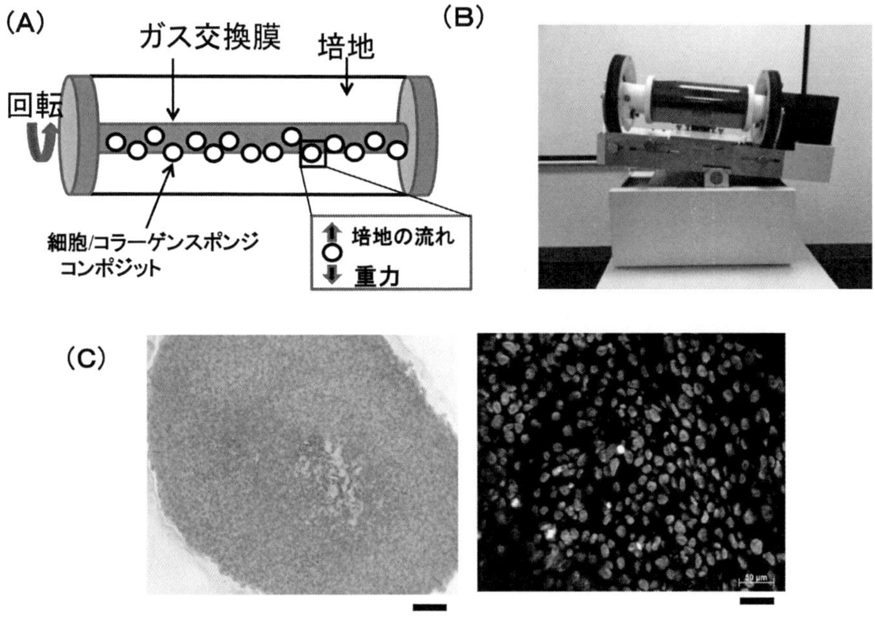

図５　(A)３次元培養の原理，(B)培養装置の外観，(C)MG63から構築した３次元組織（左：TB染色，右：核染色），Bar：50μm

スク状の培養ベッセルを，その軸方向を水平にセットし，軸回りにベッセルを回転する（図５(A)(B)）。ベッセル内にある細胞，組織は，重力により沈もうとする力と，ベッセルの回転に伴う培養液の流れによって浮き上がろうとする力を受ける。回転スピードを適当な値に調整すると，力のバランスにより，ぷかぷかと浮遊した状態で，細胞，組織は生育する。この原理を用いて，癌細胞[7]や肝臓細胞の組織の再生に成功している。今回，スクリーニング試験には，癌細胞 MG63 から構築した３次元組織（図５(C)）を用いた。

3.2　手培養によるスクリーニングプロセス

培養細胞を用いて薬剤に対する効果を見ようとする場合，２次元培養により得られた細胞と３次元培養により得られた組織とでは，そのスクリーニングプロセスにいくつかの違いがある。図６に手培養での３次元組織のスクリーニングプロセスの概念を示した。（図５(C)）で示したように，直径数ミリの均質な組織（この場合は癌細胞からなる組織）が多数，３次元培養により得られる。この評価を行うには，まず，多数の組織をディッシュなどに取り出し，１個１個ピペットなどを用いてピックアップし，マルチウエルプレートなどに移し替える作業《ピックアップ》が必要になる。その後，培養し，薬剤を投与し，その効果を見る。例えば，細胞数を評価するには，マルチウエルの一つ一つに金属ビーズとライセ―トバッファーを入れ，組織粉砕装置を用いて，組織を粉砕し，遠心の後，上澄みを採取し，DNA 量を測るなどの操作が必要になる。大

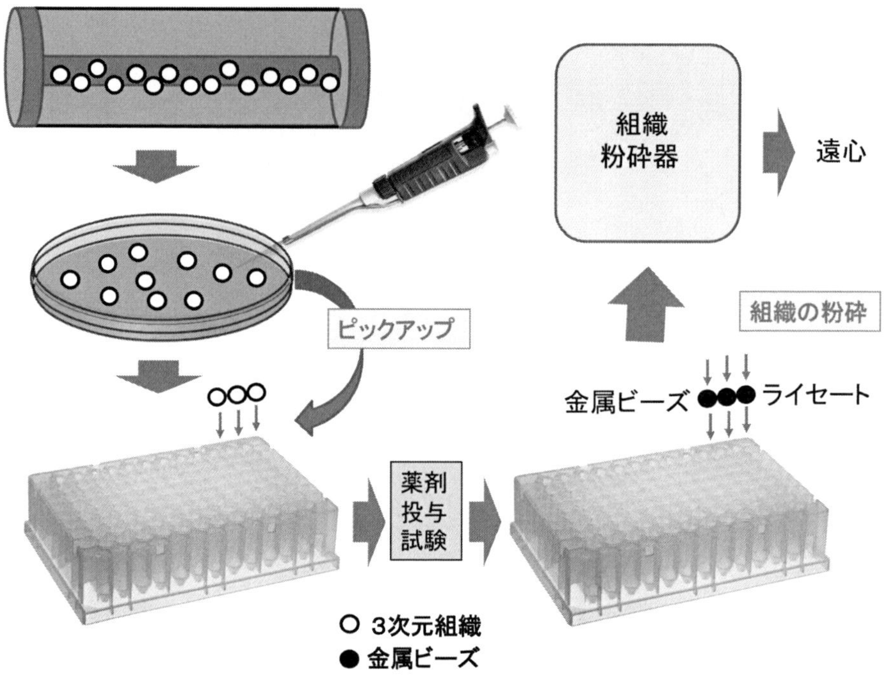

図6　手培養でのスクリーニングプロセス

ざっぱに，2次元培養で得られた細胞と3次元培養で得られた組織の評価の違いは，このピックアップと粉砕プロセスに代表されると考えてよい（図6）。

3.3　ピックアッププロセス

本システムの場合，大型の創薬用ベッセルを用いて多数の均質な組織を得ることができるが，構築した各々の小組織を96穴，あるいはそれ以上のマルチウエルプレートに分配する必要がある。図6に描いた「手培養のプロセス」に従えば，一つ一つの小組織をピンセットなどでつまみあげ，各ウエル位置まで移動し，ウエル底にセットする作業が必要である。しかし，この手作業によるプロセスは，硬い物質をつまむのではなく，柔らかく壊れやすいつるつるした細胞組織塊をつまみ，移動させ，ウエル底で離すという作業であり，熟練した作業者労働による操作が不可欠であり，また人為的ミスの可能性も大きくなる。こういう作業こそ自動化するべきで，我々は，以下のようなコンセプトに基づきピックアップシステムを構築した（図7）。

まず，細胞組織塊は，通常の固体と違って，柔らかく崩れやすい。培養液中に存在するので，ピンセットにしろ，あるいは，マイクロピペットにしろ，組織塊をつかもうと近づけると培養液の流れが生じ組織塊が逃げてしまう。そこで，培養皿表面に加工を施した培養器（ディンプル：ここではAGC テクノグラスのEZSPHERE® を用いた）を用いて，この難点を克服できた（図8）。組織塊をつまみあげようとするとき，組織塊一つ一つをシステムが認識する必要があ

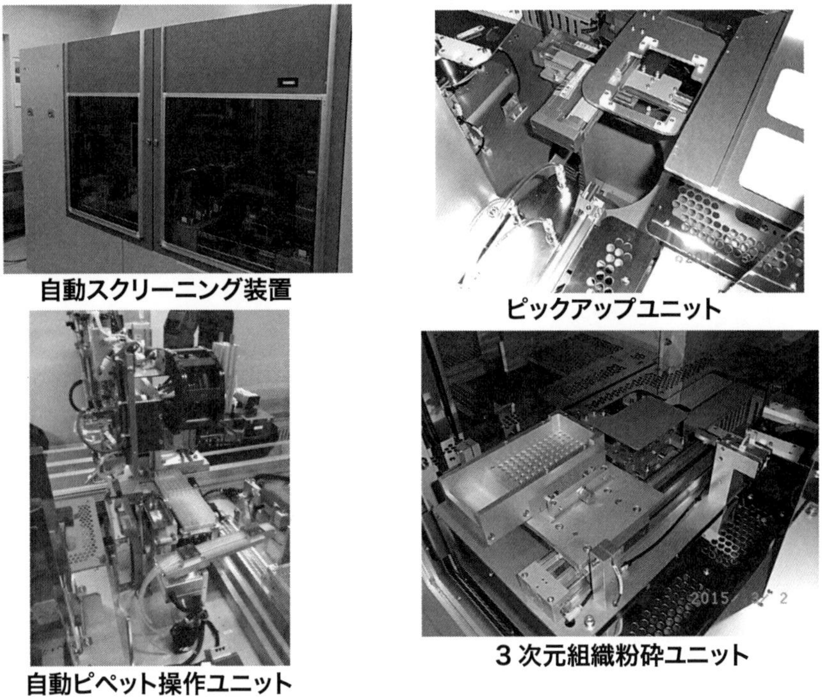

図7　自動スクリーニングシステム

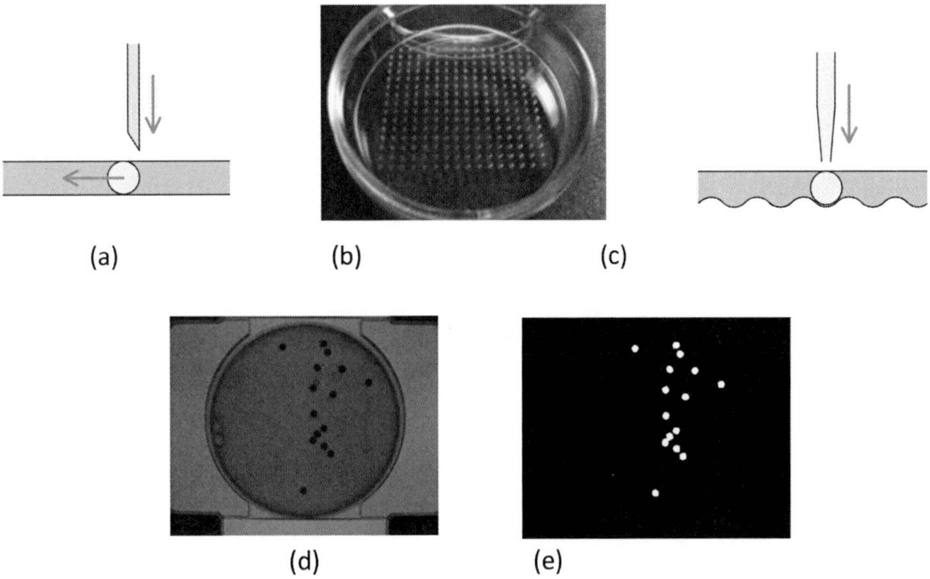

図８　(a)通常の吸引によるピックアップ，(b)ディンプル（EZSPHERE®），
(c)ディンプルを用いたピックアップ，(d)ディンプルディッシュ上の複数組織，
(e)可視化したディンプル上の複数組織サンプル（(d)と同じサンプル）

る。上述したように，培養皿表面は平滑でなく，でこぼこしているので，カメラでとらえようとすると，その凹凸が邪魔をする。画像処理上のパラメータを最適化することにより，図のように組織塊を克明に切り分けることができた。位置の認識ができたので，組織塊を持ち上げる操作を，針やマイクロチップを用いて試した。マイクロチップを吸引しながら，組織塊に近づけることにより，確実に組織塊をキャッチし移動させることができた。

3.4　粉砕プロセス

２次元ディッシュで培養した場合，細胞のモルフォロジーは顕微鏡などにより極めて鮮明に観察でき，トリプシンなどにより簡便に細胞から剥がすことができるので，細胞数，その他ELISAなど，決まったプロトコールに従えば観察，測定することができる。しかし，３次元組織となると，お決まりのプロトコールが用意されているわけではない。自分で，各々組織や目的にあったプロトコールを作っていく必要がでてくる。３次元組織では，２次元培養のように細胞が培養皿に接着タンパク質を介して，接着しているだけではない。より生体内の環境に近い３次元培養法により構築した組織は，細胞間の接着，インテグリンやマトリックスタンパク質を介した接着の他にカドヘリンを介したタイトな接着などが存在し，トリプシンなどの酵素だけでは組織をばらばらの単一の細胞に砕くことができない場合が多い。細胞数を評価するためにDNA量を測定するとか，肝臓細胞などではCYP活性を測定するとか，といった評価では，専用のウエルプレートに，組織とライセートバッファー，そして金属ビーズを入れ，もれないようにウエルに蓋をし，細胞破砕装置により垂直方向への激しい振とうにより粉砕後，遠心により上澄みを集め，DNA量などの評価系に移る。このプロセスは，金属ビーズを入れる操作，ウエルに蓋をタイトにつける操作，専用プレートを粉砕機にセットする動作など，極めて慎重に行う必要があ

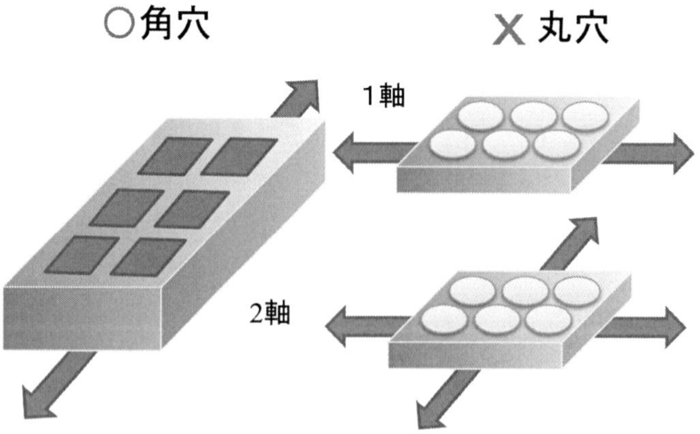

図９　粉砕システム
丸穴で１軸，２軸方向への振とうでは３次元組織の粉砕はうまくできないが
角穴で１軸方向への振とうで３次元組織はうまく粉砕できる。

り，しかも時間がかかり効率が悪い。我々は，ピックアップ装置により組織をマイクロプレートに入れた後，金属ビーズを各ウエルに自動的に入れ，蓋をすることなく水平方向に振とうすることにより組織を効率よく粉砕する手段を模索した。図9に示すような丸型のウエルでは，1軸方向への振とう，2軸方向への振とうを試みたが，ビーズがウエル横面に沿って回るだけで，組織を壊す効果は小さかった。そこで，丸型のウエルを諦め，四角形のウエルを用意し組織の粉砕を試みたところ，1軸方向への振とうを行うだけで，組織を均質に壊すのに十分な効果を得ることができた。

3.5　自動スクリーニング装置と手培養との比較

3次元組織を用いたスクリーニングに有用と考えられるピックアップユニット，3次元組織粉砕ユニットを装備した自動スクリーニング装置が完成したので，本装置の有効性を確認するため，手培養との比較を行った。細胞は，ヒト骨肉腫由来細胞株MG63を用い，足場材料としてコラーゲンスポンジ（オリンパステルモバイオマテリアル社製「テルダーミス」）を用いた。培地はDMEM（High Glucose）+10％ FBS + Anti-Antiを用い，懸濁液を作った後で，テルダーミス80個を入れ　10分間陰圧（100 mmHg）条件を維持した（予想される1組織内の初期細胞はMG-63 0.53 × 10^6 cells/ Φ 3.0㎜），その後，3時間程度静置培養した後，12日間回転培養を行った。次に各組織をピックアップユニットにより角穴96 well deep plateへ移した後，抗がん剤Doxorubicin Hydrochloride（SIGMA）を投与し，最終濃度final 0，1，10 μg/mlになるよう調製した。24時間経過した時点で，3次元組織粉砕ユニットを用いて組織をライセ―とバッファー中で粉砕し，遠心の後上清を用いてDNA量を測定した。この操作を手培養でも同時に行った。3回の独立した実験結果（図10）から，自動スクリーニング装置と手培養で結果に差はなかった。このことは，本システムの有効性を意味している。

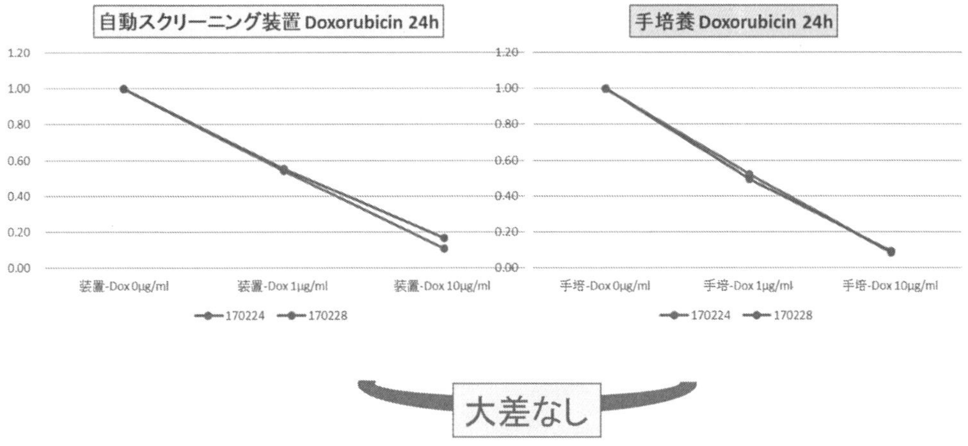

図10　自動スクリーニング装置と手培養の比較

4　結語

現在，さまざまな研究グループが３次元組織の構築方法の開発に取り組んでいる。本章で取り上げた３次元浮遊培養はその中の一つである。しかし，それを用いた再生医療や創薬スクリーニングなどを行おうとすると，細胞が集合し塊になったものを扱う技術の共通部分は多い。ピペットで培地交換をする操作は完全閉鎖系では独自の手法が必要となる。マイクロピペットで３次元組織を培養液ごと吸っていた操作は，ピックアップ動作にとってかわる。２次元培養で，トリプシンを入れて温めるだけで剥がれてくれていた細胞は，塊になってしまうとそうはいかない。創薬スクリーニングでは，どうしても粉砕という作業が必要となる。今回開発した自動スクリーニング装置は，回転浮遊培養をベースに構築したが，３次元組織であるが故に行わなければならない操作は，さまざまな３次元培養システムにおいても共通するものであると考えている。本解説が３次元組織を扱う技術者の一助となれば幸いである。

文　　献

1） Ohyabu Y., Kida N., Kojima H., Taguchi T., Tanaka J., Uemura T., *Biotechnology and Bioengineering,* **95**(5), 1003-1008 (2006)

2） Yoshioka T., Mishima H., Ohyabu Y., Sakai S., Akaogi H., Ishii T., Ochiai N., Kojima H., Tanaka J., Uemura T.. *Journal of Orthopaedic Research,* **25**, 1291-1298 (2007)

3） Sakai S., Mishima H., Ishii T., Yoshikawa T., Ohyabu Y., Fei C., Ochiai N., Uemura T., *Journal of Orthopaedic Research,* **27**, 517-521 (2009)

4） Kobayashi S., Takebe T., Inui M., Iwai S., Kan H., Zheng Y. W., Maegawa J., Taniguchi H., *Proc. Natl. Acad. Sci. USA.,* **108**(35), 14479-14484 (2011)

5） Takebe T., Kobayashi S., Suzuki H., Mizuno M., Chang Y. M., Yoshizawa E., Kimura M., Hori A., Asano J., Maegawa J., Taniguchi H., *J. Clin. Invest.,* **124**(10), 4325-4334 (2014)

6） Takayama K., Morisaki Y,. Kuno S., Nagamoto Y., Harada K., Furukawa N., Ohtaka M., Nishimura K., Imagawa K., Sakurai F., Tachibana M., Sumazaki R., Noguchi E., Nakanishi M., Hirata K., Kawabata K., Mizuguchi H., *Proc. Natl. Acad. Sci. USA.,* **111** , 16672-16677 (2014)

7） Uemura T., *Nano Biomedicine,* **6**(1), 21-26 (2014)

第2章　バイオ3Dプリンタ「レジェノバ」を用いた三次元組織構築

秋枝静香*

1　はじめに

近年，再生医療分野をはじめとし，創薬及び動物実験代替法分野など，多くの分野で三次元組織構築技術が注目されており，各研究機関での開発が加速してきている。特に再生医療分野においては，医工連携・産官学連携による三次元組織構築の技術開発が進んできており，大学でのシーズ開発を実用化すべく，国内外の企業が産業化に向けて開発に取り組んでいる。我々もヒト細胞を用いた三次元組織の実用化を目指し，「細胞のみで移植可能な三次元組織を構築し，医療に貢献する」ことをミッションとしてサイフューズ社を立ち上げ，細胞のみから成る革新的な細胞製品の開発に取り組んでいる。

㈱サイフューズ（以下，「当社」）は，佐賀大学医学部臓器再生医工学講座の中山功一教授（当社共同創業者）が九州大学整形外科の大学院生時代に発明した「細胞だけで立体的な組織・臓器を作製する技術」をもとに，2010年に設立した再生医療のベンチャー企業である。

我々は中山らと共に足場材（スキャフォールド）を用いずに，細胞のみで立体的な組織・臓器を作製することが可能な三次元積層技術並びにバイオ3Dプリンタを開発し，再生医療及び創薬分野に応用可能な細胞製品の開発を行っている。開発したバイオ3Dプリンタは，ほとんどの細胞種が元来持つ細胞凝集現象を利用した細胞塊（スフェロイド）を用いるもので，その特性から様々な組織構築への応用が可能であり，現在共同研究先機関と共に複数の三次元組織開発に取り組んでいる。本稿では，当社が開発しているバイオ3Dプリンタを用いた三次元組織構築技術及びそれを用いた三次元組織の医療応用事例の一部について紹介する。

2　三次元組織の構築

一般的に，細胞を用いて三次元組織を構築するためには，細胞だけではなく足場となるスキャフォールドや細胞増殖因子が必要とされており，コラーゲンやゼラチンをはじめとする様々な人工材料を用いて三次元組織が作製されている。しかしながら，我々は，これまでの常識を覆し，細胞のみから立体的な組織を構築することに成功した。具体的には，前述の細胞凝集現象により得られる「スフェロイド」と呼ばれる数万個の細胞の塊を型枠または剣山「KENZAN」と呼ばれる治具上に立体的に積み立てることで，細胞だけで厚みのある立体的な組織・臓器を構築する

＊　Shizuka Akieda　㈱サイフューズ　取締役

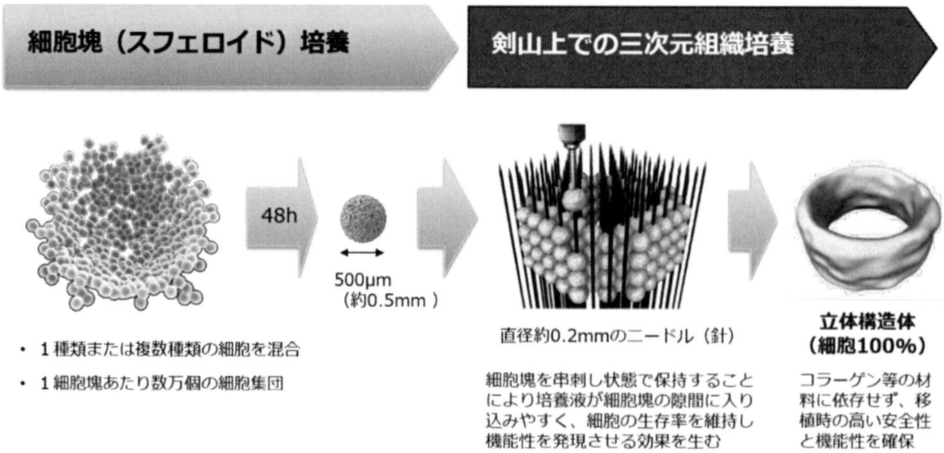

図１　当社プラットフォーム技術

ものであり，人工材料（スキャフォールドなど）を用いずに細胞のみで移植可能な大きな組織・臓器を作製できる点においては，世界でも他にない新規性と独創性を有しており，高い有効性と安全性が期待されている。本法では，スフェロイドと剣山を使用していることが一つの肝となっており，剣山上での培養を行うことで細胞同士が三次元的に相互作用する微小な環境を作るため，より生体に近い組織を構築することが可能である。

図１に示した当社プラットフォーム技術である，細胞塊（スフェロイド）を剣山上に積層していく工程をオートメーション化させた装置として，図２に示すバイオ３Ｄプリンタを澁谷工業㈱と共に開発した。開発した本バイオ３Ｄプリンタは，商品名「Regenova®（レジェノバ）」とし

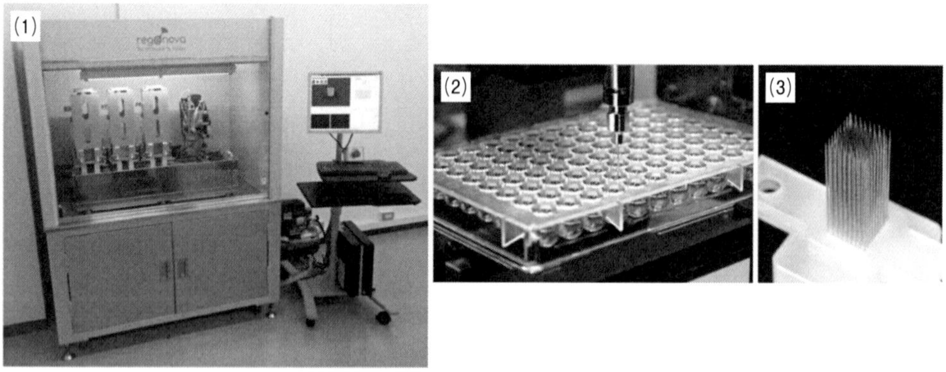

図２　バイオ3Dプリンタ「Regenova®」
⑴バイオ3Dプリンタ「Regenova®」（制御用コンピュータ，空気圧調製用エアコンプレッサを併設）
⑵96ウェルプレートからスフェロイドをピックアップする様子
⑶剣山の一例（写真は，9本×9本の針が並んだ剣山）

て現在当社から販売しており，国内外の複数の研究機関に販売実績を持つ。

3 バイオ3Dプリンタ

バイオ3Dプリンタは，近年，世界中の研究者たちがそれぞれの方式を用いて様々な用途に応用するべく開発がなされており，医療分野でも広く活用されている。例えば，①非生体適合性材料を用いたバイオ3Dプリンティングの例としては，治療用治具・医療機器部品への応用に使用されており，例えば患者様のCT画像を基に3Dプリンタで臓器の模型を作製し，手術手技の立案やシミュレーションに使用されている[1)]。②生体適合性材料を用いた例では，埋め込み型人工材料・人工臓器への応用が，③生きた細胞を含む場合のバイオ3Dプリンティングの例としては，細胞シートやスフェロイドと呼ばれる細胞塊を用いて細胞を積層造形するものがあり，様々な組織や臓器が作製されている。移植臓器の慢性的な不足や，創薬支援ツール及び毒性評価分野への応用の観点からも，より生体に近い立体的な組織を作製することを目的としてバイオ3Dプリンティング技術を用いた三次元組織の開発が加速している。

また，組織工学（tissue engineering）の分野においては，細胞の立体造形方法として3Dプリンタの概念を用いて，樹脂や金属の代わりに細胞や生体材料を積層する，“バイオ3Dプリンタ”と呼ばれる3Dプリンタの開発が国内外で加速している。バイオ3Dプリンタの積層方法には様々な方式があり，3Dプリントしたバイオマテリアルの足場に細胞を播種する方式や，ゼラチンなどの生体材料と細胞を混和したものをインクとして噴射する方式など，世界中の研究者がそれぞれ独自の方式を用いて，バイオ3Dプリンタを開発している。現在，市販されているバイオ3Dプリンタの一例を表1に示す。

バイオ3Dプリンタは言わば細胞加工設備（装置）の一つでもあり，バイオテクノロジーや自動化技術分野などにおける我が国の高い技術力と競争力を発揮できる分野の一つでもあると考える。再生医療業界の市場規模は，海外では既に市場の急速な拡大が進んでおり，経済産業省の調査報告によれば，全世界で2020年：1.0兆円，2030年：12兆円，2050年：38兆円規模，日本国内はその約1/10と言われており，2020年：950億円，2030年：1.0兆円，2050年：2.5兆円規模と予測されている[2)]。この中で，バイオ3Dプリンタのような細胞の三次元積層技術が必要とされる領域は，市場の1/3超と見込まれており，この分野での技術開発は，医療及び産業分野における日本の国際競争力向上に大きく寄与するものと考えられる。

表１　国内外で市販されているバイオ3Dプリンタの一例

Logo	Company	Location	Model	Technology	Material	HP
CYFUSE	**Cyfuse**	**Tokyo, Japan**	**Regenova** 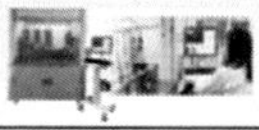	Kenzan	Cell, Spheroids	cyfusebio.com
ALLEVI formerly BioBots	Allevi	Pennsylvania, US	BioBot 1 (Allevi 2) BioBot 2 (Allevi 6) 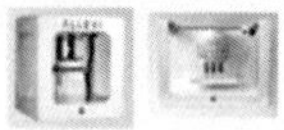	Extrusion -based	Matrix (Alginate, Collagen, Gelatin etc) Sacrificed reagent Supported reagent (PCL, PLGA)	biobots.io
Anyprint	Anyprint	Qingdao, China	3D Bio printer 3DP Printer 3D Organ Printer 3D Bio-printer (primary) 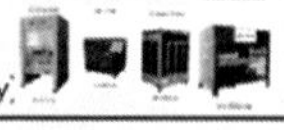	Extrusion -based	Cell, Biomacromolecule,	3danyprint.com
CELLINK	Cellink AB	Gothenburg, Sweden	CellinkBioX 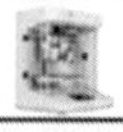	Inkjet-based, extrusion -based	Hydrogel, Cell	Cellink HP
ENVISION	Envision TEC	Germany, China, USA	3D-Bioplotter 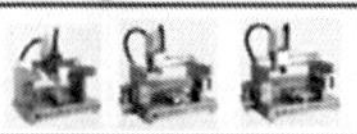	Extrusion- based	Hydrogel, Silicon, Ti, Chitosan	envision HP
GESIM	GeSim	Dresden, Germany	Bioscaffolder 2.1 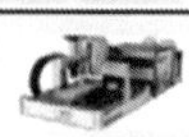	Pneumatic compression, Piezoelectric lift	Hydroge, Collagen, Sodium Alginate, CPL, PLA	Gesim HP
organovo	organovo	California, US	NovoGen Bioprinter 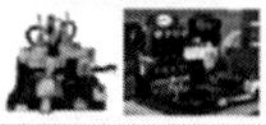	Extrusion- based	Bio-ink	organovo.com
regenHU	RegenHU	Villaz-Saint-Pierre, Switzerland	3D-Discovery 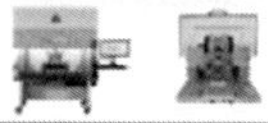	Extrusion -based	Bio-ink	regenhu.com
Regenovo	Regenovo Biotecnologies	Hangzhou, China	Bio-Printer-Lite, -Pro, -WS 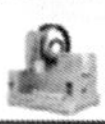	Extrusion -based	Biomedical polymer material, Cell, Hydroge	regenovo.com
ROKIT	Rokit	Korea	ROKIT INVIVO 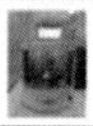	Dual extruder -system, Ink jet	Bioinks Powder Mixtures Hydrogels	3disonprinter.com
3DS 3DYNAMIC SYSTEMS	3Dynamic Systems	Bridgend, England	Alpha,Omega 3D Bioprinter 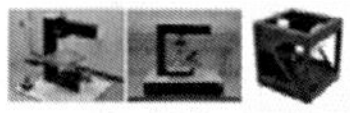	Extrusion -based	Hydroge, Polycaprolactam lactone, PLA, PGA	3Dynamic sytems

4　「KENZAN方式」バイオ３Dプリンタ

我々が共同開発したバイオ３Dプリンタ「Regenova®（以下，レジェノバ)」は，仮止めの役割を担う“剣山”と呼ばれる治具に，細胞の凝集塊（スフェロイド）を積層していく装置であり，その積層方法から「KENZAN方式」と呼ばれている。また，我々はこのバイオ３Dプリンタで得られた組織のことを細胞構造体，もしくは立体構造体と呼んでおり，その作製方法は，以下の通りである。

まず，低接着性の96ウェルプレートまたは384ウェルプレートに数万個の細胞を播種する。数日間培養後，細胞がウェル内で凝集し，球状の細胞凝集塊（スフェロイド）が得られたところで，これらスフェロイドの入ったウェルプレートと，作製したい細胞構造体の３Dデータをバイオ３Dプリンタにセットし，積層を開始する。我々が開発したバイオ３Dプリンタ「レジェノバ」は，カメラでスフェロイドを検知し，吸着ノズルでウェルプレートからスフェロイドを一つずつピックアップし，剣山の針の上に積層していく。スフェロイドの積層終了後，培地中で数日間培養し，スフェロイド同士が融合した後に剣山から細胞構造体を抜去することで，細胞のみ

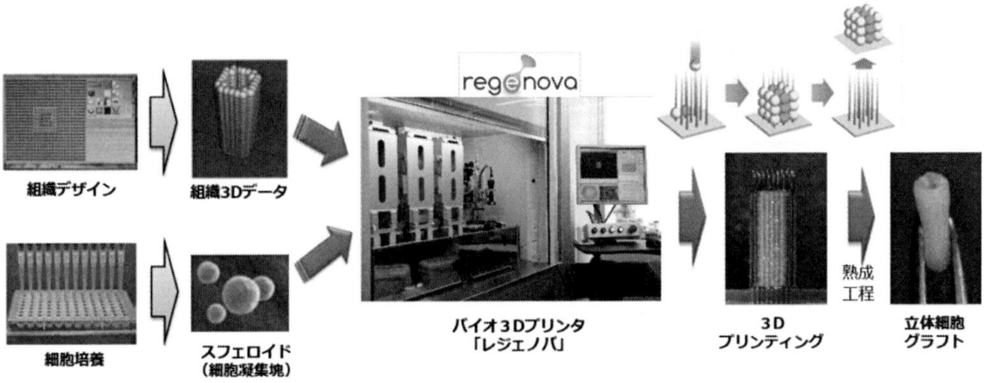

図3　バイオ3Dプリンタ「Regenova®（レジェノバ）」での積層例

からなる立体構造体を得ることができる（図3）。

この方式を用いて作製した三次元組織の特徴としては，生体材料など細胞の足場となる物質（スキャフォールド）を含まない細胞のみから成る立体的な組織であるため，移植時に感染性や異物反応などが低減されること，また細胞が本来持つ自己組織能が十分に発揮されること[3]などが強みである。

スフェロイドを用いた本技術は，複数種類の細胞を組み合わせた立体構造体を作製することも可能であり，心筋や肝臓，腎臓，皮膚など様々な組織や臓器の構築，組織再生への応用も可能である。また，できた細胞構造体同士を連結させて培養することで，数センチ単位の大きな組織を作製することも可能であり，作製できるデザインは多種多様である（図4）。

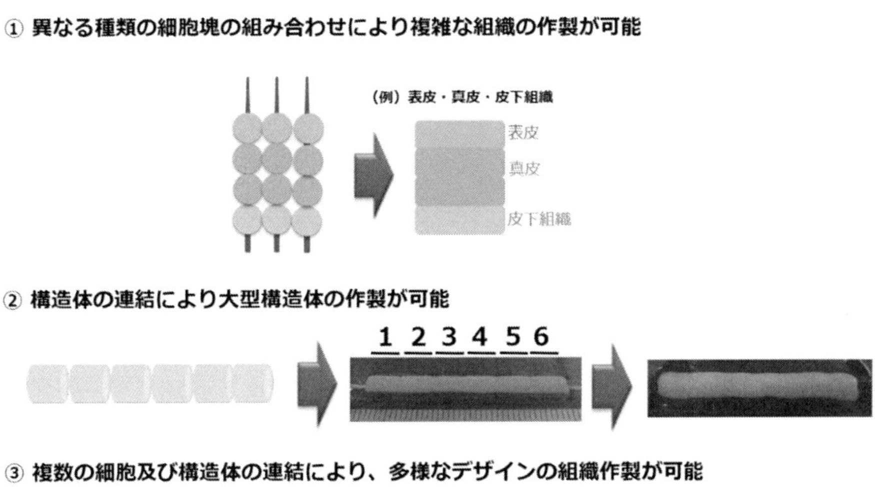

図4　当社基盤技術の強み

実際，既に国内外で，様々な組織再生の研究開発にこのバイオ3Dプリンタ「レジェノバ」が使用されている。現在，当社でも，バイオロジーとエンジニアリングを融合した独自の基盤技術を用いて，骨軟骨・血管・神経再生をはじめとする様々な組織の製品開発を進めると同時に，病気のメカニズムを解明する病態モデル，新薬の有効性・毒性・代謝などを評価するスクリーニングツールとしての実用化も進めている。本稿では，その一例として細胞製小口径人工血管及び細胞製神経導管（Bio3 D Conduit）の臨床開発事例について紹介する。

5　バイオ3Dプリンタを用いた臨床開発事例

5.1　細胞製人工血管の開発

既存の人工血管を用いた治療法においては，いくつかの課題点を有することが知られている。例えば，抗血栓性や抗感染性についての懸念点を有することや，口径6mm未満の小口径人工血管では流量が少なく詰まりやすいことが課題として残されており，実用化に乏しいのが現状である。そのため，高い抗血栓性や抗感染性を持った，より生体に近い小口径人工血管の開発が望まれている。そこで我々は，よりよい人工血管の開発を目指し，（国研）日本医療研究開発機構（AMED）の支援のもと，佐賀大学と京都府立医科大学と共同で，本バイオ3Dプリンティング技術を用いた細胞製人工血管構造体の開発に取り組んでいる。本開発では，ヌードラットでの基礎研究結果をもとに[4)]，細胞のみからなる小口径の人工血管を臨床応用することを目的とし，使用する細胞種の検討及び，更に大型でかつ強度を持つ血管構造体を作製すべく，構造体の作製方法や循環培養方法を検討している。その結果，移植に耐えうる，長くて強度のある構造体を得ることに成功してきている。具体的には，培養方法と培養に使用する治具を開発し，長期間培養することにより，native血管様のマトリックス層構造を呈し，ヒトの血圧の数十倍の耐圧強度を持った構造体が得られるようになったこと，更には，前述の通り，複数の細胞構造体を接触させた状態で並べて培養することにより細胞構造体同士を連結することで従来よりも長い血管を作製することが可能となった。長くて強度のある血管構造体を作製できるようになった結果，中大動物への移植が可能となったため，現在，ミニブタ動静脈シャントモデルを用いた移植試験を実施しており，安全性と有効性を確認中であり，2019年の臨床入りを目指し開発を行っている。

5.2　細胞製神経導管（Bio 3 D Conduit）の開発

末梢神経損傷受傷者は，交通事故に遭遇する患者の約5分の1，工場勤務の作業員など職業災害の受傷例に多く見られ職業復帰できない受傷例が，国内外で年間数～数十万症例発生していると言われている。末梢神経損傷を受傷した患者は，自分の意志で手を動かすことができず，しびれや痛みで苦痛を抱え，運動麻痺と知覚麻痺，神経損傷による強い疼痛のために就労困難となる場合や社会的な活動が制限されることもある。そのため，神経を修復する手術的治療が必要であり，神経損傷が直接縫合可能な場合には神経縫合を行うが，欠損部が大きく直接縫合できない場

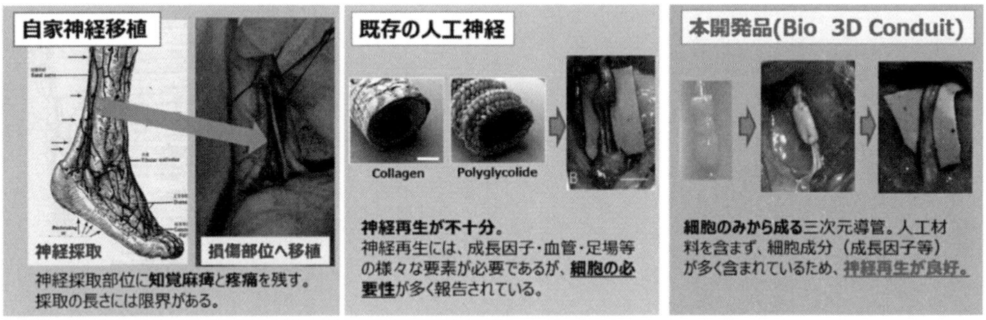

図5　末梢神経損傷の治療法例

合には自家神経移植や人工神経を移植することになる。自家神経移植では神経の採取部位に知覚麻痺と疼痛を残すことになり，損傷部位の末梢神経を治療するために健常部位を犠牲にして健常部に障害を残すという課題点があり，また，自家神経移植には採取部位が限定されることや採取量に限界があることも問題点である。この問題を解決するために様々な素材の人工神経の開発も行われているが，現在市販されている人工神経はコラーゲンやポリグリコール酸などの材料からなるもので，末梢神経再生に最も重要な細胞が含まれた神経導管は未だに存在していない。

そこで我々は，AMEDからの支援のもと，京都大学整形外科と共に，本バイオ3Dプリンティング技術を用いた細胞製人工神経導管（Bio3D Conduit）の開発に取り組んでいる。我々はこれまでに，バイオ3Dプリンタを用いて，線維芽細胞のみで作製した細胞構造体（細胞製神経導管：Bio 3D Conduit）を開発し，神経損傷モデルの動物に移植後，良好な神経再生が見られたことを報告した[5]（図5)。本技術の特色は，①異種動物由来のスキャフォールドや生体材料を使用しない高い安全性を有する点，②細胞のみで立体的な細胞構造体を作製できる点，③従来の人工神経よりもはるかに高い再生能力を有する点において他技術を凌駕している。これまでの研究開発において，ラットでの神経再生を確認，その後，中大動物での安全性・有効性試験を実施しており，良好な結果が得られてきている。本技術を早期に実用化すべく，現在，京都大学と当社で早期の臨床入りに向けて開発を進めている。将来的には，「三次元神経導管」の再生医療等製品としての国内承認と海外での承認取得を目指し，日本初の本技術製品を広く国際展開し，世界の医療へ貢献することを目標としている。

その他にも，国内外の共同研究先と共に，脊髄損傷や心筋，肝臓，泌尿器，皮膚など様々な組織の構築，組織再生への応用にも取り組んでいる。またバイオ3Dプリンタで作製した細胞構造体を用いた毒性評価ツールの開発も行っており，製薬会社などと共に開発を進めているところである。本バイオ3Dプリンティング技術を用いたシーズ開発は再生医療分野のみならず，創薬分野や動物代替法分野においても大いに注目されている。

6 今後の展開

現在，当社から販売しているバイオ3Dプリンタは研究用装置であり，臨床には使用できない。そのため，現在，我々は血管シーズをはじめとする臨床シーズに対し，臨床用積層装置の開発に取り組んでいる。当社のシーズ開発においては，現行機「レジェノバ」をベースとした積層装置を既設の細胞調整センターに設置可能な機構に改良し，臨床用製造装置として使用可能な仕様を備えた装置として，開発を進めている。具体的には，主に汚染制御，品質管理への対応を施し，下記の点を考慮の上，製造施設と十分に調整しながら，臨床向け製造体制を整備しているところである。下記に，臨床機対応として留意している点をいくつか例示しておく。

・設置する細胞調整センターへの設置要件を満たすこと。

・装置内清浄度を管理し，異物混入への対策を講じること。

・チェンジオーバーにおける清掃・部品交換・除染を考慮すること。

上記以外にも製造工程における記録の管理など，必要な要件について精査の上，装置開発を進めている。

今後は臨床機開発の他，現行機よりも小型で高速対応可能な，簡易型のバイオ3Dプリンタの開発及び産業用装置の開発も視野に入れ，当社剣山方式を用いたバイオ3Dプリンタの要素技術開発に取り組んで行く予定である。バイオ3Dプリンタの市場は，今後，再生医療，創薬，がん，組織工学分野などにおいて，更に加速していくものと考えている。

7 おわりに

我々は革新的な三次元組織再生技術の実用化を通じて，医療の飛躍的な進歩に貢献するというミッションのもと，独自のバイオ3Dプリンティング技術を国内外に普及させ，医工連携・産学官連携で様々な再生医療シーズ（細胞製品）を生み出していくことを目指している。当社では，バイオ3Dプリンタの装置開発のみならず，周辺技術開発及び装置を用いたシーズの創出・実用化に注力しており，開発した三次元組織の実用化に向けて開発を進めている。

当社技術を通じて，日頃ご協力頂いている開発パートナーや高度な専門性を有する多くの企業様，試薬・資材・検査機器などを扱う関連企業様，再生医療イノベーションフォーラム（FIRM）などの業界団体の皆様と共に，この日本発の本技術を世界へ発信し，世界中の医療の進歩に貢献しながら，日本の産業界全体を活性化させていければと考えている（図6）。「細胞だけで立体的な組織・臓器を創る」，この世界に先行する日本発の当社技術を用いて，様々な分野の研究者の知恵をFusionさせながら，本開発に携わるすべての人が幸せな道を歩むことができるよう全力で取り組んで参る所存である。

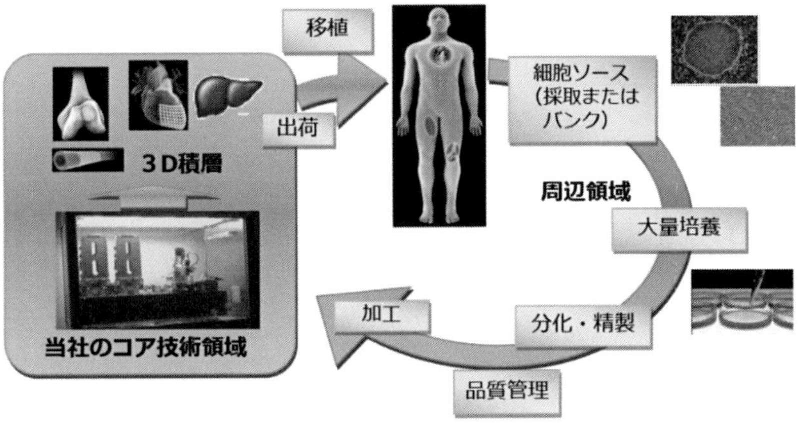

図6　当社のコア技術領域
多くの企業・医療機関との連携が必須である。

謝辞

本稿で紹介した臨床開発事例は，（国研）日本医療研究開発機構（AMED）の「未来医療を実現する医療機器・システム研究開発事業」並びに「橋渡し研究戦略的推進プログラム」の御支援を受け開発しているものである。御支援頂いているAMED，並びに上記AMEDプロジェクトの共同研究先である京都大学，京都府立医科大学，佐賀大学，他関係者の皆様に感謝申し上げます。

文　献

1) M. Kusaka *et al., Transplantation Proceedings,* **47**(3), 596-599 (2015)
2) 経済産業省報告書，「国内外の再生医療の周辺産業の将来市場規模予測」
3) L. Moldovan *et al., Current Opinion in Biomedial Engineering,* **2**, 124-131 (2017)
4) M. Itoh *et al, PLoS ONE,* **10**(12), e0145971 (2015)
5) H. Yurie, R. Ikeguchi, T. Aoyama, Y. Kaizawa, J. Tajino, A. Ito *et al., PLoS ONE,* **12**(2), e0171448 (2017)

【第Ⅳ編　応用展開】

第1章　iPS細胞を用いたヒト肝臓オルガノイドの創出技術

谷口英樹*

1　はじめに

従来の再生医学研究が目指していたのは，機能的なヒト細胞を創り出すことであった。すなわち，例えば肝細胞の場合，器官発生プロセスにおいて重要な役割を果たしている分化因子を段階的に作用させることにより，iPS細胞→内胚葉細胞（difinitive endoderm）→肝内胚葉細胞（hepatic endoderm）→未熟肝細胞様細胞（inmature hepatocyte-like cell）→肝細胞様細胞（hepatocyte-like cell）へと，順次，分化を誘導する方法である。

しかし，この方法では，肝内胚葉細胞以降の分化誘導効率が著しく低下すること，最終産物である細胞の機能が低いこと，肝細胞様細胞の生体内での機能が十分に確認できないことなどの諸問題が存在した。つまり，この方法で創出可能である細胞はあくまでも肝細胞様細胞（hepatocyte-like cell）であり，必ずしも機能的な肝細胞（hepatocyte）とはいえない状況であった。

最近，我々はヒトiPS細胞由来肝内胚葉細胞を材料として，血管内皮細胞と間葉系細胞との共培養による3次元的なヒト肝臓原基（肝芽：human iPS-derived liver bud：hiPSC-LB）の人為的創出法を開発した[1,2]。そして，このようなヒト肝芽の移植により，生体内において機能的なヒト肝臓の創出が可能であり，この方法が肝疾患に対する有効な治療手法となることを明らかにしている。本稿では，我々が取り組んでいるヒト肝芽の人為的な創出技術と新たな治療コンセプト（proof of concept；POC）の提案について紹介する。

2　器官発生プロセスの再現によるヒト立体臓器の創出

我々は，iPS細胞からヒト肝臓を創出することを目標として，まず最初に*in vitro*において器官発生過程で生じる細胞間相互作用を再現し，ヒト肝臓原基（肝芽）を創出することを試みた（図1)。そして，そのヒト肝芽を移植し，*in vivo*において血液灌流を生じさせて成熟化を促し，機能的なヒト肝臓へと分化誘導することを試みた。

さまざまな条件を検討し，ヒトiPS細胞由来肝内胚葉細胞，ヒト血管内皮細胞，ヒト間葉系細胞を共培養することにより，直径数mm大のボール状の3次元的立体組織が自律的に形成されることを見い出した（図2)。驚くべきことに，このボール状組織の内部には，間葉系細胞によ

＊　Hideki Taniguchi　横浜市立大学　大学院医学研究科　臓器再生医学　教授

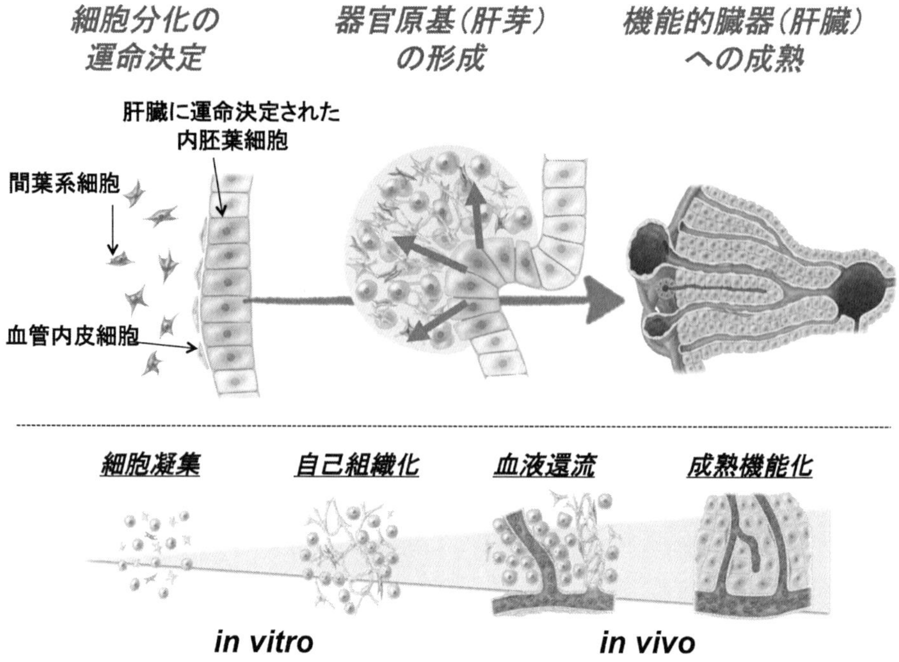

図１　肝臓の発生過程

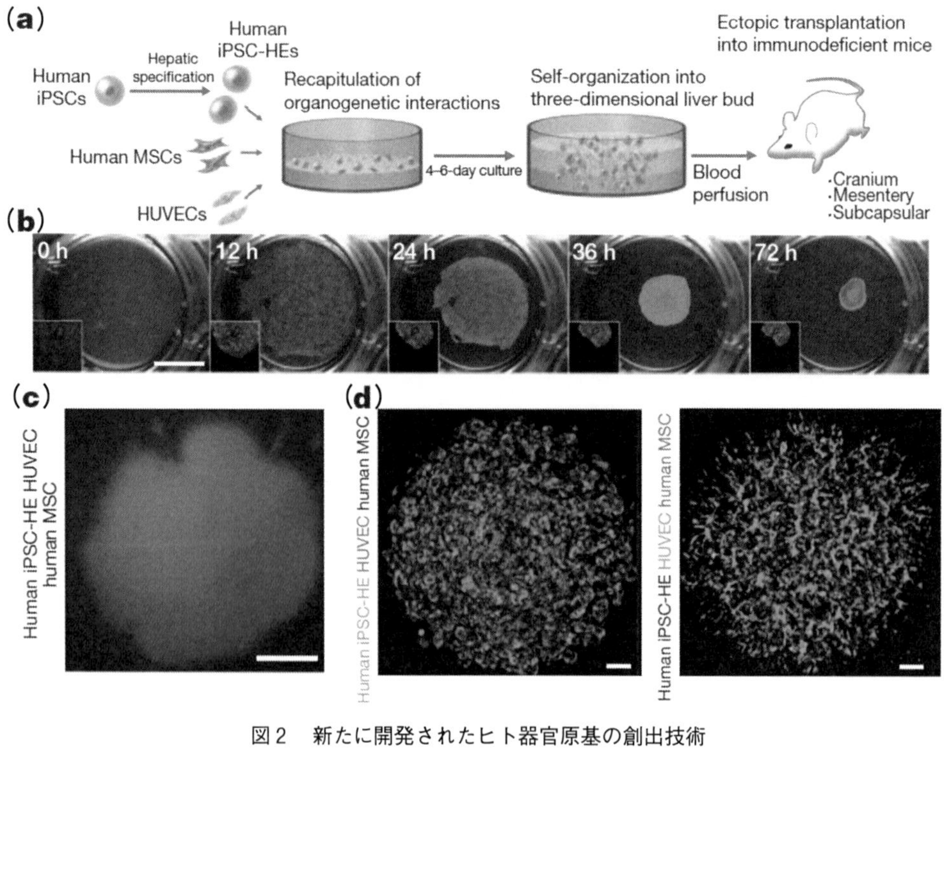

図２　新たに開発されたヒト器官原基の創出技術

り裏打ちされた血管内皮細胞による網目状の管状構造体が僅か数日以内に形成され，iPS細胞由来肝内胚葉細胞がそれらに沿って配置されることが判明した（図2)。

この3次元構造体は，マイクロアレイによる包括的遺伝子発現解析や組織学的解析により，肝臓発生の初期段階，すなわちヒト肝芽であることが示唆された。また，フローサイトメトリーを用いた定量解析により，ヒトiPS細胞由来細胞の約70％が肝細胞系列へ分化していることが明らかとなった。以上より，肝臓の器官形成に関連する複数の異種細胞間の相互作用を活用することにより，*in vitro*において立体的なヒト肝芽（human iPS-derived liver bud：hiPSC-LB）の創出が人為的に可能であることを証明した[1]。

このhiPSC-LBを機能的なヒト肝臓へ成熟化させることを目的として，免疫不全マウスへ移植することにより，生体内における血液灌流の誘導を試みた（図3)。その結果，驚くべきことに移植後の極めて早い時期（48～72時間以内）に，hiPSC-LB全域に血液灌流が効率良く生じることが判明した。hiPSC-LB内部に移植前から血管網が形成され始めているため，新生血管系とホスト血管系との吻合が極めて効率良く生じるためと思われる。

移植後60日後のhiPSC-LBの組織学的解析では，ヒトアルブミン・CK8/18・ZO-1・ASGR1などを発現するヒトiPS細胞由来肝細胞が索状構造を形成していることが明らかとなった。さらに，hiPSC-LBを移植した免疫不全マウスの血清中にヒト型アルブミンやα1アンチトリプシンが分泌されていること，ヒト肝細胞特異的な薬物代謝産物が存在していることなどが確認されており，移植したhiPSC-LBが機能的なヒト肝臓へ成熟したことが示唆された。すなわち，ヒト器

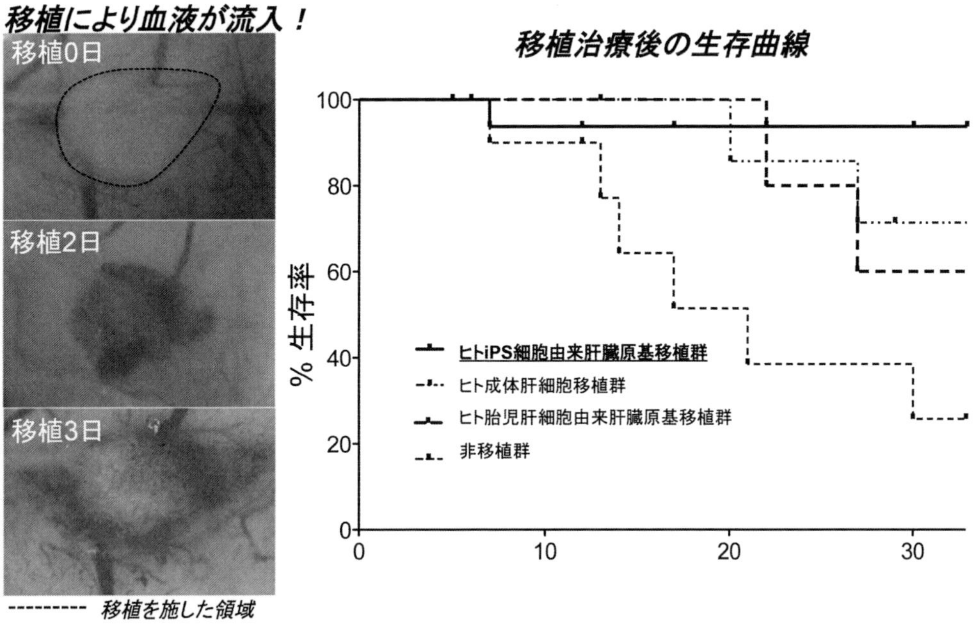

図3　肝不全モデルマウスにおけるヒトiPS細胞由来肝臓原基移植の治療効果

官原基を移植し，ホストの生体内環境を活用して機能的なヒト臓器へ育てることが可能であることを明らかにした[1]。

この器官原基移植法（organ bud transplantation）による治療効果を検証することを目的として，亜急性劇症肝炎モデルを免疫不全マウスを用いて作製し，hiPSC-LB 移植による生存率の改善効果を検討した。その結果，30 日後の生存率は，非移植群では約 30 % であったのに対し，移植群では 90 % 以上であった。すなわち，器官原基移植という新しい治療概念が有効な治療法となり得ることが明らかとなった（図 3）[1,2]。

3　ヒト臓器創出技術の創薬プロセスへの応用

このようなヒト臓器の創出技術は再生医療領域だけではなく，さまざまな創薬プロセスへの応用が期待されている。すなわち，より生体内の状態に近いヒト組織をルーティンに使用したり，中枢神経組織のように臨床検体が入手困難なヒト組織を使用したり，さまざまな疾患組織を人為的に創出したりすることにより，薬効評価や毒性評価への応用が大きく展開することが期待されている。

従来，活用が進められてきたヒト細胞の創薬利用と比較して，3 次元的な組織構造を有するヒト臓器の創薬利用は大きな優位性を有していることが容易に推測されている。すなわち，細胞極性が再現されることにより細胞機能が適正に発揮されるようになることや，細胞間相互作用の影響を検討可能となることや，細胞間伝播や細胞外マトリックス沈着など組織レベルで解析する必要がある評価指標を設定できるようになることなど，3 次元的な組織構造を有するヒト組織・臓器の利用メリットは極めて大きい。

実際，例えば，これまで有効なウイルス生活環の再現が困難であるとされてきた B 型肝炎ウイルス（HBV）の *in vitro* 感染系の構築において，我々が人為的に創出した hiPSC-LB を使用することにより，従来のプライマリ・ヒト肝細胞培養系と比較して，高い感染効率や感染性 HBV の長期間にわたる再放出などを担保した新規感染系の構築が可能となることが判明している（未発表データ）。また，従来は困難であるとされてきた非アルコール性脂肪性肝疾患（NAFLD；non-alcoholic liver disease）モデルが構築できることなども明らかになってきており，hiPSC-LB を用いた肝臓疾患の *in vitro* モデルの構築が進むものと思われる。これらの新規 3 次元培養系を創薬プロセスに活用するためには，厳密な再現性担保・安定的供給・適正コストでの製造などが望まれている。

4　おわりに

我々は，ヒト iPS 細胞由来肝内胚葉細胞を材料として，血管内皮細胞と間葉系細胞との共培養による，3 次元的なヒト肝芽の人為的創出法を開発した。そして，ヒト肝芽移植による生体内における機能的な肝臓創出が肝疾患に対する有効な治療手法となることを示した。

iPS細胞から器官原基を創出し，それらを患者の生体内に移植することにより，機能的なヒト臓器を *in vivo* で創出するという新しい治療概念は，肝臓領域だけではなく，膵臓や腎臓など他の臓器領域や疾患領域においても有効性が大いに期待できる[3)]。今後，肝臓以外のヒト臓器の人為的再構成においても，本法のようなヒト器官原基の創出やそれらを用いた移植法の開発を強力に推進する必要性があると思われる。

文　献

1) Takebe T, Sekine K, Enomura M, Koike H, Kimura M, Ogaeri T, Zhang RR, Ueno Y, Zheng YW, Koike N, Aoyama S, Adachi Y, Taniguch H, *Nature,* **499**, 481-484 (2013)
2) Takebe T, Zhang RR, Koike H, Kimura M, Yoshizawa E, Enomura M, Koike N, Sekine K, Taniguchi H, *Nat. Protoc.,* **9** (2), 396-409 (2014)
3) Takebe T, Enomura M, Yoshizawa E, Kimura M, Koike H, Ueno Y, Matsuzaki T, Yamazaki T, Toyohara T, Osafune K, Nakauchi H, Yoshikawa HY, Taniguchi H, *Cell Stem Cell,* **16**, 556-565 (2015)

第2章　ES/iPS細胞を用いたミニ小腸の作製

阿久津英憲[*1]，川崎友之[*2]，土屋勝則[*3]

1　はじめに

多能性幹細胞は自己複製能と外胚葉・中胚葉・内胚葉組織のあらゆる組織へ分化する分化多能性を持つ細胞であり，発生や細胞生物学の基礎的研究のみならず疾患機序解明から創薬開発，そして細胞治療などの再生医療への応用も期待されている。

ヒト多能性幹細胞から標的とする臓器の複数の細胞種，組織構造や生理的機能を有するオルガノイドを作製することが可能となってきた。腸管組織はヒト臓器の中でも複雑な構造，機能を有する臓器である。消化管に関連する疾患のみならず，微生物叢－腸管エコシステムや経口薬の吸収・代謝の研究開発において生体に近いヒトバイオモデルの構築が望まれている。ヒト多能性幹細胞から立体臓器を作製する技術革新のなかで，小腸オルガノイド作製と応用の可能性について概説していく。

2　ミニ小腸作製の細胞ソース：多能性幹細胞特性について

約250種以上，37兆個もの細胞からなる私たちは，たった1つの細胞である受精卵から始まる。細胞分裂を繰り返し胚盤胞となり，着床以降神経，筋肉，肝臓，消化管，心臓や骨など構造や機能が異なる様々な細胞へと段階的に変化していく。初期の発生は細胞分化の過程ともいえる。幹細胞は，自己複製能と分化能を持つ細胞として定義される。自己複製とは，1つの（親）細胞から分裂によってできる2つの（娘）細胞のうち少なくとも1つに親細胞と同等の性質を持つ細胞がいることであり，一方分化とは，娘細胞が最終的に少なくとも1種類の親細胞とは異なる性質を持つ細胞になることをいう。幹細胞は，その分化能の程度により大きく分類することができる。個体を組織する外胚葉，内胚葉と中胚葉のあらゆる細胞に分化することができる分化多能性幹細胞（Pluripotent stem cells），分化が特定の胚葉組織に限られる多能性幹細胞

＊1　Hidenori Akutsu　（国研）国立成育医療研究センター研究所　再生医療センター　生殖医療研究部　部長

＊2　Tomoyuki Kawasaki　（国研）国立成育医療研究センター研究所　再生医療センター　生殖医療研究部　研究員

＊3　Katsunori Tsuchiya　大日本印刷㈱　研究開発センター　コンバーティング技術研究開発本部　第3部　部長

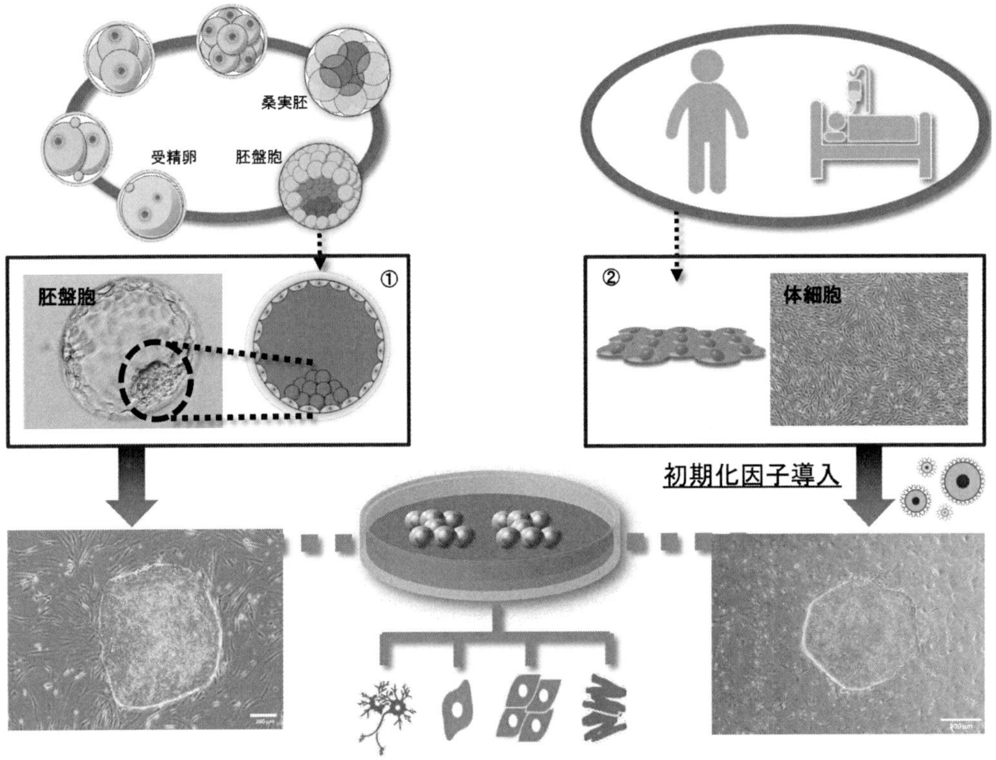

図1　ヒトES細胞とiPS細胞
ヒトES細胞樹立：受精卵から発生し8細胞期以降に多能性（pluripotent）細胞のもとが内部にでてくる。それら割球は胚盤胞で内部細胞塊（ICM）となる。胚盤胞の外側の栄養外胚葉は，胎盤などの胚体外組織へと発生する。ヒトES細胞とヒトiPS細胞は類似した幹細胞特性（自己複製能と分化多能性）を持つ。
①ヒトES細胞は胚盤胞のICM（点線サークル）から遺伝子導入なく樹立される。②ヒトiPS細胞は体細胞から初期化因子（転写因子：OCT4，SOX2，KLF4，CMYCなど）を導入（強制発現）することで樹立される。ヒトiPS細胞は，未分化状態では密な細胞集団（コロニー）を形成し，ES細胞と極めて類似したコロニー形態である。

（Multipotent stem cells）と分化能がさらに減じられた幹細胞（Oligopotent stem cells, Unipotent stem cellsなど）に分けられる[1)]。細胞増殖性の観点から，幹細胞は自己複製能を持つことになるが，全ての幹細胞が無限に増えるわけではなく，からだの組織内に存在する様々な体性幹細胞は，それぞれの組織特有の特性を持ち組織の恒常性の維持に寄与している。体性幹細胞は，分化能と増殖能に制限のある細胞特性を有している。一方，分化多能性幹細胞である胚性幹細胞（Embryonic Stem Cells；ES細胞）と人工多能性幹細胞（Pluripotent Stem Cells；iPS細胞）は，無限に細胞増殖する自己複製能を持ちかつあらゆる組織へ分化する能力を合わせ持つため，複雑なヒト器官を創生するバイオツールとしての能力を有している（図1）。

3　幹細胞から多細胞組織構造体を作製する

生体の器官は一種類の細胞のみでなく複数の細胞種，組織から構成されている。組織は動的ダイナミズムの中，組織恒常性が維持されその組織特異的な機能を発揮している。多能性幹細胞の分化誘導研究が進む中で，試験管内で生体組織，器官を再現するような立体的な多細胞組織構造体を作製する研究が進んでいる。器官疑似モデル（オルガノイド）技術も開発されてきた。オルガノイド（Organoids）は当初，細胞が自己組織化し初期の器官発生（Organogenesis）をある程度模倣する研究の中での考え方であったが，現在，オルガノイドは，厳密には特定の組織，器官を標的とした上で，標的組織を構成する特異的細胞が複数存在し，立体構造上の似た組織形態を有し，かつ器官特異的な組織機能も有するものということになる[2)]。オルガノイドの定義をもっと緩くすると，特定の組織，器官は想定した上での複数種の細胞を有する細胞塊（細胞スフェロイド）に対しても呼称する場合もある。現在注目されるこのオルガノイド研究領域でパイオニアとなった研究は，Sato T らの研究[3)]と Eiraku M らの研究[4, 5)]である。オルガノイド研究は作製に用いる細胞が異なる組織の幹細胞や多能性幹細胞など様々であり，作製方法も多岐にわたるため用語にも統一性にかける点がある。そのため，腸管幹細胞の分野では用語の定義づけをする動きもある。腸管の粘膜上皮組織から腸管幹細胞あるいは複数種の細胞を抽出し試験管内で数日培養して得られる細胞塊を Enterosphere（小腸由来），Colonosphere（大腸由来）といい，さらに数日培養して得られる分葉化したものを Enteroid/Colonoid としている[6)]。オルガノイドは，粘膜上皮組織のみならず間質組織も含有したものであるとしている。多能性幹細胞から分化誘導して得られる腸管上皮と間質成分からなる立体構造体を induced human intestinal organoids（iHIO）/induced human colonic organoids（iHCO）と米国 NIH の小腸幹細胞研究コンソーシアムは用語の定義を推奨している。しかし，粘膜上皮組織由来のものを粘膜上皮オルガノイド（Intestinal epithelial organoids）として浸透しているなど今だ統一されていないのが現状である。筆者らが報告している「ミニ小腸」は，iHIO となるが既報の iHIO よりもより高機能化した小腸オルガノイドとなる。本稿では，ヒト ES/iPS 細胞を用いた腸管オルガノイドである iHIO を中心に概説していきたい。

4　小腸の組織構造と機能

幹細胞からの作製対象となる小腸についてその発生，組織構造と機能特性をまず確認したい。消化管のもとになる原始腸管はヒトでは妊娠4週頃一本の管であり，頭側部から尾側部にむけ前腸，中腸，後腸と分けられ胎児発生とともに回転，固定を繰り返すダイナミズムな動きと内胚葉や中胚葉組織からの発生シグナル制御により食道，胃，小腸（十二指腸，空腸，回腸），大腸（上行結腸，横行結腸，下行結腸，直腸）が形成されてくる[7, 8)]。消化管の各部位の長さは，出生後の成長にともない延長していくが，とくに小腸の長さは急速に増加し，成人で6mほどに

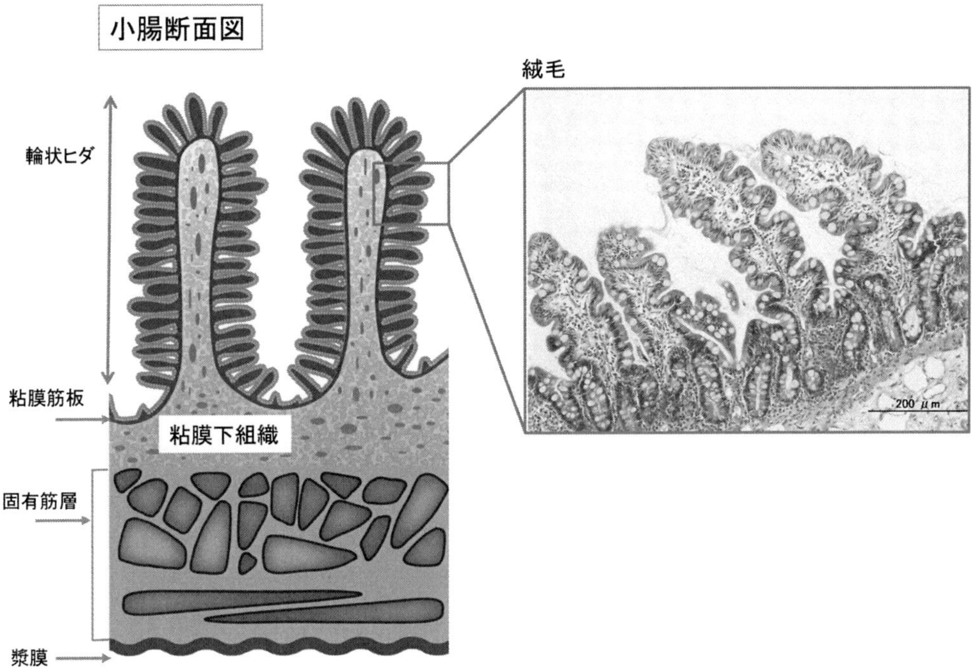

図2　ヒト小腸の組織構造

なる[9)]。腸管の組織構造をみると，内腔側から粘膜，固有筋層，漿膜の3層構造をなし，粘膜は粘膜上皮，粘膜固有層，粘膜筋板，粘膜下組織と4層に分かれている。粘膜下組織の外側にある固有筋層は，消化管平滑筋が円周状（輪走筋）と縦走（縦走筋）し消化管の蠕動運動を担っている（図2）。粘膜固有層にはリンパ小節を含み，リンパ小節が集合しパイエル板（Peyer's patch）を形成する。身体全体の70％もの免疫系の細胞が消化管に存在している[10)]。粘膜下層と固有筋層には，神経節を持つ神経叢（粘膜下層；Meissner神経叢，固有筋層；Auerbach神経叢）が存在するとともに，消化管全体にわたって末梢神経である腸管神経叢が網目状に内在し独立性の高い神経回路網を構築し蠕動運動，血流，分泌，吸収などの機能を調節している[11)]。小腸は，栄養吸収の効果を高めるため粘膜が粘膜下組織とともに内腔に飛び出し円周状に走る輪状ヒダという形態をとり，さらに輪状ヒダには無数の絨毛突起を有する構造をとる。その内腔面は一層の粘膜上皮層で覆われ30 m^2 程度の表面積を占めている[12)]。このため小腸での吸収面積が広く効率的な栄養の吸収が行われる。小腸は栄養素の吸収，代謝や内分泌腺としての機能の他，免疫機能上重要な役割を果たしている。小腸の粘膜上皮は，生体の中で最も増殖能，再生能の高い組織の一つである。マウスでは5日で小腸粘膜上組織の全体が入れ替わるスピードであり，組織の恒常性維持はかなり動的である。

5 腸管オルガノイドの創生と特性

多能性幹細胞から腸管オルガノイドの作製のユニークな点として，①未分化細胞から作製するため腸管の発生過程を模倣でき，②粘膜上皮組織のみならず粘膜下組織も含めた分化誘導が可能であることにある。そのため，初期胚発生を段階的に模倣する形式で分化誘導が行われてきた[12, 13]。内胚葉とそれを囲む中胚葉からなる原始内胚葉から原始腸管が形成され，そこから体軸，とくに前後軸（頭尾軸）に沿って前腸，中腸，後腸と器官特異的な分化が進行する。小腸の主な由来組織となる後腸への分化にはCDX2の働きが必須である。iHIO作製では，多能性幹細胞からACTIVINにより原始内胚葉を誘導しWNTとFGFシグナルの活性化によりCDX2を高発現する後腸系組織へと一旦分化誘導し，粘膜上皮組織周囲の間質系組織の成熟に働くFGF4も添加する方法をとっている[13, 14]。添加物によるトップダウン的な分化誘導とともに重要な培養環境として，ラミニンやコラーゲンIV型を豊富に含むマトリゲルマトリックスでのサスペンション培養が基盤となる[15, 16]。iHIOの作製は，初期段階は平面培養の下で発生を模倣した添加因子の添加を段階的に変更しながら分化を進め，マトリゲルサスペンション培養で3次元培養系での自己組織化培養により腸管オルガノイドの作製を行う部分的自己組織化培養法による。iHIOは小腸上皮組織のエンテロサイト，ゴブレット細胞，パネート細胞，内分泌細胞，増殖性前駆細胞を含み、閉鎖系の構造体で粘膜上皮系細胞は極性を有し内腔面に向いている。エンテロサイトは微絨毛を有しペプチドの吸収能も有している。十分に成熟化状態ではないが生体小腸と類似した上皮組織構造と機能性を有することが示された[14, 15]。ただし，陰窩形成やLgr5幹細胞の機能性が明確に見いだせていないことなどからヒトの胎児レベルだとされている[17]。培養上の特徴として，iHIOは小塊に分け継代培養することが可能で1年は維持が可能であるとされている。大きさが2mm程度であり，粘膜上皮が内向きであることから評価試験系としては一工夫必要であろう。

iHIOは小腸としての成熟化の観点からすると大きく2つ課題がある。一つに，腸管神経を有していない。発生上，神経堤細胞が発生初期に前腸間質領域に入り込み腸管神経叢を形成し粘膜下神経叢や筋層間神経叢を構築している。消化管平滑筋が担う蠕動運動では，カハール介在細胞がペースメーカーとして働いている。iHIOでは筋線維芽細胞とともに平滑筋細胞を認めるものの神経系細胞とカハール介在細胞は認められていない。腸管神経系は腸管の動きのみならず粘膜上皮のバリア機能にも上皮細胞とともに複合的に深く関与していることから[18]，腸管オルガノイドを応用した微生物叢の研究に向けても高機能化腸管オルガノイドの開発は必須である。もう一つの足りない要素は，免疫系の機能である。免疫機能は，腸管の大きな機能の一つである。気管や消化管は外界と接する器官であり粘膜にはリンパ組織が発達している。小腸にはリンパ小節であるパイエル板が存在し，Tリンパ球，Bリンパ球，マクロファージ，樹状細胞とそしてパイエル板直上の粘膜上皮組織に存在し抗原情報をパイエル板内の細胞へ伝えるM細胞がある。iHIOにはM細胞も含め免疫系の細胞は含まれていないものの，粘膜上皮のバリア防御と腸管感染の初動モデルとしての応用も報告されている。iHIOの腸管粘膜上皮バリアの破綻によるディフィシル菌（*C. difficile*），サルモネラ菌（*Salmonella enterica*）やO157：大腸菌（*E. coli*）の感染モデルをiHIOで実証している[19~21]。ウイルス腸管感染症モデルでは，ノロウイルスやロタウイルスなどは培養細胞や動物の腸管に感染せずモデル構築が困難な状況であった。iHIOがロタウイルス感染モデルにもなり得ることが報告されている[22]。ヒト腸管内の微生物叢は腸管細胞群と密に相互作用することで局所だけでなく生体の恒常性までを維持する複雑な腸内生態系を構築している。微生物叢との共生としての腸内エコシステムの破綻は，炎症性腸疾患（inflammatory bowel diseases；IBD）発症や病態制御への関与が示唆されていることなどから，腸管オルガノイドはこの分野の新たなバイオモデルとして注目を集めている[23]。疾患研究への応用では，消化管関連の先天性疾患研究への応用も期待されている。先天性吸収不全下痢症の原因遺伝子の一つであるNEUROG3を欠損させた幹細胞でのiHIOでは，腸内分泌細胞が認められなかったことから腸内分泌細胞の分化不全が疾患発症に関わっていることを実証した[14]。実験動物では不可能だったヒトの腸管感染モデル，ウイルス性の腸炎病態が解析できる他ワクチンや抗ウイルス薬の開発の基盤になる可能性，そして疾患研究などへの活用が期待されているが分化成熟度，粘膜上皮組織以外の間質部の組織構成や腸管としての機能性獲得などまだまだ課題は多い[24]。組織体として体外培養系では成熟化が十分に得られないため，動物モデルへの移植によりiHIOがより成熟化することが示されている[25]。一方，iHIOには腸管神経が含まれないことの課題については，多能性幹細胞から神経堤細胞を経て腸管神経を分化誘導し共培養後動物モデルへ移植することで腸管神経を内在させることを可能としている[26]。

表1　腸管オルガノイドの特徴

オルガノイドのタイプ	細胞ソース	培養環境の特徴	維持期間	形態/サイズ	組織	参考文献
iHIOs（induced human intestinal organoids）	ヒトES細胞，iPS細胞	マトリゲル，PEGハイドロゲル	継代により1年以上	内向，2~5mm	粘膜上皮組織（Lgr5幹細胞は不明瞭） 間質（平滑筋細胞＋,神経細胞－）	Spence JR *et al., Nature* (2011)[14] McCracken KW, *et al., Nat Protoc* (2011)[16]
ミニ小腸	ヒトES細胞，iPS細胞	ゼノフリー	継代は不可 オルガノイド単体で1年以上	外向，10mm	粘膜上皮組織 間質（平滑筋細胞＋,神経細胞＋,カハール介在細胞＋）,蠕動様運動＋	Uchida H *et al., JCI Insight* (2017)[27]

6　ミニ小腸の創生

筆者らはヒトES細胞およびiPS細胞から，これまでの腸管オルガノイドより機能性を有する小腸オルガノイド（ミニ小腸）の作製を報告した[27]。ミニ小腸は定義的にはiHIOとなるが既報のiHIOとは特性でいくつか異なる腸管オルガノイドであるため「ミニ小腸」として使用する(表1)。iHIO作製では，成長因子などの添加組み合わせや培地に含む血清（FBS）の割合が分化誘導ステップで異なるなど非常に複雑なプロトコール下で行われる[16]。ミニ小腸作製にあたっては，分化誘導する培養空間での作用をシンプルに再検討することとした。幹細胞の培養空間が細胞動態へ影響を与える点を考慮すると底面部からのボトムアップ的影響と培養液に含むサイトカインや成長因子などの生理活性物質からのトップダウン的影響の2つの側面に集約されると想定した。ボトムアップ的側面では，組織工学的な技術の応用により細胞接着面を特定のパターンにすることで多能性幹細胞の分化指向性が引き出されることが報告されている[28]。ミニ小腸作製では，マイクロ・ナノファブリケーション技術を応用し細胞パターン化培養基材を活用した。トップダウン的アプローチでは，動物由来成分を用いずヒトES細胞を樹立・培養維持するゼノフリー培養システムの構築にすでに成功しており[29]，その培養条件を活用した。多能性幹細胞の腸管系の臓器発生へ向かい立体組織化する幹細胞の自己組織化力を引き出す培養空間と

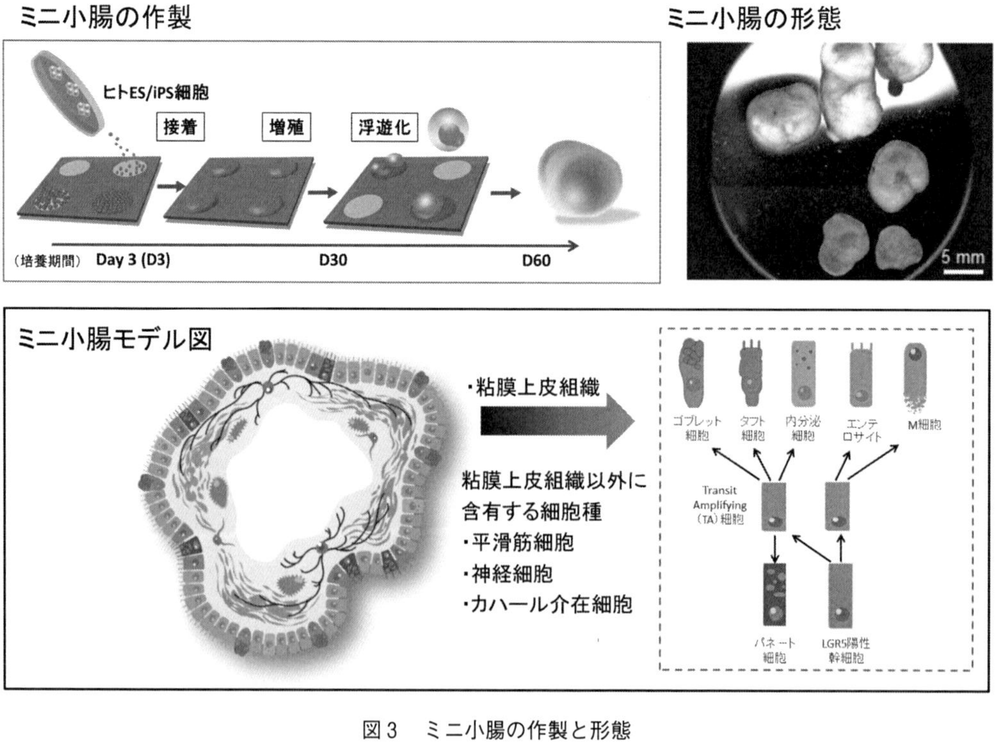

図3　ミニ小腸の作製と形態

して，このゼノフリー培養とパターン化培養を応用することでミニ小腸を作製することに成功した。iHIO作製とは異なり培養初期から自己組織化を主においた培養システムである。パターン化した区域に接着，増殖した細胞群は，30日程度で接着面から自発的に分離し培養中に浮遊した状態となる（図3)。ミニ小腸は形態的に他の腸管オルガノイドと異なるユニークな点として，粘膜上皮組織が外側を向いているため，薬剤や化合物の添加試験，そして細菌やウイルスなどの腸管感染症試験でも操作しやすい。オルガノイドのサイズは，ミニ小腸は10 mm大にもなるため蛍光物質による代謝・吸収試験などでは可視化が極めて容易である。ミニ小腸では消化管平滑筋に加え腸管神経も存在し正常の小腸と同程度の収縮率で蠕動様運動を呈する。神経節細胞が先天的に欠如するヒルシュスプルング病や神経節細胞の数的異常よりも機能不全が病因とされているヒルシュスプルング病類縁疾患などの疾患研究では，腸管神経を有しているミニ小腸の活用が期待される。

iHIO同様にミニ小腸においてもより高機能化への課題は免疫系機能をどう内在していくかということになる。想定されるのが，免疫系の細胞もオルガノイド作製と同時に分化誘導あるいは外部で作製した免疫系細胞を合体していくか，またはオルガノイドと免疫系細胞を別に存在させ応答させる共培養系や流体デバイスの活用も考慮されるだろう。

7　高機能化オルガノイドのデバイス装置融合の可能性

粘膜上皮オルガノイドやiHIOは，粘膜上皮が内腔に向いている閉鎖系の組織構造体であり，大きさは2～5 mm大である。iHIOを活用し，腸管内感染症試験モデルの応用が報告されている。Karveらは，O157：大腸菌の感染を再現するためマイクロインジェクション技術を用いiHIOの内腔へ菌を注入し感染モデルとなることを実証した[21]。しかし，実験システム上簡易的とはいかず，感染後の挙動として粘膜上皮が内腔に向く閉鎖環境であるため可視化等経時的に解析することは難しい。ミニ小腸は粘膜上皮が外側に向いているため，粘膜上皮組織の障害の程度やLGR5-EGFP：腸管幹細胞などの粘膜上皮再生動態が比較的容易に観察が可能となる。他臓器モデルとの相互応答をみられる可能性もある。脳や肝臓などのオルガノイドと流路で繋がることで生体内の生理的相互応答を体外培養系で再現できる可能性がある。ただし，ミニ小腸は形態サイズが大きいのでこれまでの流路系デバイス装置をそのまま活用することはできないと想定できる。マイクロ流体デバイスではなく，“マクロ”流体デバイスを開発する必要があろう。オルガノイド統合デバイス開発が今後の高機能化した次世代オルガノイド研究開発には必須のものとなるであろう。

8　おわりに

ヒト多能性幹細胞から異種成分を使用せず，簡素化された方法で腸の機能を有する腸管オルガ

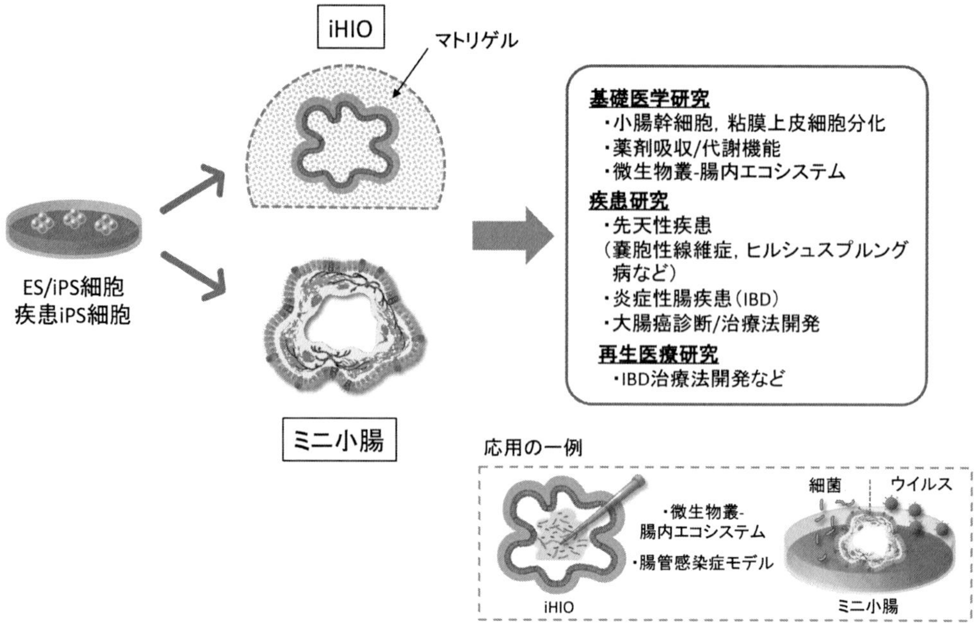

図４　小腸オルガノイドの応用

ノイド，ミニ小腸の作製に成功した。ミニ小腸は，生体の小腸の特性に類似した性質を持つことから腸管関連の医学研究を加速的に進展させるバイオツールになることが期待される（図４)。一方で，複雑な小腸の生理機能をどの程度深く有するものなのか，病態の再現は培養皿の中でどの程度可能なのか，ミニ小腸の作製効率や培養デバイスの開発の必要性など様々な課題が残っている。

生体臓器に近いレベルの機能を有する立体臓器を作製する研究は今後ますます重要であると考えられる。実用化へさらに加速するためには，着実な基礎研究とともに産業応用も見据えた戦略的な研究開発も必須である。高機能化したオルガノイドの機能を存分に引き出し，他臓器モデルとも相互応答する次世代オルガノイド統合デバイス開発の進展が望まれる。

文　　献

1) Wagers AJ and Weissman IL, *Cell,* **116**, 639 -648 (2004)
2) Lancaster MA and Knoblich JA, *Science,* **345**, 1247125 (2014)
3) Sato T, Vries RG, Snippert HJ, van de Wetering M, Barker N, Stange DE, van Es JH, Abo A, Kujala P, Peters PJ, Clevers H, *Nature,* **459**, 262-265 (2009)
4) Eiraku M, Watanabe K, *Cell Stem Cell,* **3**, 519-532 (2008)

5) Eiraku M, Takata N, Ishibashi H, Kawada M, Sakakura E, Okuda S, Sekiguchi K, Adachi T, Sasai Y, *Nature,* **472**, 51-56 (2011)
6) Stelzner M, Helmrath M, Dunn JC, Henning SJ, Houchen CW, Kuo C, Lynch J, Li L, Magness ST, Martin MG, Wong MH, Yu J, *Am. J. Physiol. Gastrointest. Liver Physiol.,* **302**(12), G1359-1363 (2012)
7) Moore KL and Persaud TVN, Before we are born. Essentials of embryology and birsth defects, (瀬口春道監訳)：「受精卵からヒトになるまで」(原著第6版), 医歯薬出版, 223-251 (2007)
8) Chin AM, Hill DR, Aurora M, Spence JR, *Semin. Cell Dev. Biol.,* **66**, 81-93 (2017)
9) Hounnou G, Destrieux C, Desmé J, Bertrand P, Velut S, *Surg. Radiol. Anat.* **24**, 290-294 (2002)
10) Corr SC, Gahan CC, Hill C, *FEMS Immunol. Med. Microbiol.,* **52**, 2-12 (2008)
11) Sasselli V, Pachnis V, Burns AJ, *Dev. Biol.,* **366**, 64-73 (2012)
12) Helander HF, Fändriks L, *Scand. J. Gastroenterol.,* **49**, 681-689 (2014)
13) Chen AE, Borowiak M, Sherwood RI, Kweudjeu A, Melton DA, *Development,* **140**, 675-686 (2013)
14) Spence JR, Mayhew CN, Rankin SA, Kuhar MF, Vallance JE, Tolle K, Hoskins EE, Kalinichenko VV, Wells SI, Zorn AM, Shroyer NF, Wells JM, *Nature,* **470**, 105-109 (2011)
15) Wells JM, Spence JR, *Development,* **141**, 752-760 (2014)
16) McCracken KW, Howell JC, Wells JM, Spence JR, *Nat. Protoc.,* **6**(12), 1920-1928 (2011)
17) Aurora M, Spence JR, *Dev. Biol.,* **420**, 230-238 (2016)
18) Neunlist M, Van Landeghem L, Mahé MM, Derkinderen P, des Varannes SB, Rolli-Derkinderen M., *Nat. Rev. Gastroenterol. Hepatol.,* **10**, 90-100 (2013)
19) Leslie JL, Huang S, Opp JS, Nagy MS, Kobayashi M, Young VB, Spence JR, *Infect. Immun.,* **83**, 138-145 (2015)
20) Forbester JL, Goulding D, Vallier L, Hannan N, Hale C, Pickard D, Mukhopadhyay S, Dougan G, *Infect. Immun.,* **83**, 2926-2934 (2015)
21) Karve SS, Pradhan S, Ward DV, Weiss AA, *PLoS One,* **12**, e0178966 (2017)
22) Finkbeiner *et al., mBio,* **3**, e00159-12 (2012)
23) Hill DR and Spence JR, *Cell. Mol. Gastroenterol. Hepatol.,* **3**, 138-149 (2016)
24) Sinagoga KL, Wells JM, *EMBO J.,* **34**, 1149-1163 (2015)
25) Watson CL, Mahe MM, Múnera J, Howell JC, Sundaram N, Poling HM, Schweitzer JI, Vallance JE, Mayhew CN, Sun Y, Grabowski G, Finkbeiner SR, Spence JR, Shroyer NF, Wells JM, Helmrath MA, *Nat. Med.,* **20**, 1310-1314 (2014)
26) Workman MJ, Mahe MM, Trisno S, Poling HM, Watson CL, Sundaram N, Chang CF, Schiesser J, Aubert P, Stanley EG, Elefanty AG, Miyaoka Y, Mandegar MA, Conklin BR, Neunlist M, Brugmann SA, Helmrath MA, Wells JM, *Nat. Med.,* **23**, 49-59 (2017)
27) Uchida H, Machida M, Miura T, Kawasaki T, Okazaki T, Sasaki K, Sakamoto S, Ohuchi N, Kasahara M, Umezawa A, Akutsu H, *JCI Insight,* **2**, e86492 (2017)
28) Vunjak-Novakovic G, *Cell stem cell,* **3**, 362-363 (2008)
29) Akutsu H, Machida M, Kanzaki S *et al., Regenerative Therapy,* **1**, 18-29 (2015)

第3章　毛髪再生医療のための毛包原基の大量調製技術

吉村知紗[*1]，景山達斗[*2]，福田淳二[*3]

1　はじめに

再生医療の分野では，QOLに直接影響する網膜，心筋，軟骨などの治療に留まらず，皮膚細胞や脂肪幹細胞を用いた肌の若返り治療のように美容分野にも波及している[1~3]。ただし，生体内のいずれの組織も，複数の細胞で構成され，その相互作用が組織形成および機能発現を制御していることに変わりはない。したがって，美容目的の再生医療においても，三次元組織培養あるいはオルガノイド培養は有用であり[4,5]，発生初期の構造を三次元培養技術により再現するアプローチは，美容を含めた種々の臓器・組織の再生医療を実現する上で重要と考えられる。

筆者らは，毛髪を生み出す毛包原基という毛の発生期に生じる組織を，簡易かつ大量に構築する基盤技術を開発し，毛髪再生医療の実現に取り組んできた[6]。この技術は，毛包由来の上皮系と間葉系細胞の混合液を，独自の毛包原基培養器に播種するのみで，細胞の自己組織化を利用することにより，一度にヒトの治療に必要な数千個の毛包原基を調製するものである。本稿では，毛包原基大量調製技術の概略とこれを用いた毛髪再生法について紹介する。

2　脱毛症治療のための毛髪再生医療

毛髪疾患である脱毛症の治療は，薬を用いた内科的治療と植毛による外科的治療に大別され，日本，韓国，米国，欧州など先進国を中心に世界中で年間約百万人が治療を受けている[7]。薬を用いた治療では，有効な新薬も開発されてきており，早期治療を行うことで脱毛症の進行を抑制するのみならず，発毛効果も期待できる。しかし，治療効果の維持には内服又は塗布を続ける必要があること，症状が進行した患者への効果は限定的であること，更には副作用の可能性があることなど，発毛・育毛薬には課題が多い。また，植毛治療は外科的に患者自身の後頭部の毛髪を毛包組織ごと引き抜き，脱毛部に移植することで，治療する手法である。移植した毛髪は，正常

＊1　Chisa Yoshimura　横浜国立大学　理工学部　化学・生命系学科
＊2　Tatsuto Kageyama　（地独）神奈川県立産業技術総合研究所（KISTEC）　専任研究員；横浜国立大学　大学院工学研究院　機能の創生部門　産学連携研究員
＊3　Junji Fukuda　横浜国立大学　大学院工学研究院　機能の創生部門　教授；（地独）神奈川県立産業技術総合研究所（KISTEC）　研究準備室長

な毛の生えかわり（毛周期）を再び繰り返すが，後頭部から取り出せる毛髪本数に限りがあり，実際は毛の位置を移し替えているのみであるため，頭部全体では毛髪数を増やすという根本的な問題解決には至らない。これらの課題を解決するための新たな方法として，毛髪再生医療に期待が寄せられている。毛髪再生医療は，患者自身の後頭部の数本の毛髪を毛包組織ごと引き抜き，毛包の細胞を増殖させ，これを用いて移植用組織を作製し，これを脱毛部に移植することで新たな毛髪を再生する方法である。この方法は毛髪数を増加させることができるため，末期の脱毛症を含む幅広い患者を治療できる画期的な方法となるものと期待されている（図1）。

毛髪は，発生過程において，上皮系細胞と間葉系細胞の相互作用で毛包原基を形成するプロセスにより，毛を作る器官である毛包が形成される[8,9]（図2)。この毛髪形成能を有する上皮系細胞と間葉系細胞を組み合わせて移植することで毛包が再生することが発見された。これ以降，毛包の幹細胞として毛包上皮幹細胞と毛乳頭細胞が同定され，この2種類の細胞を組み合わせて移植することで，自発的に毛包が再生するという現在の毛髪再生医療の基本原理が提唱された[10,11]。移植した細胞は皮下で毛包原基を再構築することで毛包を再生するが，単に2種類の細胞を混合した懸濁液を注入する方法では，安定かつ高確率に毛包を再生することに限界があっ

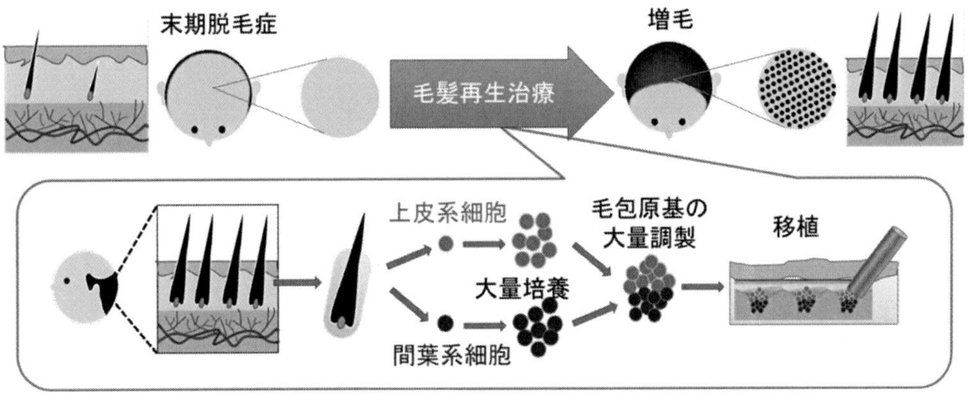

図1　毛髪再生医療

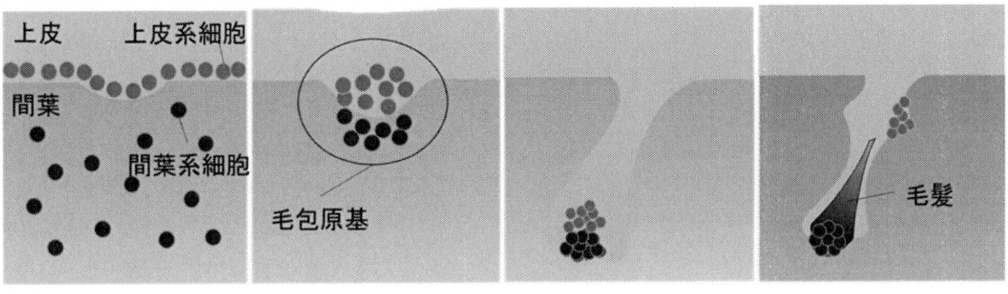

図2　毛髪の発生

た。そのため，予め生体を模した三次元組織を構築することで，移植後の再生効率を向上させるアプローチが試みられてきた。例えば，間葉系細胞のスフェロイドを形成し，構成細胞同士の相互作用をうまく引き出すことにより，細胞の毛髪再生活性を向上させ，これを上皮系細胞と混合し免疫不全マウスに移植することで，細胞移植より高確率で毛包を再生する技術が開発された[12, 13]。また，この間葉系細胞スフェロイドに毛包周囲の細胞（例えば，脂肪幹細胞や多血小板血漿など）を添加することで，再生効率を向上させる試みも進められている[14, 15]。さらに近年，上皮系細胞と間葉系細胞をコラーゲンゲル内に区画的に再配置することで生体内と類似した毛包原基を生体外で構築し，これを免疫不全マウスへ移植することで，移植部から毛髪を再生させる技術が提案された[16]。再生した毛髪は神経や筋肉とも接続し，毛周期を有する機能的な毛髪であることが確認され，毛髪再生効率は飛躍的に向上した。この手法は非常に画期的ではあるが，２種類の細胞のペレットをそれぞれ作製し，ゲル内で接着面を持つように隣接させる繊細な作業が必要であり，患者１名に数千個の毛包原基が必要であることを考えると膨大な労力が必要となることが予想される。そのため，毛髪再生医療の実用化には，毛包原基を大量に調製できる技術が必要であるが，これまでにそのような技術は確立されておらず，技術的な大きなハードルとなっていた。

3　細胞選別現象を用いた自発的な毛包原基の形成

発生過程の形態形成は，細胞表面に発現する細胞接着分子の種類やその時間変化により，細胞の移動が生じることで誘導され，培養皿の表面でも同様に細胞接着分子の種類によって同種細胞同士が集まりやすいことが知られている[17]。例えば，「細胞選別」として知られている自己組織化現象では，異なる種類のカドヘリンを発現している２種類の細胞を混合して培養すると，それぞれの細胞がランダムに分布した細胞凝集塊を形成した後，同種細胞で分離した細胞凝集塊を形成する。２種類の細胞表面の接着分子の種類が，自己組織化後の細胞分布を決定し，その形状は，球状組織内でそれぞれの細胞がランダムに分布するランダム型，球状組織内で一方の細胞がコアを形成し，もう一方の細胞がコアを覆うように分布するコアシェル型，それぞれの細胞の球状組織が融合したダンベル型などが報告されている[18]（図３）。

筆者らは，ダンベル型で表される毛包原基をより簡易かつ大量に調製する方法として，この細胞選別に着目し，上皮系細胞と間葉系細胞を混合し培養を行った。つまり，マウスから分離した上皮系細胞と間葉系細胞を１：１の割合で混合し，細胞非接着の処理を施した培養器で凝集体を形成させた。すると２種類の細胞は１つの凝集体を形成した後，３日間の培養で同種の細胞同士が自発的にダンベル型に分離することで，毛包原基に類似した構造を形成した（図４）。上皮系細胞と比較して，間葉系細胞表面には強くN-カドヘリンが発現しており，N-カドヘリンの阻害剤を培養液中に添加すると，この現象は阻害されたことから，各細胞表面に特異的なカドヘリン分子が同種細胞の選別に寄与したと考えられる（図４）。発生過程の毛包原基は，毛包形成

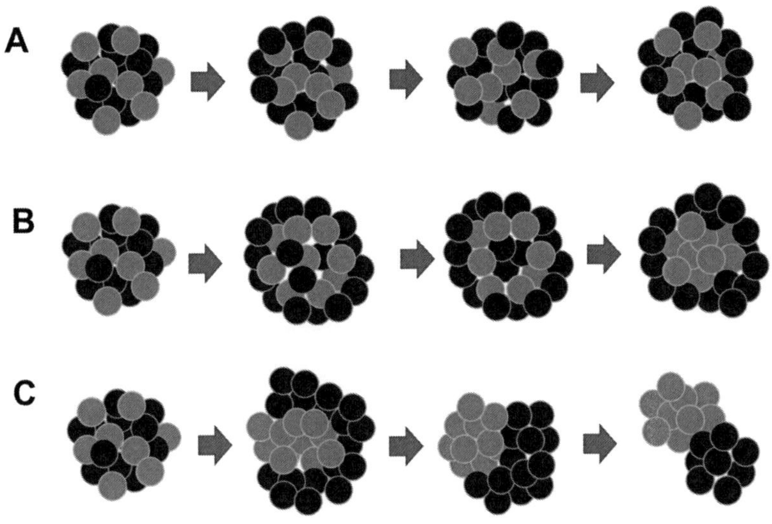

図３　2種類の細胞の自己組織化による組織形成
(A)ランダム型，(B)コアシェル型，(C)ダンベル型

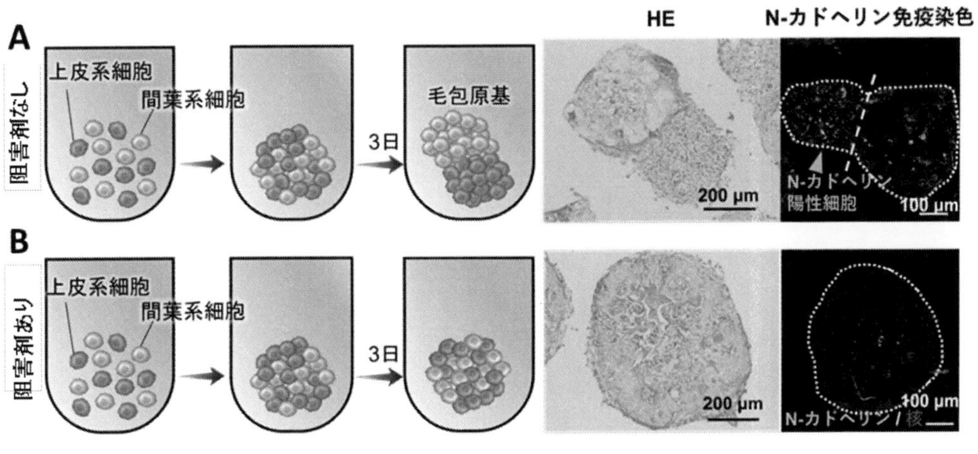

図４　細胞選別を利用した毛包原基の自発的形成
(A)上皮系細胞と間葉系細胞の自己組織化による毛包原基形成，
(B)N-カドヘリン阻害剤を添加したときの細胞分布の変化

マーカーであるアルカリフォスファターゼ（ALP）が間葉系細胞において発現することが知られている[19]。作製した毛包原基でALPの発現を評価した結果，間葉系細胞において発生初期と同様にALPの発現が確認され，毛髪再生能を有する毛包原基であることが示唆された。この手法は従来法とは異なり，細胞を混合し，播種するという非常に簡便な操作のみで安定した毛包原基を形成することが可能であるため，毛包原基の大量調製に適した手法であるといえる。

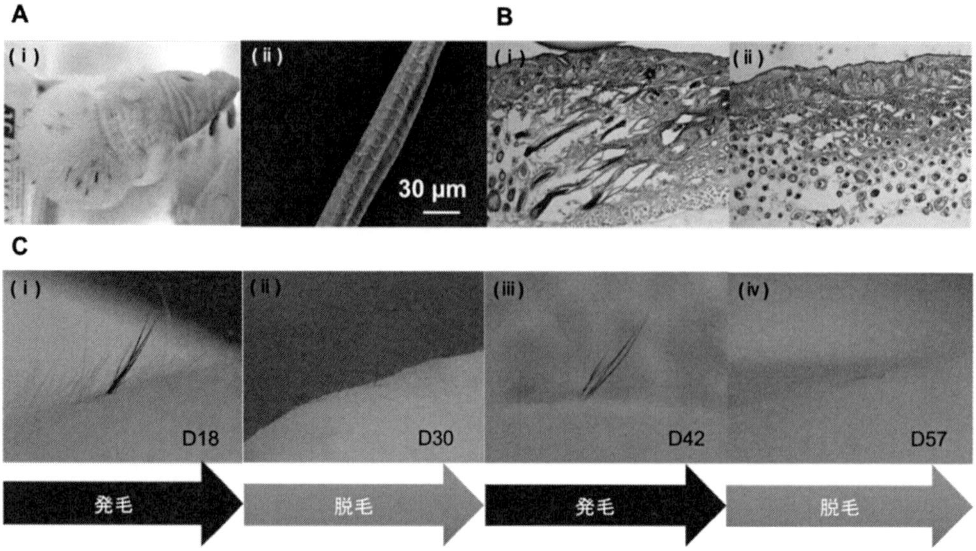

図5　再生した毛髪とその機能評価
(A)再生した毛髪(i)とそのSEM画像(ii)，(B)毛包原基移植部のHE染色像(i)と移植していない皮膚のHE染色像(ii)，(C)再生した毛の毛周期，(i)18日後，(ii)30日後，(iii)42日後，(iv)57日後

調製した毛包原基をヌードマウス皮下に移植したところ，移植3週間後にキューティクル構造を有する毛髪の再生が確認され，再生効率（毛髪再生部数/移植部数）は65%±15%（播種細胞数1.6 × 10^4 cells/well）と大幅に向上した（図5）。生体では毛包上皮幹細胞と毛乳頭細胞という2種類の幹細胞が毛周期を制御していると知られている[20, 21]。組織切片の染色結果から，毛の生えかわりに関与する毛乳頭細胞と毛包上皮幹細胞がホストの組織に定着していることが観察され，少なくとも半年間，再生した毛髪が毛周期を繰り返すことを確認している。再生する毛髪数は，毛包原基を形成させる細胞数に依存して増加するため，細胞数をコントロールすることで，ヒトの頭髪と同様に1つの毛穴あたり2～6本の毛髪を再生することも可能であった。

4　毛包原基の大量調製のための毛髪再生チップ

筆者らの毛包原基調製法は，上皮系細胞と間葉系細胞を混合した球状組織を構築するプロセスから始まる。そのため，毛包原基の大量調製には，球状組織を大量に調製する培養器があれば良い。球状組織の作製法には，丸底の96ウェルプレートで作製する方法[22]，細胞懸濁液を培養ディッシュの蓋に付着させるハンギングドロップ法[23]，微小ウェルを複数配置した基板で培養する方法[24]，スピナーフラスコで培養液を撹拌しながら作製する方法など[25]があり，それぞれ簡便さや大きさの制御，調製する組織の量などの観点で利点，欠点がある。

① 丸底の96ウェルプレートで作製する方法

一般に，培養容器の基材が細胞とタンパクを含む液体に接すると，まず液中のタンパクが表面に吸着し，それを介して細胞が接着する。つまり，細胞が基材へ接着するのを制限し，細胞同士の接着を促すためには，培養基材にタンパクが吸着しにくい表面を形成する必要がある。これまでに，親・疎水性や電荷の制御，官能基の修飾などにより，タンパク非吸着表面を形成する試みが行われており，細胞を培養容器に播種するだけで，細胞同士が接着し合い，自発的に球状組織を形成することがわかっている。丸底の96ウェルプレートにこのような処理を施すと，底面に集まった細胞同士が細胞数に依存したサイズの1つの球状組織を形成できる。しかし，数千個の組織を作製するためには，複数のプレートや大量の培養液の使用に加え，時間と手間がかかる。

② ハンギングドロップ法

細胞を混合した培養液を，培養プレートの蓋の内側にドロップレットとして少量滴下した後，この蓋を逆さまにして培養する手法である。細胞は重力で液滴の下方に集まり，そこで細胞同士が接着することで，細胞数に依存したサイズの球状組織が形成される。一滴の培地量が30 µL程度であるため，高価な培養液を大量に消費する必要がなく，低コストで大量の組織が調製できる一方で，培地交換が困難なことから，長期的な培養には不向きという欠点がある。

③ 微小ウェルを複数配置した基板で培養する方法

均一なサイズのマイクロウェルが複数並んだ培養プレートを作製し，そこに細胞混合液を注いだ後，培養を行うことで，大量のスフェロイドを調製する手法である。培養プレートに注がれた細胞は各マイクロウェルに均一に分配され，その後ウェル内で1つのスフェロイドを形成する。培地交換も可能であり，一回のピペッティング操作で均一なサイズの球状組織を大量に調製することができるが，培地量あたりの細胞数が非常に多いため培養中の酸素・栄養供給に課題がある。

④ スピナーフラスコやバック内で培養液を撹拌しながら調製する方法

細胞を混合した培養液を，スピナーフラスコやバックに加え，撹拌および浸透しながら浮遊培養を行うことで，細胞同士を接着させ，球状組織を調製する手法である。一度，細胞混合液を投入すれば，撹拌により培養液中の酸素濃度勾配を保ちながら，大量のスフェロイドを調製できるが，形成する組織形状やサイズにばらつきがあり，撹拌速度によっては，シェアストレスにより細胞がダメージを受けることもある。

筆者らは，簡便な操作で均一なサイズの組織を大量に作製できる，③微小ウェルを複数配置した基板で培養する方法が毛包原基の大量調製に適すのではないかと考え，この酸素供給の課題を解決した独自の培養器を作製した。これを毛髪再生チップと呼ぶ。微細加工技術を用いて，オレフィン樹脂に直径1 mm，深さ500 µmの丸底の穴を規則的間隔で切削した。この際の間隔は，ヒトの頭皮の毛髪の間隔と同程度に設定した。次に作製した鋳型をエポキシ樹脂に転写し，一次鋳型を作製した後，酸素透過性の高いシリコーンゴムであるポリジメチルシロキサン（PDMS）に転写することで毛髪再生チップを作製した（図6）。この毛髪再生チップの表面に細胞非接着

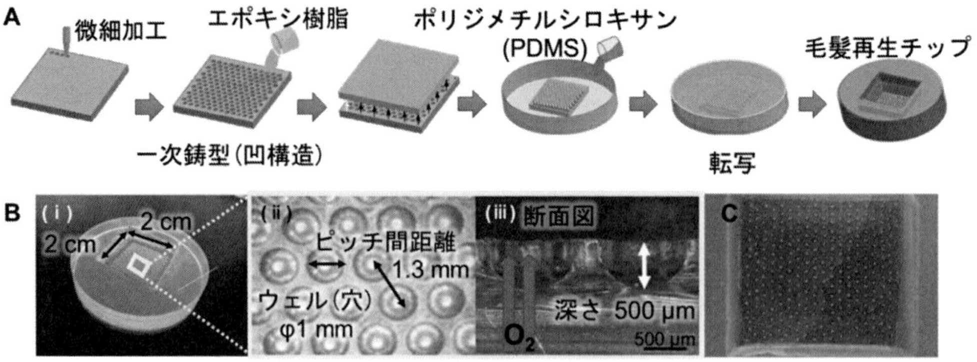

図6　毛髪再生チップの作製

(A)毛髪再生チップの作製手順，(B)作製した毛髪再生チップの全体像(i)とウェルの拡大図(ii)と断面図(iii)，(C)毛髪再生チップで作製した毛包原基

処理を施した上で，上皮系細胞と間葉系細胞を1：1の割合で混合した懸濁液を播種すると，細胞は重力により，各ウェル内にほぼ均一に入り，数時間で自発的に均一な粒径をもつ細胞凝集体を形成した。その後，3日間の培養でそれぞれの細胞種が自発的に分離し，すべてのウェル内で毛包原基を形成した。つまり，この毛髪再生チップを用いることで一度の播種のみで均一なサイズの毛包原基を大量に作製することが可能であり，毛包原基のサイズは播種する細胞密度を変更することで容易に調整することも可能である。

作製した毛髪再生チップは，酸素拡散係数が培地や水の1.5倍高く，酸素溶解度は10倍も高い，シリコーンゴム（PDMS）を用いている[26]。そのため，培地表面からの酸素供給に加えて，酸素透過性の高いPDMS膜を介した底面からも酸素供給が生じる[27]。シミュレーションにより酸素濃度を解析したところ，PDMSを材質に用いることで，培養液中の酸素濃度勾配の変化が最小限に抑えられ，細胞周囲へ供給される酸素濃度は，底面からの酸素供給がない従来のチップよりも約1.5倍も高いことが概算された（図7(A)，(B)）。実際に，毛包原基の形成はPDMS製チップでのみ観察され，同様の構造を持つアクリル製チップ（非酸素透過性）を用いた場合では見られなかった。また発毛に関わるVersican遺伝子の発現がPDMS製チップで有意に高い値を示し，毛包原基の移植による発毛もPDMS製チップを用いた場合のみ観察された（図7(C)，(D)）。この毛髪再生チップは，幹細胞性が高いマウス胎児の背部皮膚の細胞のみならず，ヒト頭髪と構造的に類似するマウス髭の細胞で調製した組織においても，ホスト皮膚に生着し，キューティクル構造を有した毛髪が再生できることを確認している。以上より，高い酸素透過性を有するPDMSで作製した毛髪再生チップを用いることで，大量細胞培養で課題となる細胞の低酸素障害を抑え，毛包原基の大量培養を実現することができた。

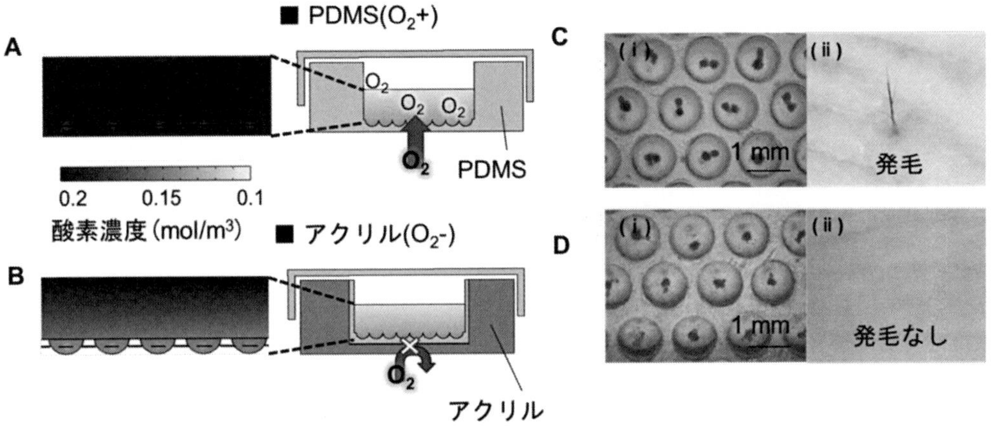

図7　毛髪再生チップの酸素供給が毛髪再生へ与える影響
(A)PDMS製チップ内の酸素濃度のシミュレーション，(B)アクリル製デバイスチップ内の酸素濃度のシミュレーション，(C)PDMS製チップで作製した毛包原基(i)と移植後18日目の様子(ii)，(D)アクリル製チップで作製した毛包原基(i)と移植後18日目の様子(ii)

5　成体細胞を用いた毛髪再生

毛髪再生医療の細胞源には，患者本人の毛包から間葉系細胞である毛乳頭細胞および上皮系細胞である毛包上皮幹細胞を分離して用いるアプローチが最も有力である。先述した結果は，マウスの細胞を用いており，今後のヒト臨床を考えると，当然ながらこれをヒト成人細胞に置き換えて再現する必要がある。そこでまず，2種類の細胞のうち1種類をヒト毛乳頭細胞に置き換え，再現性が得られることを確認した。ヒト毛乳頭細胞とマウス上皮系細胞を毛髪再生チップに播種したところ，2種類の細胞がそれぞれ自発的に同種細胞同士で凝集しあうことでヒト－マウスのキメラの毛包原基を形成し，毛髪の再生も観察された（図8）。

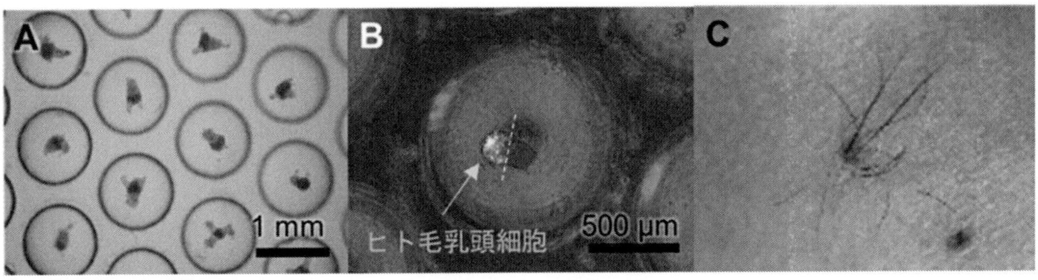

図8　ヒト毛乳頭細胞を用いた毛包原基の大量調製
(A)チップ内で調製した毛包原基，(B)調製した毛包原基の拡大図，
(C)調製した毛包原基の移植により再生した毛髪

6　今後の展望

本稿では毛髪再生医療実現に向けた毛包原基の大量調製法を紹介した。今後は実際に脱毛症患者の頭皮毛包から採取した上皮系細胞（毛包上皮幹細胞）と間葉系細胞（毛乳頭細胞）を用いた検証を行う予定である。毛包上皮幹細胞の幹細胞性を維持したまま大量に増殖させる手法の確立や大量培養した毛包原基を一度にまとめて移植する手法の確立，また如何にして毛髪再生効率を上げるか，移植する際の方向制御を行う手法の確立など解決しなければならない課題は山積みであるが，これらを解決し，高い毛髪再生能を有する毛包原基を大量に培養する技術を確立していきたい。今後，毛髪再生医療が実現可能となれば，自毛植毛に代わる画期的な解決方法として，注目を集めるのではないだろうか。毛髪再生医療が脱毛症の治療法の選択肢として選ばれるようになる日を少しでも早く実現できるよう努力したい。

文　　献

1) D. Watson *et al., Arch. Facial. Plast. Surg.*, **1** (3), pp.165-170 (1999)
2) K. Yoshimura *et al., Aesthetic Plast. Surg.*, **32** (1), pp.48-55 (2008)
3) T.A. Moseley *et al., Plast. Reconstr. Surg.*, **118**, pp.121 S-128 S (2006)
4) C. Velasquillo *et al., Journal of Cosmetics, Dermatological Sciences and Applications*, **3**, pp.85-89 (2013)
5) F. Groeber *et al., Advanced Drug Delivery Reviews*, **128**, pp.352 -366 (2011)
6) T. Kageyama *et al., Biomaterials*, **154**, pp.291-300 (2018)
7) Relevant Research, Inc., International Society of Hair Restoration Surgery, 2015 Practice Census Results
8) S.E. Millar, *J. Invest. Dermatol.*, **118**, pp.216-225 (2002)
9) M. Rendl *et al., Plos Biology*, **3** (11), pp.1910-1924 (2005)
10) C.A.B. Jahoda *et al., Nature*, **311**, pp.560-562 (1984)
11) M. Ohyama *et al., J. Dermatological Science*, **70** (2), pp.78-87 (2013)
12) C.H. Hsieh *et al., Acta Biomaterialia*, **7** (1), pp.315-324 (2011)
13) C.A. Higgin *et al., PNAS*, **110**, pp.19679-19688 (2013)
14) C. Huang *et al., Scienific Report*, **6**, 26436 (2016)
15) S. Xiao *et al., Scienific Report*, **7**, 1125 (2017)
16) K. Toyoshima *et al., Nature Communications*, **3**, 784 (2012)
17) M.S. Steinberg *et al., PNAS*, **91**, pp.206-209 (1994)
18) Y. Sun *et al., Soft Matter*, **9**, pp.2172-2186 (2013)
19) W.C. Weinberg *et al., J. Invest. Dermatol.*, **100**, pp.229 -236 (1993)
20) C. Blanpain *et al., Cell*, **118** (5), pp.635-648 (2004)

21）　C.C. Yang *et al.*, *J. Dermatological Science*, **57** (1), pp.2-11 (2010)
22）　A. Osada *et al.*, *J. Dermatological Science*, **54** (2), pp.129-131 (2009)
23）　J.M. Kelm *et al.*, *Trends Biotechnol.*, **22**, pp.195-202 (2004)
24）　J. Fukuda *et al.*, *Tissue Eng. Part A*, **11**, pp.1254-1262 (2005)
25）　H. Fonoudi *et al.*, *Stem cells translational medicine*, **4**, pp.1-13 (2015)
26）　F. Evenou, *et al.*, *Tissue Eng. Part C Methods*, **16**, pp.311-318 (2010)
27）　T. Anada *et al.*, *Biomaterials*, **33**, pp.8430-8441 (2012)

第4章　3次元培養細胞イメージングによる毒性試験の展望

塩田　良*

1　はじめに

スフェロイドやオルガノイドと呼ばれる3次元培養細胞モデルが，創薬スクリーニングや細胞毒性の早期検出に利用できないかと注目されている。3次元培養細胞モデルが，2次元培養細胞よりも，生体内の組織により近い（physiologically relevant）振る舞いをするというデータが蓄積されてきていることに加え，3次元モデルの作成手法も改善が進み，安定して使用できる環境が整ってきた影響も大きい。創薬の現場においては，リード化合物の細胞毒性を開発初期段階で検出できる手法の確立が急務であることも，3次元培養への期待が増している要因である。

本稿では，この3次元培養モデルを“測る”方法としてイメージングを取り上げる。イメージングの，3次元培養細胞の測定方法としての有用性を述べたのち，実際に3次元イメージングを行うハードウェアと画像解析を実行するソフトウェアを解説する。その後，3次元培養細胞モデルの画像解析手法を細胞毒性のアプリケーションを通し解説し，その現状と展望を述べたい。

2　3次元培養細胞モデルの有用性

1つの新薬を上市するために必要な開発コストは上昇している[1,2]。特に，開発コストの上昇に大きく影響する開発後期でのプロジェクトの中止を減少させることは，製薬企業にとって喫緊の課題となっている。中止の主な原因は，各開発ステージで異なるが，アストラゼネカ社の例[3]でも示されているように，前臨床とフェーズⅠでは，安全性が大きな割合を占める。

3次元培養細胞モデルは，2次元培養細胞よりも，生体内の組織により近い（physiologically relevant）と考えられている。3次元培養細胞は，プラスチックディッシュ上に単層で増殖する2次元培養細胞と異なり，生きている生物に見られるような極性や細胞間接着を持つなど，これまでの2次元細胞モデルにはない多くの特徴を備えている。実際，2次元培養モデルと3次元培養モデルで細胞の形状や接している媒体，接着様式に着目するだけでも数多くの違いが見られる（表1）。作製方法によっては管状構造を形成するなど，生体内に近い構造を持つことも知られている[4~6]。そのため，開発早期での細胞毒性の検出に利用できると期待されている。さらに，3次元細胞培養を利用した細胞毒性の推定は，実験動物の使用削減にもつながり，倫理的な観点か

＊　Ryo Shioda　㈱パーキンエルマージャパン　ライフサイエンス営業本部
イメージング部　シニアアプリケーションスペシャリスト

表1　2次元培養細胞と3次元培養細胞の比較

	2D	3D
細胞の形態	平坦（3μm厚）	楕円体，極性を持つ
細胞の接触	50% 細胞-プラスチック 50% 細胞-培養液	80% 細胞-細胞，細胞-マトリックス接着 20% 細胞-培養液／細胞間液
細胞間接着方法	インテグリン-細胞外 マトリックス	接着結合 密着結合 デスモソーム ギャップ結合 インテグリン-細胞外マトリックス

らも期待される手法となっている。

3次元培養細胞の中でも，オルガノイドと呼ばれるものは，臓器に特異的な種類の細胞の集合体として定義されており，すでに様々な臓器のオルガノイドが作成されている。たとえば，肝臓，肺，胃，小腸，腎臓，結腸，脳などである[7]。

オルガノイドと毒性研究の先行例の一つとして，Gunnessらは，化合物に誘導される肝毒性の評価に3D HepaRG肝細胞スフェロイドモデルを報告し，3Dモデルは，急性薬物誘発肝臓毒性の評価で主要な2D細胞モデルよりも優れており，長期培養可能な3Dオルガノイドの特性を活かし，慢性肝臓毒性を評価するのにも有用であると結論付けている[8]。

3　3次元培養細胞におけるイメージングの役割とその手法

上記のGunnessらの論文では，作製したオレガノイドのサイズの計測やCYP3A4やCYP2E1といったマーカータンパク質発現細胞の局在と定量に利用されている。イメージングは，生化学的な手法では得られない形態情報や位置情報が得られる点が優位である。3次元状態を壊さずに測定できる点，経時変化も得ることができる点も優れている。

3次元培養細胞を撮像するには，顕微鏡を利用するのが一般的であるが，特に細胞毒性や毒性試験を兼ねた創薬スクリーニングの場合，多検体をなるべく短時間で撮像と解析処理できるスループットが求められる。自動顕微鏡技術と画像解析技術を組み合わせたハイコンテントイメージング（High Content Imaging: HCI）は，このような要求を満たすシステムである[9,10]。

3次元培養細胞をイメージングしようとする際，特に内部や深部の情報を得る場合には，標的を蛍光標識した試料を使用することがほとんどである。現在，イメージングを用いて3次元立体構築を行う場合，主力となるのは共焦点方式である。

3.1　共焦点方式

蛍光画像を取得する際に基本となるのが，落射蛍光顕微鏡である。これは，励起光を上（倒立

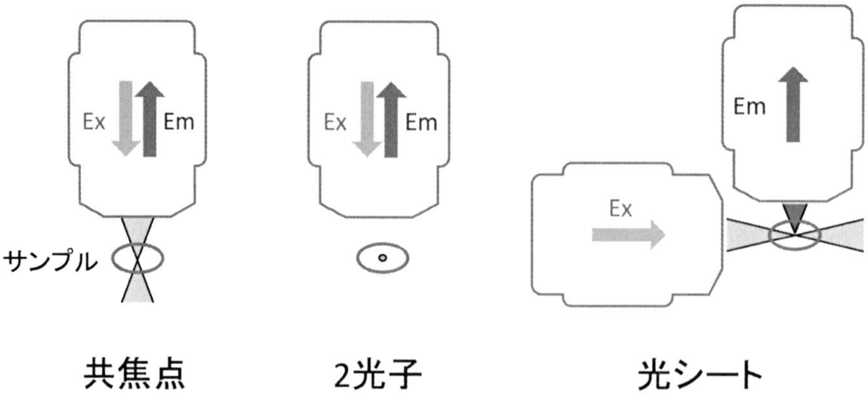

図１　主要な３次元撮像方式の模式図
Ex：励起光，Em：蛍光

型の場合は下）から対物レンズを通して照射し，得られた蛍光を同じ対物レンズを介して検出する。しかしながら，この方法では，試料が厚い場合，焦点面以外の場所で生じる蛍光もすべてレンズに入ってしまうためバックグラウンドが高い，ぼけた画像が得られる。

共焦点方式は，光路上に設置した共焦点ピンホールにより，非共焦点面で発生する蛍光や散乱した蛍光光子を除去することで，バックグラウンドの少なくコントラストの高い焦点面だけの光学切片像が得られる技術である（図１）。３次元立体再構築は，このように得られたクリアな光学切片像をｚ軸（垂直方向）に重ねていくことで実現される。

共焦点方式には，そのピンホールの種類によって，３つに大別される。ピンホールが１つのポイントスキャン式，ピンホールがスリット状になっているラインスキャン式，ディスク上にあけられた複数のピンホールで一気に走査するスピニングディスク式である。最後にあげたスピニングディスク式は，高速での撮像が可能である点，蛍光の退色と，ライブセルイメージングでの光毒性が相対的に低い点などが細胞観察に適しており，３次元培養細胞におけるイメージングでも最もよく使われている方式である。

この共焦点方式は，オリンパス社，ツァイス社，ニコン社，ライカ社の主要な顕微鏡メーカーだけでなく，HCI の撮像システムとして多くのメーカーで採用されている。特に，ハイコンテント装置は撮像と解析の自動化を目的としているため，毒性試験のような試料数が多く客観性がより求められる分野には適している（表２）。

パーキンエルマー社の Opera Phenix™ と Operetta CLS™ は，共にスピニングディスク式を採用したシステムで，３次元細胞培養モデルの高解像度画像を提供する（図２）。フラッグシップ機である Opera Phenix では，Synchrony Optics と名付けられた最新のスピニングディスク技術を採用している。具体的には，励起レーザーを２つのグループに分け，スペクトル的に隣接するレーザーが異なる光路を通ることで，スペクトルクロストークを低減し，最大４台の広視野

表2　3次元対応ハイコンテントイメージングシステム

ハードウェア	メーカー	仕様
Opera Phenix	パーキンエルマー	スピニングディスク式，レーザー光源，マルチカメラ
Operetta CLS	パーキンエルマー	スピニングディスク式，LED光源，シングルカメラ
IN Cell Analyzer 6500*HS*	GE Healthcare	ラインスキャン式，レーザー光源，シングルカメラ
ImageXpress Micro Confocal	Molecular Devices	スピニングディスク式，LED光源，シングルカメラ
CellInsight CX7	Thermo Fisher Scientific	スピニングディスク式，LED光源，シングルカメラ
Cell Voyager 8000	横河電機	スピニングディスク式，レーザー光源，マルチカメラ

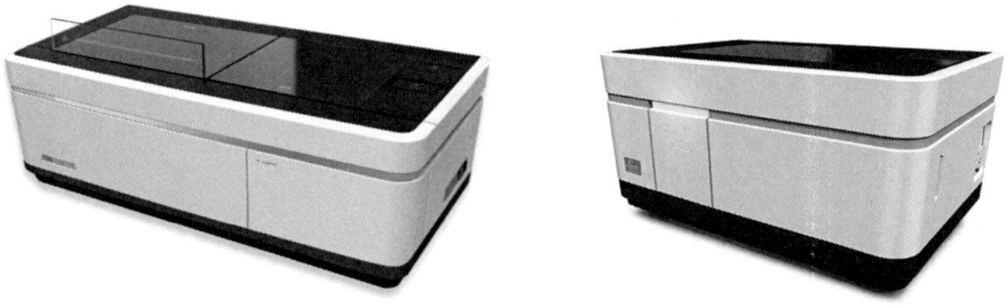

図2　ハイコンテントイメージング装置の例（パーキンエルマー社製）
Opera Phenix（左）とOperetta CLS（右）

sCMOSカメラでの同時イメージングを可能する。複数台カメラでの同時撮像は，撮像時間の短縮を見込めるという意味で，3次元撮像時において特に有効な方法である。さらに，深部の観察に有効な水浸レンズを搭載できる点も特長的なシステムとなっている。

Operetta CLSは，Opera Phenixの技術を利用・発展させ，ミドルレンジのシステムとして2016年に上市された共焦点システムである。Phenixと部品を共通化することにより，ミドルレンジのシステムとしては，これまでにないスループットと解像度を実現している。水浸レンズを搭載できる点もこのクラスではユニークな特徴である。

GE Healthcare社の新製品IN Cell Analyzer 6500*HS*は，レーザーベースのラインスキャン共焦点イメージングプラットフォームである。従来のガルバノ式共焦点法とは異なる，虹彩様の可変型の共焦点apetureを組み込み，高い感度での共焦点撮像を取得できる。広視野のsCMOSカメラを使用しており，フレームレートが速いのでライブセルのカイネティックアッセイも可能である。サンプルをラインで走査するユニークなデザインは，試料のシグナルを失うことなく，不要な蛍光バックグラウンドを除去できる。また，蛍光チャンネルごとに最適な共焦点撮影条件を設定可能であるため，最適化された画質を得られる。

Molecular Devices社のImageXpress Micro Confocalは，共焦点ディスクを複数用意するこ

とによって，非共焦点観察も含めて試料に最適な共焦点撮像を実現している。ディスクは3種類あり，撮像処理のスピード，または，画像の解像度を優先させる構成を選択することが可能である。また，特許取得済みAgileOptix™技術により，スループットを低下させることなく，高いコントラストと視野全体にわたる輝度と形状の均一性がある画像を取得できる。

Thermo Fisher Scientific社のCellInsight CX7は，LED光源の特色を活かし，最大7色の励起波長を使って共焦点画像を取得できる。スピニングディスクのピンホール径も解像度優先（40 µm）と速度優先（70 µm）を選択することができるため，サンプルに合わせた最適な共焦点撮像を実現可能である。

横河電機のCell Voyager 8000は，スピニングディスク式を採用したシステムで，共焦点での高解像度の画像を提供する。広視野sCMOSカメラを最大4台搭載することができるため，ハイスループットでの3次元撮像を実現できる。スピニングディスクのピンホール径も，通常の50 µmに加えてZ方向の分解能を向上できる25 µmピンホールを選ぶことができる。両者は切り替えが可能なので，サンプルに合わせた最適な共焦点撮像を実現可能である。

その他にも，3次元培養細胞を撮像する手法として，下記で挙げるような方法が知られているが，スループットという点では共焦点式に及ばない。その一方で，共焦点方式より深い位置の撮像が可能であるため，特定のアプリケーションへの応用が待たれる。また，スループットの改善に向けた技術の改良も待たれる。

3.2 2光子方式

2光子方式は，蛍光標識した試料の光学切片像を得る点では共焦点方式と変わらないが，蛍光標識の励起に，2光子励起過程を利用する（図1）。2光子励起は，2個の光子が1分子の蛍光物質に同時に吸収されたときに起こる現象で，結果として蛍光を発する。この励起過程において，蛍光物質が遷移する準位は，通常の1光子吸収の場合と同じであるため，吸収される光子の1個あたりのエネルギーは，1光子励起の場合の約2分の1，すなわち約2倍の波長となる。例えば，緑色蛍光タンパク質（GFP）は，約900 nmの波長で励起される。さらに，2光子励起は光子密度の2乗の確率で生じるため，結果として，励起光の集束する対物レンズの焦点面でのみ蛍光分子が励起されることになる。この方式の利点は，このように2光子励起が焦点面だけが励起されるため，非焦点面の退色の軽減や光毒性の軽減が期待できることである。さらに，励起に使用する近赤外光が可視光に比べて生物組織に吸収，散乱されにくいため，試料の深部観察が可能である。撮影条件さえ整えれば，深度8 mmまで到達することも可能である[11]。一方で，点走査での撮像になるため，撮像時間がかかるという面がある。2光子方式で撮像ができる2光子顕微鏡および多光子顕微鏡は，オリンパス社，ツァイス社，ニコン社，ライカ社でそれぞれのモデルが発売されている。

3.3　光シート方式

光シート方式は，上記の2つの方式と異なり，励起光照射用と蛍光検出用の光路をわけ，検出用対物レンズの焦点面に合わせて，試料側面から励起光を当て光学切片像を得る（図1)。このため，共焦点方式と異なり，焦点面以外の場所に励起光が当たらないため，スキャン回数を増やしても，褪色と光毒性は最小限に抑えられる。また，単純な光学系であるため，共焦点方式より深度観察に優れている点も挙げられる。試料の透明度次第で，数100 μmの深さからも十分な画質の画像が得られる[12]。撮像時間に関しても，面で撮影するため高速な撮像が可能である。一方で，撮像のため試料の側面から励起光を当てるため，試料の置き方に制限があり，複数の試料をスループットよく撮像するには向かないという面もある。スループットという意味では，現在使用されているマイクロプレートを使った系とは相性がよくないのも事実であり，この点に関しては今後の開発が望まれる。光シート顕微鏡は，ツァイス社とライカ社から発売されている。

3.4　光干渉断層撮影（Optical Coherence Tomography: OCT）

スフェロイドを構成する細胞レベルの情報より，スフェロイド自体の形状の情報が優先されるアプリケーションでは，光干渉断層撮影（OCT）を使った技術もある。

OCTは，光の干渉性を利用して試料内部の構造を高分解能・高速で撮影する技術である。近赤外線を照射して非接触・非侵襲で撮像するため，前処理を必要とせずiPS細胞やES細胞などから作られたオルガノイドや生体組織サンプルの3次元画像を撮像できる。また，空洞や間隙（かんげき）など，外からでは分からない内部構造も，深さ数100 μmまで撮像可能となっている。検出に近赤外光を用いるため，細胞レベルよりも組織レベルでの構造変化の情報を得るのに優れているシステムである。OCTを利用した高深度断層撮像システムは，SCREENホールディングス社から発売されている。

4　3次元画像解析ソフトウェア

3Dイメージングにより撮像された光学切片画像は，ソフトウェア上で立体として再構築される。連続光学切片画像の撮像が上記のような撮像システムの成熟により自動化が進み，高画質の画像取得が簡便かつ高速化が実現してきた故に，取得した画像データセットを迅速に解釈できるソフトウェアの重要性がより増してきている。

3次元スタック画像を閲覧・解析できるソフトウェアは，オープンソースと商用を合わせて多数公開され，予算や用途に合わせた選択ができるようになっている。その一方，個々のサンプルをマニュアルで解析することを前提としているソフトウェアが多いのも事実である。毒性試験のような客観性が求められる場合や，創薬スクリーニングのようにスループットが求められるケースなどには適しているとは言い難い。複数サンプルの自動撮像のために作られたHCI装置では，いくつかの装置で，3次元解析と連動するソフトウェアも提供しており，毒性試験やスクリーニングにはより適していると考えられる。

Fiji/ImageJ[13]，Vaa3 D[14]，BioImageXD[15]，TANGO[16]，Icy[17]，BioSig3 D[18]（表３）は，３次元光学切片画像の３次元再構築と画像解析を実行できるフリーソフトウェアで，各種オペレーティングシステム（OS）と互換性がある。利用できる画像は，標準化されたOpen Microscopy Environment（OME）のデータモデルBio-Format[19]を含めて，多くのタイプの画像ファイル形式をサポートしている。３次元解析用の商用ソフトウェアも数多く存在する。Imaris（Bitplane），Volocity（Quorum Technologies），Amira（Thermo Fisher），ImagePro（Media Cybernetics）は，各種共焦点顕微鏡やハイコンテント装置で撮像した画像を３次元に再構築，解析できる独立系のソフトウェアである。一方，商用ソフトウェアでも，Harmony（パーキンエルマー）（図３）とMetamorph（Molecular Devices），CellPathfinder（横河電機）は，それぞれのハイコンテントイメージングシステムと統合された３D解析ソフトウェアである。撮像のコントロールから

表３　３次元再構築と解析を実行できるソフトウェア

ソフトウェア		利用条件	対応OS
Fiji/ImageJ	3D再構築と定量。プラグインによる機能拡張	フリーソフトウェア	Windows，Mac，Linux
Vaa3D	直観的な3D再構築，定量。プラグインによる機能拡張	フリーソフトウェア	Windows，Mac，Linux
BioImageXD	直観的な3D再構築とビジュアライゼーション	フリーソフトウェア	Windows，Mac，Linux
TANGO	核の3D解析用。プラグインによる3D解析	フリーソフトウェア	Windows，Mac，Linux
Icy	直観的な3D再構築。多様なプラグインによる3D画像処理と解析	フリーソフトウェア	Windows，Mac，Linux
BioSig3D	直観的な3D再構築。	フリーソフトウェア	Windows，Mac，Linux
Imaris	顕微鏡画像の再構築，解析，細胞認識。3D，4Dに対応	商用（Bitplane）	Windows，Mac
Volocity	顕微鏡画像，ハイコンテント画像の再構築，解析，細胞認識。3D，4Dに対応	商用（Quorum Technologies）	Windows
Amira	CT，MRI，PET，SPECT画像，顕微鏡画像の再構築，解析，細胞認識。	商用（ThermoFisher）	Windows，Mac，Linux
ImagePro	顕微鏡画像の3Dレンダリング，3D測定機能や時間変化の表示機能など	商用（Media Cybernetics）	Windows
Harmony	ハイコンテント画像の3D再構築，3D解析（体積など），3D細胞認識。	商用（パーキンエルマー）	Windows
Metamorph (MetaXpress)	ハイコンテント画像の3D再構築，解析。	商用（Molecular Devices）	Windows
CellPathfinder	ハイコンテント画像を立体的に解析。体積，位置関係。	商用（横河電機）	Windows

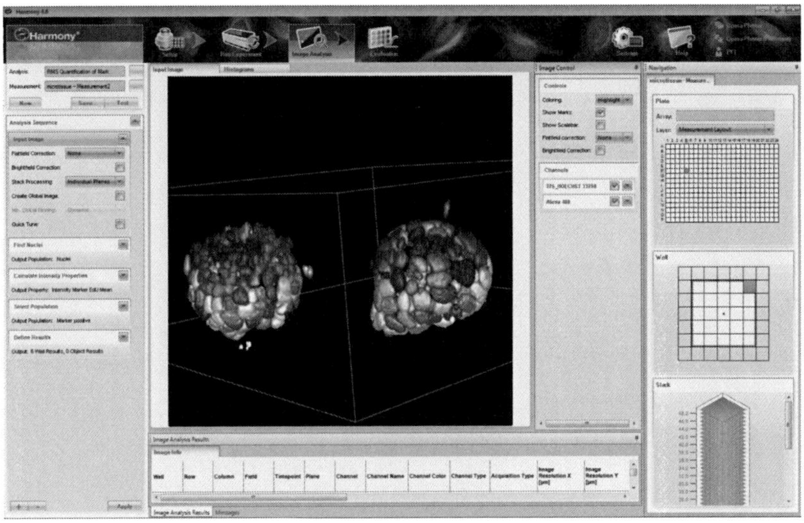

図3　3次元解析ソフトウェアの例（パーキンエルマー社製Harmonyソフトウェア）

解析までシームレスに実施できるため，より大量の3D画像の自動撮像と解析を実行可能にする。

5　3次元スタック画像を使った解析の実際

撮像された3次元画像からどのように数値を得るかは，現在活発に検討されている。3次元画像解析は，扱うファイルサイズが必然的に大きくなり，コンピュータの計算能力を要求する。計算にかかる時間と，得られる結果の精度とのバランスを見ながら，系にあった最適な解析方法を選択することが求められる。

3次元スタック画像を使った解析は，解析を実行する画像の次元によって，2次元での解析，2.5次元での解析，3次元での解析と大きく3つに分けられる。

5.1　2次元での解析

2次元での解析は，光学切片像1枚だけで解析することを指す。3次元培養細胞を扱っている場合，この2次元での解析は奇妙に感じるかもしれないが，定量したい内容によっては，必要十分である場合がある。例えば，スフェロイド形成阻害を見る場合，1光学切片での解析からでも比較するに十分な情報を得られる。Ekertら[20]は，8種類の肺がん細胞で作成したスフェロイドの大きさ（面積として換算）を指標に，EGRF/cMET阻害剤の細胞種による効果の違いを測定している。

2次元での解析として，もう一つ有効だと考えられるのが，経時変化の解析である。たとえば，10 fps 以上の短い撮像間隔のカルシウムシグナルを捉えるには複数の光学切片の撮像ができないため，1光学切片のタイムラプス画像として扱うことになる。脳の構造を模したヒト iPS 細胞由来のオルガノイドは，神経毒性の検出に使えることから[21)]，このような解析方法でのアプローチも有効であろう。

5.2 2.5 次元の解析

2.5 次元の解析は，Z 軸方向へ複数の光学切片画像を撮像したものを，1枚絵に集約させてから解析するという意味で名付けられた。この処理は，Max Intensity Projection（MIP）と呼ばれ，具体的には複数枚の光学切片像を Z 軸方向に投影処理を行い，投影経路中の最大値を投影面に表示する手法である。全焦点画像とも呼ばれ，ノイズの影響を受けにくい特徴がある半面，最大値の表示という特性から前後関係が判別できないという弱点がある。しかしながら，画像解析は投影された1枚で実行されるので，解析時間を大幅に短縮できる利点がある。これは，スループットを要求される系では非常に価値がある。

非実質クッパー細胞と共培養した初代ヒト肝細胞からなるオルガノイドには，胆管様構造が作られる。この様な管構造は，3次元培養でしか得られない特徴的な構造であり，毒性物質の排出機構の研究に特に重要である。オルガノイドを構成する細胞は，緑色蛍光を有する CMFDA を取り込み，その後，胆管様構造へトランスポーターを介して排出する。したがって，オルガノイド内に管状に蓄積する蛍光量を共焦点イメージングすることで，関与するトランスポーターの活性測定ができる。実際，2.5 次元での解析を実行すると，ATP 合成阻害剤である FCCP では繊維状の蛍光領域がなくなることから，トランスポーターの活性が下がることが分かる。一方，エンドセリン受容体 A の選択的拮抗薬であるシタクスセンタンの場合は，コントロールと同様の管状の構造が残ることから，トランスポーターの活性に影響しないことが定量された（図4）。この様に，3次元構造を2次元に投影した画像でも3次元の情報を得られることから，2.5 次元の解析は，情報量と解析速度という面でバランスが取れた解析方法と言える。

5.3 3次元の解析

複数の光学切片像をコンピュータ上で3次元立体画像に再構築し，そのまま核や細胞質を認識させ，体積など3次元ならではのさまざまな特徴量を計算できるソフトウェアは多数ある。しかしながら，多くの場合，サンプルごとにマニュアルでの操作を求められるため，毒性試験のような客観性が求められる場合や，スクリーニングのようにスループットが求められる場合，対応が難しい。ハイコンテントイメージングシステムと連携することが理想であるが，ハイスループットに対応しているソフトウェアは数えるほどしかない。今後の発展が待たれる分野である。

パーキンエルマー社の Harmony は，撮像装置の Opera Phenix/Operetta CLS と連動し3次元立体画像の撮像と再構築，定量をハイスループットで行える数少ないソフトウェアである。特に，定量では通常のシグナル量の測定や体積，表面積，最長軸の長さなどの形態情報に加え，3

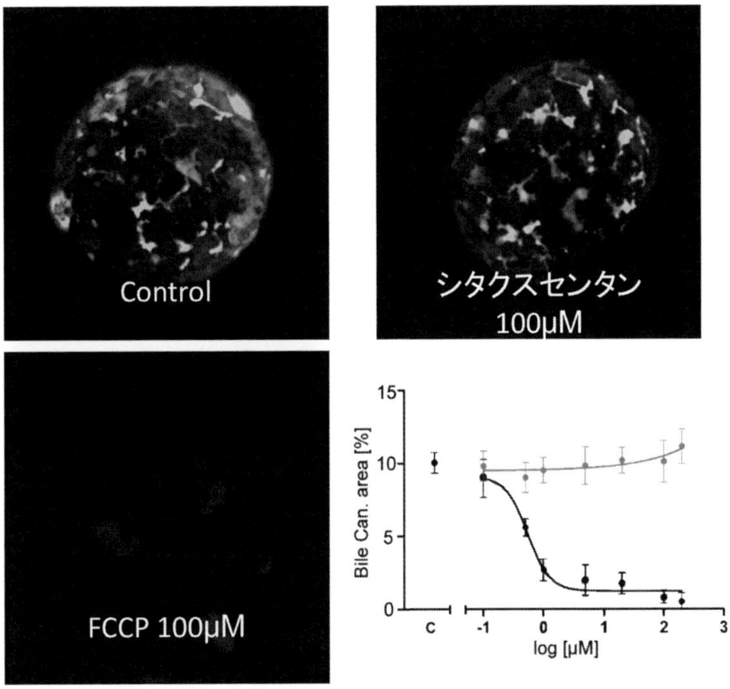

図4　2.5次元解析の例
初代ヒト肝細胞のスフェロイドにCMFDAを取り込ませた画像。スフェロイド中の蛍光強度の面積（%）の測定。
右下グラフ：シタクスセンタン（グレー），FCCP（黒）

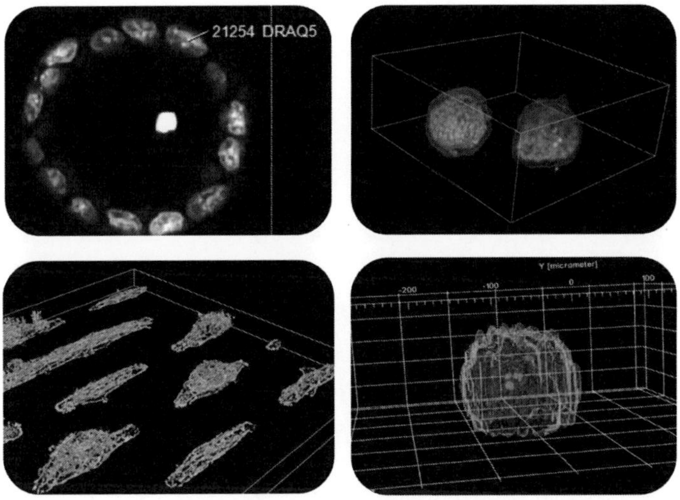

図5　3次元でできるイメージ解析
左上：シグナル量，右上：表現型（体積，表面積など），
左下：テクスチャ（パターン解析），右下：位置情報

次元での位置情報を扱える。さらに，3次元で細胞やスフェロイドのテクスチャ(パターン）の定量も扱えるため，これまでにない見た目の情報の数値化を行える（図5)。

横河電機のCellPathfinderも，撮像装置のCV8000と連動し，3次元サンプルを立体的に解析できる。体積やZ方向における位置関係の解析が可能である。

Molecular Devices社のMetaXpressは，ImageXpressと連動し，3次元での解析を実現する。解析は，光学切片ごとに解析を行い，切片間の関連性から相互に連結され，3D画像として構築することができる。3次元解析は，画像解像度に比例して解析精度が向上する。

6 まとめ

イメージングは，他の生化学反応系やフローサイトメータでの測定と異なり，3次元培養細胞の構造を保ったまま情報を抽出できる優位性がある。先にあげた胆管様構造への蛍光物質の排出などは，イメージングでしか量ることができない。スループットもHCIシステムの利用で担保出来るため，3次元培養細胞を毒性試験および創薬スクリーニングで使用できる環境は整いつつある。今後も研究が進み，イメージングの可能性を活かした細胞毒性検出の仕組みが整い，ヒト疾患の治療に対してより効果的でより毒性の低い薬剤の開発が進むことが期待される。

文　献

1) J. W. Scannell *et al., Nat. Rev. Drug Discov.*, **11**, 191-200 (2012)
2) 八木崇ほか, *JPMA News Lett.*, **3**, 33-35 (2010)
3) D. Cook *et al., Nat. Rev. Drug Discov.*, **13**, 419-431 (2014)
4) J. Zhang *et al., Stem Cell Reports,* **8**, 907-918 (2017)
5) D. J. M. Cruz *et al., PLoS Negl. Trop. Dis.*, **7** (2013)
6) S. I. Montanez-Sauri *et al., Cell. Mol. Life Sci.*, **72**, 237-249 (2015)
7) M. A. Lancaster & J. A. Knoblich, *Science,* **345**, 6194 (2014)
8) P. Gunness *et al., Toxicol. Sci.*, **133**, 67-78 (2013)
9) A. Pradip *et al., Stem Cells Int.*, **2016** (2016)
10) F. Mittler *et al., Front. Oncol.*, **7** (2017)
11) https://www.olympus-lifescience.com/ja/laser-scanning/fvmpe-rs/, Accessed: 8th February 2018
12) S. Nonaka, 顕微鏡 **47**, 163 (2012)
13) J. Schindelin *et al., Nat. Methods,* **9**, 676-682 (2012)
14) H. Peng *et al., Nat. Protoc.*, **9**, 193-208 (2014)
15) P. Kankaanpää *et al., Nature Methods,* **9**, 683-689 (2012)

16)　J. Ollion *et al., Bioinformatics,* **29**, 1840-1841 (2013)
17)　F. De Chaumont *et al., Nature Methods,* **9**, 690-696 (2012)
18)　C. C. Bilgin *et al., PLoS One,* **11** (2016)
19)　M. Linkert *et al., Journal of Cell Biology,* **189**, 777-782 (2010)
20)　J. E. Ekert *et al., PLoS One,* **9**, 1-14 (2014)
21)　M. P. Schwartz *et al., Proc. Natl. Acad. Sci.,* **112**, 12516-12521 (2015)

第5章　三次元生体組織モデルの構築および薬剤効果測定・毒性評価への応用

松崎典弥*1，高木大輔*2，瀬尾　学*3，
宮川　繁*4，澤　芳樹*5，明石　満*6

1　三次元生体組織モデルの重要性

薬剤開発において，3R（Replacement（代替），Reduction（削減），Refinement（改善））の観点から実験動物代替法が研究されている。期待されているのが，ヒト人工多能性幹細胞（iPS細胞）[1]から分化誘導して得られる様々な正常および疾患細胞である。特に，患者由来iPS細胞から分化誘導した疾患細胞は，ヒトと動物の種差の課題を解決し，候補化合物の薬効や毒性を評価できると期待されている。しかし，生体組織は複数種類の細胞で構成され，種々の細胞が相互作用することで組織としての機能を発現しているため，細胞単体で生体組織と同じ薬剤応答を得ることは困難である。例えば，肝細胞の重要な機能の一つであるアルブミンの産生量は，細胞単体と比較して三次元組織体では10倍以上増加することが報告されている[2]。そこで，生体組織を構成する様々な細胞とタンパク質を三次元で統合し，生体組織類似の機能を有する三次元組織を構築できれば，生体組織に近い薬効・毒性応答が得られると期待される。

三次元組織構築に関する国際競争は既に激化しているのが現状である。米国では，国防高等研究計画局（DARPA）とアメリカ国立衛生研究所（NIH）の巨額の研究費が投じられ，「Organ on a chip」という，動物実験に代わるヒト細胞のチップを用いた医薬品評価を実現するプロジェクトが進行している[3]。欧州連合（EU）では，第7次フレームワークプログラム（FP7）にて「The Body-on-a-chip」プロジェクトが開始されている。iPS細胞で優位に立った日本がそのリードを維持して激しい国際競争に勝つためには，普遍性の高い三次元組織構築技術の確立

＊1　Michiya Matsusaki　大阪大学　大学院工学研究科　准教授
＊2　Daisuke Takagi　㈱リコー　研究開発本部　リコー未来技術研究所　ヘルスケア研究センター　バイオメディカル研究室　バイオファブリケーショングループ　リーダー
＊3　Manabu Seo　㈱リコー　研究開発本部　リコー未来技術研究所　ヘルスケア研究センター　バイオメディカル研究室　室長
＊4　Shigeru Miyagawa　大阪大学　大学院医学系研究科　特任教授
＊5　Yoshiki Sawa　大阪大学　大学院医学系研究科　教授
＊6　Mitsuru Akashi　大阪大学　大学院生命機能研究科
ビルディングブロックサイエンス共同研究講座　特任教授（常勤）

が急務である。つまり，医療・創薬・化粧品分野における次の大きな課題は，“いかにして三次元組織を生体外で構築するか”であると言っても過言ではない。生体組織・臓器の代替物として医療・創薬分野に有用な三次元組織の工業的な安定生産・供給が可能となれば，国際競争力に優れた普遍性の高い日本の新しい産業となることが期待される[4]。

2　組織構築の２つのアプローチ

組織構築研究で主に用いられる手法は，トップダウン法とボトムアップ法に分けることができ（図1），歴史的にトップダウン法がまず報告された。生分解性高分子，例えばポリ乳酸やポリグリコール酸，コラーゲンやアルギン酸を用いてハイドロゲルや多孔性スポンジ，不織布の足場材料を作製し，細胞を播種して三次元培養が行われた[5]。足場材料の中で培養された細胞は，プラスチック培養皿の上で培養された時とは明らかに異なる性質を示したが，足場材料内部での多種類の細胞の配置を制御し，生体組織類似の組織体を構築するには至っていない。また，コラーゲンなどの動物由来の足場材料の使用や，加水分解に伴う局所 pH の低下が引き起こす炎症惹起性などの課題も明らかとなってきた。

ボトムアップ法としては，感熱応答性高分子の膨潤・収縮特性を利用して細胞をシート状に剥離する細胞シート法[6]や，磁性粒子を与えた細胞を用いて磁力で細胞を組織化させる方法[7]などが報告されてきた。ボトムアップ法は，トップダウン法と比較して細胞の配置を緻密に制御できる特徴を有しているが，ミリメートルからセンチメートルサイズの大きな組織体を構築するためには大量の細胞が必要であり，さらに，細胞密度が高いため内部細胞の壊死を防ぐための毛細血管構造の構築が必須となる。本節では，我々の組織構築法「細胞積層法」およびその改良法である「細胞集積法」，ならびにヒト iPS 細胞由来心筋細胞を用いた心毒性評価を紹介する。

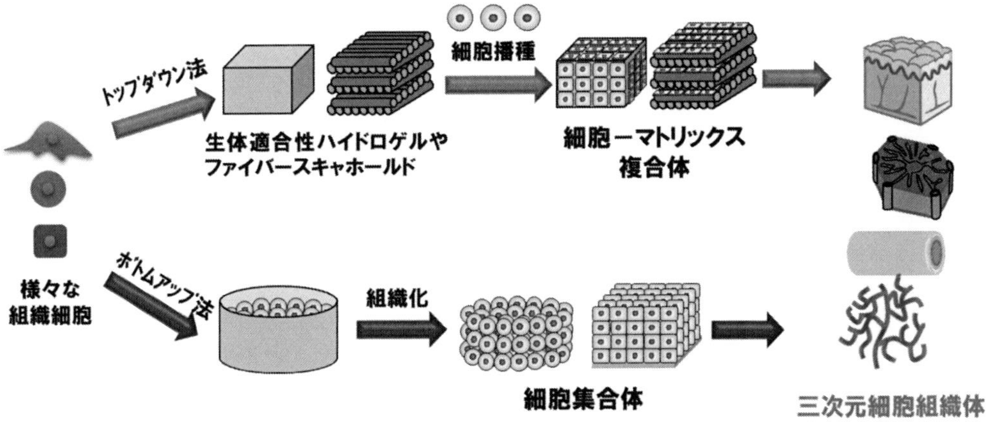

図１　組織構築におけるトップダウン法（上）およびボトムアップ法のイメージ（下）

2.1 細胞積層法

細胞は，外部との情報交換や機能発現を細胞膜界面で制御している。生体内において，細胞の界面構造と機能の制御に重要な役割を果たしているのが，細胞周辺に存在するECMタンパク質である。例えば，細胞接着とは細胞膜のインテグリン分子とECMとの相互作用であり，また，ECM成分であるフィブロネクチンやビトロネクチンと細胞膜分子の相互作用が細胞の生存や増殖，シグナル伝達，分化誘導に強く影響することが明らかにされている。そこで，我々はこのECMの働きに着目し，ECMのように細胞の界面構造を制御できれば細胞の組織化や機能を操作できると考え，細胞の表面をECM成分のナノ薄膜でコーティングし，細胞を一層ずつ積層する「細胞積層法」を考案した（図3）[8]。つまり，細胞の表面にECMの“ナノレベルののりづけ”をつくることで，細胞を一層ずつ積み上げる手法である。細胞表面へECM薄膜を形成する手法として，我々は，ナノメートルオーダーで高分子薄膜を調製できる「交互積層法（Layer-by-layer：LbL法）」を用いた（図2）。接着タンパク質として知られるフィブロネクチン（FN）とコラーゲンの変性体であるゼラチン（G）の交互積層薄膜（FN-G薄膜）をおよそ6 nmの膜厚で細胞表面に形成すると，二層目の細胞が接着した。FNは細胞表面の$\alpha_5\beta_1$インテグリンやコラーゲン，ゼラチンとの相互作用ドメインを有しているため，わずか6 nmという膜厚でも細

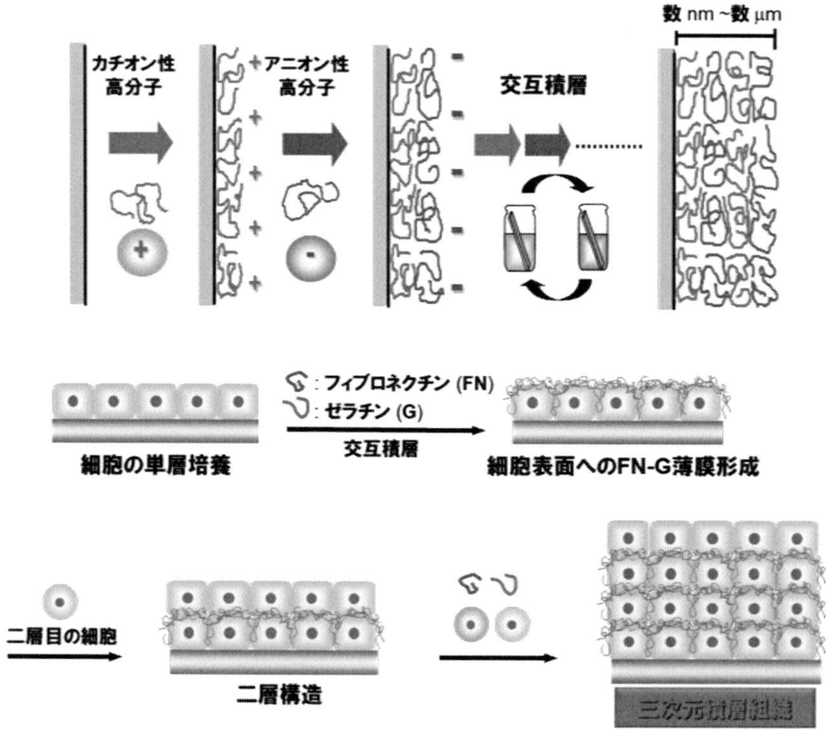

図2　交互積層法のイメージ（上）および細胞積層法のイメージ（下）

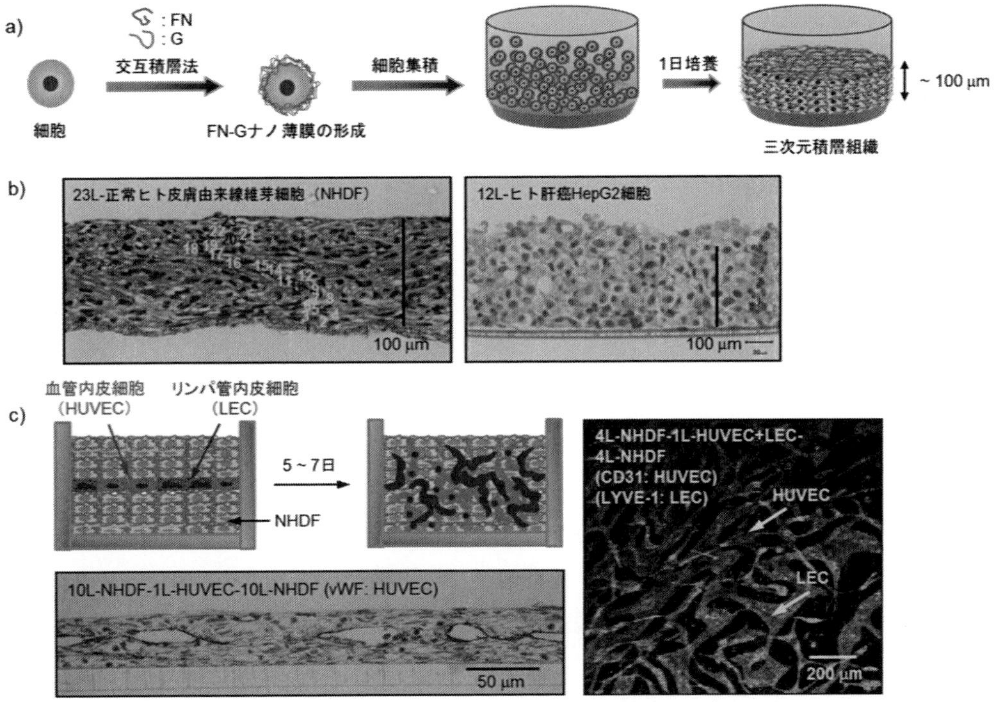

図３　a) 細胞集積法のイメージ，b) 細胞集積法で構築した三次元組織体のHE染色による組織切片写真，c) HUVEC及びLECの積層培養のイメージ（左）と蛍光免疫染色による共焦点レーザー顕微鏡イメージ（右）。HUVEC（原図は緑に染色）とLEC（原図は赤に染色）がそれぞれ独立したネットワーク構造を形成。抗vWF抗体を用いてHUVECを染色したHUVECのみ積層培養後の組織切片写真（左下）

胞接着足場として機能したと考えられる。一方，対照実験として薄膜を形成しない場合や膜厚が薄い場合，均一な二層構造は得られなかった。また，10 nm 以上の薄膜でも同様の効果が確認されたため，少なくとも 6 nm 以上の FN-G 薄膜が次層の細胞接着の足場として重要であることが明らかとなった。本手法を繰り返すことで，望みの細胞を望みの層に配置した三次元構造が構築可能となった。我々はこれまで，血管内皮細胞と平滑筋細胞を組み合わせた“血管壁モデル”[9,10]や，筋芽細胞による“骨格筋モデル”[11]，がん細胞と線維芽細胞による“腫瘍モデル”[12]などを構築しており，生体組織により近い応答が得られることも明らかとなった。

2.2　細胞集積法

以上のように，細胞積層法は細胞の配置を一層ずつ制御して多層構造を構築できる画期的な手法であるが，各層の細胞が安定に接着するまで半日ほど培養する必要があり，１日二層の作製が限度であった。例えば，十層の構造を作製するためには約５日必要である。より短期間で積層構造を構築できれば，幅広い応用展開が期待される。そこで，単一細胞表面に FN-G ナノ薄膜を形成することで，短期間で三次元組織体を構築できる「細胞集積法」を新たに考案した（図３a)，b))[13]。各細胞がFN-G薄膜を介して三次元的に相互作用することで，一度に多層構造が構築できると期待された。多孔質膜を介して下部から培地を供給できるセルカルチャーインサートを用いて実験を行った。約6 nmのFN-G薄膜を形成した細胞をセルカルチャーインサートに播種し，24時間培養後に組織切片を観察すると，およそ八層の三次元組織体が確認された。一方，FN-G薄膜を形成しない場合は空隙や凝集が観察され，均一な構造は得られなかった。これは，FN-G薄膜が三次元的な細胞接着に機能したことを示している。インサートへの播種細胞数を制御することで得られる層数は制御可能であった。さらに，培地の量を増やすことで，細胞の種類に依存せず最大およそ100～200 μmの組織体が得られた。生体内には，およそ100～200 μmに1本の毛細血管が存在することで栄養を供給している。そのため，100 μm以上の組織体において内部細胞の壊死を防ぐためには，毛細血管網を構築する必要がある。そこで，我々は，細胞集積法を用いてヒト臍帯静脈血管内皮細胞（HUVEC）や皮膚微小リンパ管内皮細胞（LEC）のサンドイッチ培養を行うことで，毛細血管だけでなくリンパ管の構築を検討した（図3c））。その結果，毛細血管およびリンパ管網が共存した三次元組織体を得ることに成功した[14,15]。これらのネットワークは全体に均一に形成され，ネットワークが占める面積はおよそ50～60％，チューブ間距離は100～150 μmであった。様々な解析により，周辺の線維芽細胞から産生された血管新生因子がHUVECやLECのチューブ化に重要であることが確認された[15]。

以上より，細胞集積法を用いることで毛細血管・リンパ管網を有する三次元組織体の構築が可能であった。

3 心筋細胞へ適用可能な細胞コート法（濾過LbL法）の開発

本手法を心筋細胞へ応用することで，*in vitro*で毛細血管・リンパ管様ネットワークを有する三次元心筋組織体が構築できると期待された。そこで，ラット新生仔由来心筋細胞（rCM）やヒトiPS細胞由来心筋細胞（iPSC-CM）を用いて細胞コートを行った。しかし，コーティング後の細胞の回収率は50％以下と低く，また，細胞質タンパク質（乳酸でヒドロゲナーゼ：LDH）の漏出が起こり，細胞膜がダメージを受けていることが示唆された（図4b））。これは，LbLの各ステップにおいて細胞を回収するため遠心分離を行うが，この遠心時の重力（800 g）により物理的なストレスを受けていることが確認された。これまでの結果より，線維芽細胞や間葉系幹細胞，筋芽細胞，平滑筋細胞などではそのような物理ストレスは観察されなかったため，細胞種類に依存すると考えられる。遠心分離を用いずに細胞を回収するため，フィルター濾過による新しいLbL法（濾過LbL法）を考案した（図4a））。適切なポアサイズのセルカルチャーインサートを用い，揺動機で軽く揺動させるだけで，10秒以内にFNおよびG溶液のみを濾過除去できることを見出した。本濾過LbL法を用いることで，回収率と生存率は70％以上に向上し，LDHの漏出も抑制可能できた。そこで，本手法を用いてヒトiPSC-CMの三次元組織化を試みた。

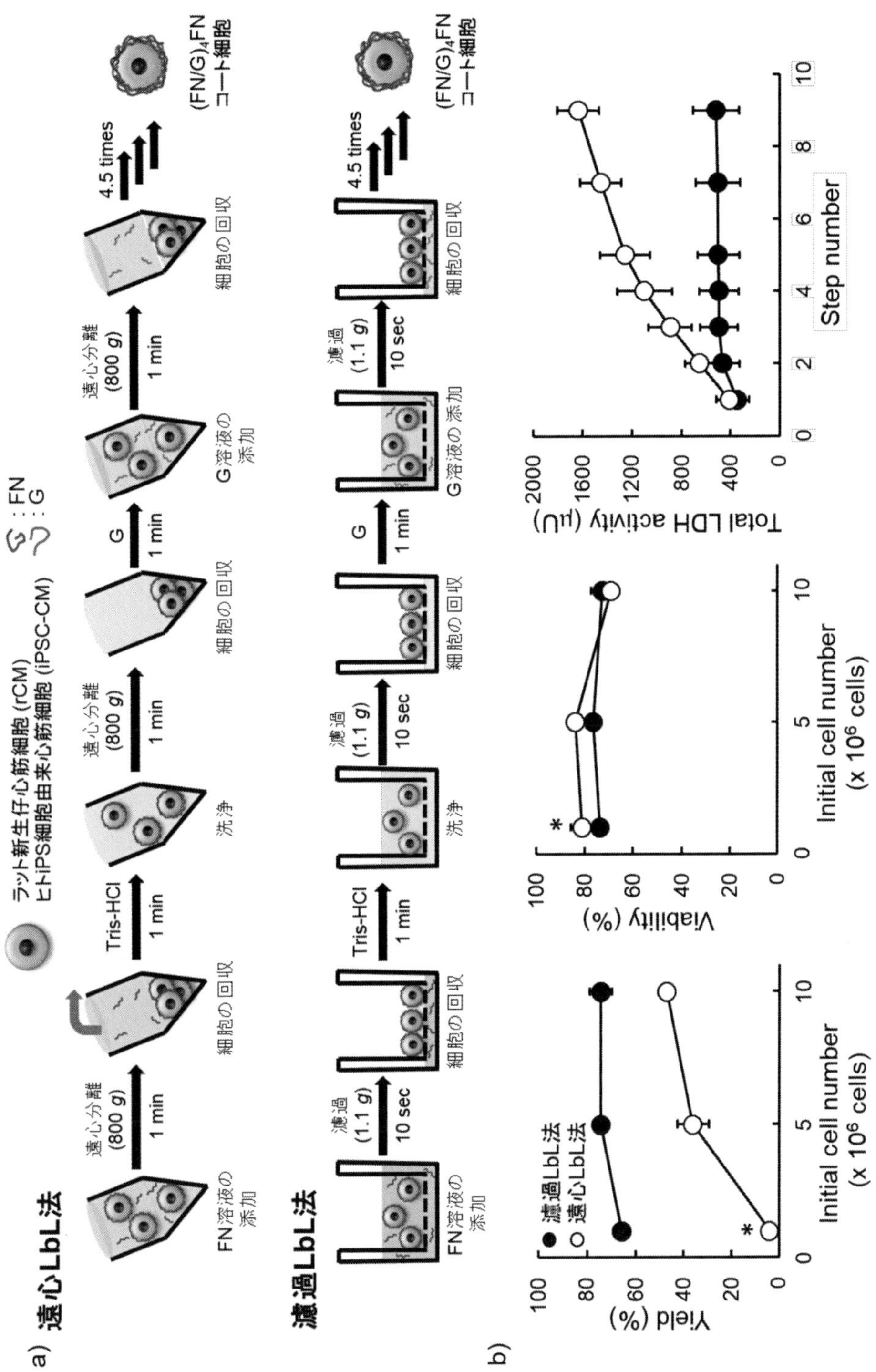

図4　a) 遠心LbL法と濾過LbL法のイメージ，b) rCMを用いた時の遠心LbL法と濾過LbL法の細胞回収率，生存率，乳酸でヒドロゲナーゼ（LDH）の漏出量の違い

4 同期拍動する三次元ヒト iPSC-CM 組織体の構築

濾過 LbL 法を用いておよそ 10 nm の FN-G 薄膜を iPSC-CM 表面に形成し，三次元組織体の構築を試みた。iPS 細胞から心筋細胞への分化誘導効率は 50～60 % のものを使用した。コーティングした iPS-CM 細胞の播種細胞数を変えて組織化を試みた結果，播種細胞数に依存して厚さの制御が可能であり，およそ 50 μm の厚さが作製できた。しかし，組織学的解析の結果，得られた組織体は空隙が多く，また，組織体全体での同期拍動は観察されなかった。生体の心臓は心筋細胞だけでなく線維芽細胞を含んでいる。そこで，正常ヒト心臓線維細胞（NHCF）の割合を変えて iPSC-CM に混合し，組織化や拍動を評価した。組織表面の収縮画像から移動速度を算出することで定量的に解析した（図 5）。その結果，NHCF を混合することで拍動の同調性と収縮速度の向上が観察され，NHCF を 25 % 混合した組織体が最も高い収縮速度を示し，50 %NHCF 混合組織体が最も均一な拍動同調性を示すことが明らかとなった。NHCF の混合割合がさらに増加すると，心筋細胞の割合が減少するため収縮速度・同調性共に減少する結果となった。また，組織学的解析でも，25 % 以上の NHCF を混合することで，細胞間が密接に接着し，ギャップジャンクションの発現も増加することが確認された。さらに，トロポニンやミオシンの免疫染色の結果，心筋細胞は組織全体に均一に分布していた。

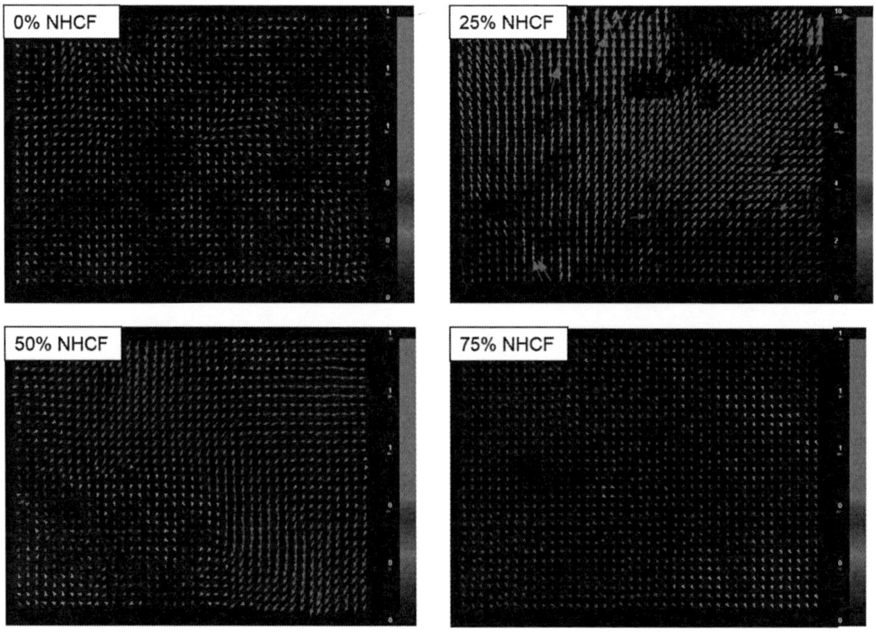

図5　画像解析による収縮速度と拍動の同調性へのNHCFの影響評価

縦軸は収縮速度（μm/s）を示し，最大速度は13μm/sである。ただし，25% NHCFのみ縦軸が10倍で，最大速度は130μm/sである。

以上の結果より，NHCF を 50％混合した iPSC-CM 組織体を基本として今後の実験に取り組んだ。注意しなければならないのは，今回使用した心筋細胞の分化誘導効率は 50～60％であり，40～50％の他の細胞を含んでいる条件で NHCF の混合割合を最適化した点である。もし，セルソーターなどで iPSC-CM を精製し，NHCF を混合する場合，同期拍動や高い収縮速度に最適な混合割合は異なることが予想される。

5　毛細血管様ネットワークを有する三次元ヒト iPSC-CM 組織体の構築と毒性評価への応用

次に，毛細血管様ネットワークを導入するため，正常ヒト心臓微小血管内皮細胞（NHCMEC）を混合して三次元組織構築を行った。これまでの知見[15]を基に NHCMEC の割合を 10％で固定し，NHCF の割合を 0～75％まで変えて検討した。その結果，NHCF 非存在下ではネットワーク形成は確認されず，NHCF の割合に比例してネットワーク面積が増加することが確認された。以前の研究で，正常ヒト皮膚線維芽細胞（NHDF）と HUVEC を用いて毛細血管様ネットワーク形成を評価した場合，NHDF からの血管内皮細胞増殖因子（VEGF-A）の産生と三次元培養環境がネットワーク形成に重要であることを報告してきた[15]。そこで，NHCF の割合を変えて VEGF-A の産生量を定量的に解析した結果，NHCF 割合の増加に伴い VEGF-A の産生量が増加する結果となり，NHDF の場合と同様のメカニズムでネットワークが形成されたことが示唆された。これ以降，NHCF を 50％混合した毛細血管様ネットワークを有する iPSC-CM 組織体（図６a））を用いて実験を行った。

得られた心筋組織体の毒性評価へ応用するため，モデル薬剤として抗がん剤であるドキソルビシンを用いた。アントラサイクリン系薬剤のドキソルビシンは代表的な抗がん剤であるが，蓄積性心毒性が問題で，その総投与量が 550 mg/m^2 に達すると 7～26％の症例で心不全を発生することが知られている[16]。単層（二次元）の iPSC-CM 細胞および毛細血管様ネットワークを有する iPSC-CM 三次元組織体に，ドキソルビシンの添加量を変えて拍動数の変化を評価した（図６b））。二次元構造では濃度依存的に拍動数が減少したが，三次元組織体では 50 nM まで変化せず，その後減少する傾向となった。つまり，三次元組織体は単層と比較して薬剤耐性を示すことが明らかとなった。ドキソルビシンは心筋細胞以外の細胞へも毒性を示すと考えられ，心臓の冠状動・静脈への毒性発現が懸念される。そこで，毛細血管様ネットワークの形態を確認するため CD31 抗体による免疫染色を行った（図６c））。その結果，50 nM から顕著にネットワーク構造の破壊が確認され，ネットワーク面積の定量評価では 1000 nM では約半分以下に減少することが確認された（図６d））。本研究の結果は，心毒性評価において対象となる心筋細胞だけでなく，栄養・酸素供給に重要な毛細血管ネットワークへの毒性評価も重要であることを示唆しており，薬剤評価試験への毛細血管様ネットワークを有する三次元組織モデルの重要性が示された[17]。

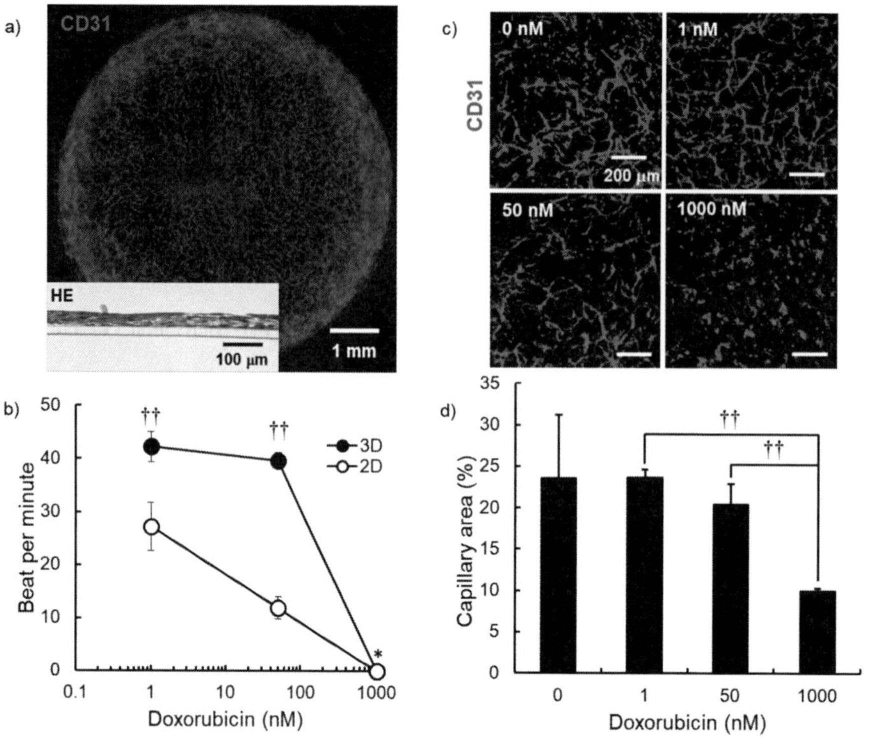

図６　a）濾過LbL法でコートしたNHCFとNHCMECをiPSC-CMに混合して作製した，毛細血管ネットワークの蛍光免疫染色イメージ，b）ドキソルビシンの濃度と各組織の拍動数の関係，c）ドキソルビシンの高度を変えた時の毛細血管ネットワークの蛍光免疫染色イメージ及びd）ネットワーク面積の変化

6　おわりに

本項では，ヒト iPS 細胞から分化誘導した心筋細胞を用いて毛細血管様ネットワークを有する三次元心筋組織体の構築と薬剤評価への応用の可能性が示された。現在，より詳細な心毒性評価を検討中である。三次元心筋組織体としても，まだまだ改善する必要があり，随時検討を進めている。本手法で安定に得られる組織厚は 100 μm 程度であるが，他の手法を用いて組織化することで，約 5 mm 程度の組織厚まで構築できることが分かってきた。日本発の組織構築技術で世界のスタンダードとなる薬剤評価モデルを開発していきたい。

文　献

1)　Takahashi K., Tanabe K. *et al., Cell,* **131**, 861-872 (2007)
2)　Matsuzawa A., Matsusaki M. *et al., J. Biomed. Mater. Res. A,* **103** (4), 1554-64 (2015)
3)　Huh D., Matthews B. D. *et al., Science,* **328**, 1662-1668 (2010)
4)　松崎典弥，明石満，進化する医療用バイオベースマテリアル，シーエムシー出版 (2015)
5)　Langer R. and Vacanti J. P., *Science,* **260**, 920-926 (1993)
6)　Yang J., Yamato M. *et al., Biomaterials,* **26** (33), 6415-6422 (2005)
7)　Akiyama H., Ito A. *et al., Biomaterials,* **31** (6), 1251-1259 (2010)
8)　Matsusaki M., Kadowaki K. *et al., Angew. Chem. Int. Ed.,* **46**, 4689-4692 (2007)
9)　Matsusaki M., Amemori S. *et al., Angew. Chem. Int. Ed.,* **50**, 7557-7561 (2010)
10)　Chetprayoon P., Matsusaki M. *et al., Angew. Chem. Int. Ed.,* **55**, 4461-4466 (2016)
11)　Gribova V., Liu C-Y., *et al., Biochem. Biophys. Res. Commun.,* **474**, 515-521 (2016)
12)　Matsusaki M., Komeda M. *et al., Adv. Healthcare Mater.,* **6** (15), 1700057 (2017)
13)　Nishiguchi A., Yoshida H. *et al., Adv. Mater.,* **23**, 3506-3510 (2011)
14)　Matsusaki M., Ajiro H. *et al., Adv. Mater.,* **24**, 454-474 (2012)
15)　Nishiguchi A., Matsusaki M. *et al., Biomaterials,* **35**, 4739-4748 (2014)
16)　田村和夫，コンセンサス癌治療，**5** (4), 207-211 (2006)
17)　Amano Y., Nishiguchi A. *et al., Acta Biomater.,* **33**, 110-121 (2016)

第6章　難治性癌・癌幹細胞の3次元スフェアー培養による薬剤探索

中野洋文*

1　はじめに

1970年以前に開発されたマイトマイシン，アドリアマイシン，5-FUなどの抗癌剤は，主に同系マウスの癌を移植したマウスモデルで発見された。マイトマイシン，アドリアマイシンなどの細菌増殖に対する作用と類似した活性を示す白金化合物の研究から70年代にはシスプラチンが開発されている。

2　ヒト癌遺伝子と癌細胞の足場非依存性増殖

1980年頃からNIH3 T3細胞にヒトの癌細胞のDNAをトランスフェクションし，2次元接着培養すると癌化した細胞が盛り上がって3次元増殖する“Focus”形成法が開発され（図1(a)），ヒト癌遺伝子のクローニング研究が開始された（Natalie Angier 1988, Natural Obsessions：Striving to Unlock the Deepest Secrets of the Cancer Cell；邦訳，がん遺伝子に挑む）。難治性の大腸癌，肺癌などから変異により活性化したK-Ras癌遺伝子が見出され，新たな抗癌剤探索の分子標的として注目された[1)]（図1(b)）。

正常細胞は単層の空間がなくなると増殖停止する（接触阻害）のに対し，癌細胞の3次元増殖する性質（足場非依存性増殖）は軟寒天中でのコロニー形成法（Colony formation in soft agar）でアッセイできる（図1(a)右下）。しかし，軟寒天コロニー形成法での薬剤探索は定量性，高速性に欠けるため，癌遺伝子産物の酵素活性（Src, AblのTyr-Kinase, Ras Farnesyl-transferaseなど）阻害で探索された化合物の二次評価に用いられてきた。1980～90年代にはTyr-Kinase阻害剤イマチニブ（グリベック）などの癌遺伝子産物を分子標的とする新薬が生まれた[2)]。

3　癌幹細胞（Cancer Stem Cell）のスフェロイド培養

2000年頃から，抗癌剤の癌縮小効果が完治をもたらさない（再発）原因として抗癌剤感受性が低い癌幹細胞の存在が注目された[3)]（図2）。

癌幹細胞や難治性のKRAS活性化癌細胞などの研究から，体内の癌組織の性質を保っている

＊　Hirofumi Nakano　東京工業大学　科学技術創成研究院　化学生命科学研究所
特別研究員

(a)

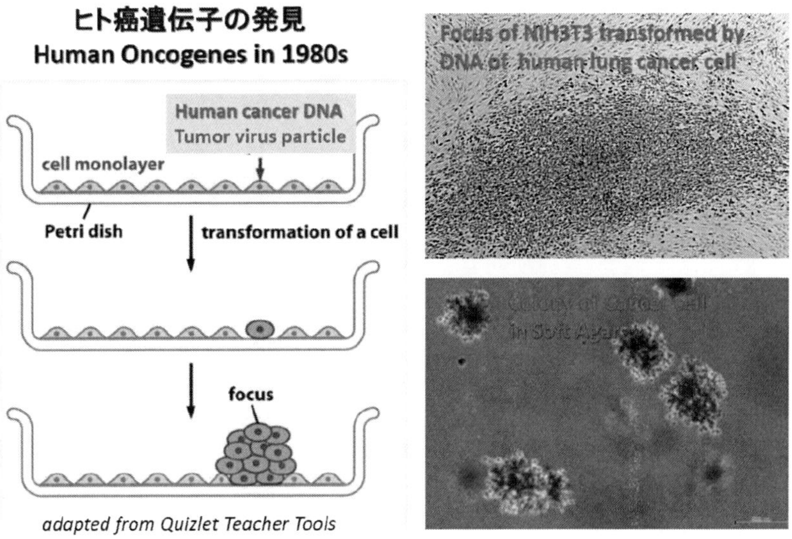

(b)

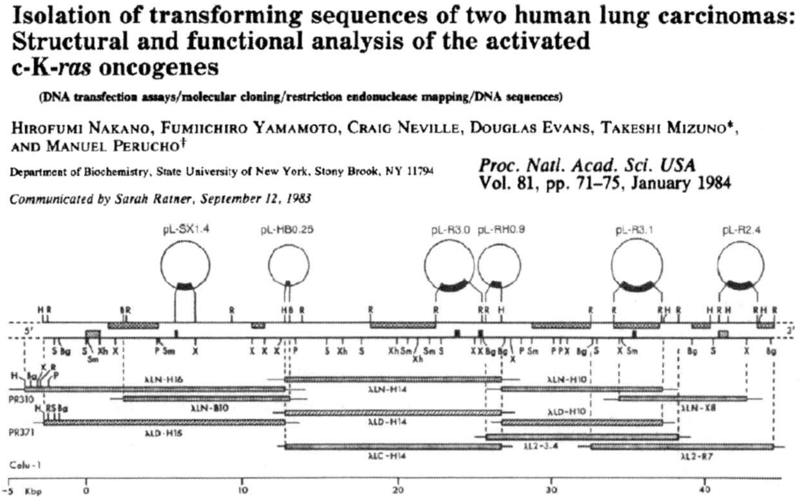

Isolation of transforming sequences of two human lung carcinomas: Structural and functional analysis of the activated c-K-*ras* oncogenes
(DNA transfection assays/molecular cloning/restriction endonuclease mapping/DNA sequences)
Hirofumi Nakano, Fumiichiro Yamamoto, Craig Neville, Douglas Evans, Takeshi Mizuno*, and Manuel Perucho†
Department of Biochemistry, State University of New York, Stony Brook, NY 11794
Communicated by Sarah Ratner, September 12, 1983
Proc. Natl. Acad. Sci. USA
Vol. 81, pp. 71–75, January 1984
pL-SX1.4
pL-HB0.25
pL-R3.0
pL-RH0.9
pL-R3.1
pL-R2.4
PR310
PR371
Colu-1
Kbp

図1　(a)癌化した細胞の“Focus”形成と軟寒天中のコロニー,
(b)ヒトK-Ras癌遺伝子のクローニング

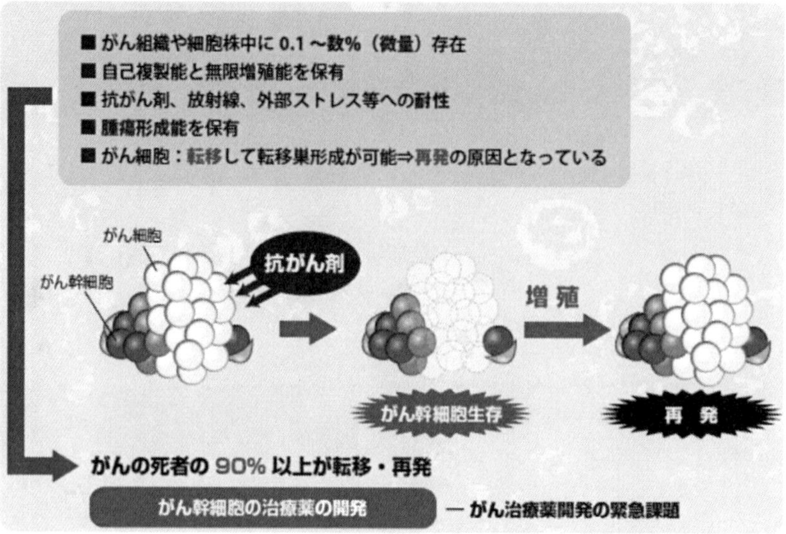

図2　抗癌剤感受性が低い癌幹細胞
（コスモ・バイオ社，記事ID：14314より）

3次元スフェアー培養法の重要性が認識され，新技術の開発が行われてきた。神経系の正常幹細胞で開発された無血清培地でのスフェロイド培養法が大腸癌，乳癌，前立腺癌などの固形癌の3次元スフェロイド培養に応用され，癌幹細胞としての特性を維持していることが報告された。

4　癌幹細胞の3次元培養法

癌細胞の3次元培養法には大別してスフェロイド培養法とオルガノイド培養法がある。その特徴を2次元接着培養法と比較した2017年の総説（がん三次元培養研究会）に従来の2次元接着培養系での抗癌剤の評価は臨床との相関が低いこと，3次元スフェアー培養は癌幹細胞の性質を最も良く維持していることが示されている（表1）。

<癌幹細胞の性質>

① ヌードマウスなどに腫瘍形成能を有する
② 薬剤などに耐性を示す
③ 幹細胞マーカーを発現する
④ 対称分裂により自己複製する
⑤ 非対称分裂により分化細胞を生み出す

臨床検体の癌組織から間質細胞などを含むスフェロイドを培養する研究も進展しているが本稿では樹立された癌細胞株を用いる3次元培養法について概説する。これまで用いられてきた主な3次元培養法は足場（スキャフォールド）を用いる方法とスキャフォールドフリー法に分類され

表1　癌細胞培養法の比較

培 養 法	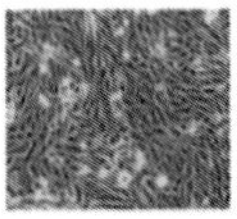 標準的な2D培養系	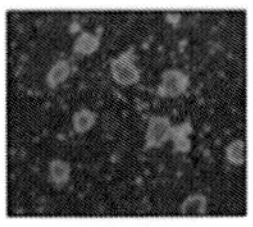 スフェロイド 3D培養系	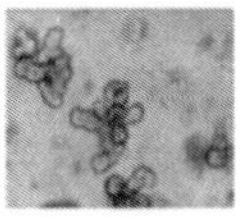 オルガノイド 3D培養系
培養の簡便性 ＆ コスト	++	+	+
大規模スクリーニングへの応用	++	+	+
簡便な遺伝子操作	++	+	+
臨床検体からの樹立効率	±	+	++
臨床奏功性との相関	−	+(?)	+(?)
類似の臨床像を呈する がんPDXモデルの作製	−	+	+
がん幹細胞の培養	±	++	+

（がん三次元培養研究会2017）http://square.umin.ac.jp/cancer3dculture/what_c3dc.html

表2　主な3次元培養用製品

培養法の分類			製品名（または材料名）	社名
スキャフォールド型	ハイドロゲル	動物由来	Matrigel®	コーニング、BD他
			コラーゲン	新田ゼラチン、ニッピ、高研　他
		植物由来	アルギン酸ハイドロゲル	PGリサーチ
		合成化合物	QGel™ MT 3D Matrix	Qgel SA
			3-D Life Biomimetic	Cellendes
			Puramatrix	3D MATRIX
	不活性マトリックス		alvetex	reinnavate
			3D Insert	3D Biotek
			VECELL-3D Insert	Iwaki
スキャフォールドフリー型	低接着プレート		PrimeSurface	住友ベークライト
			Ultra-Low Attachment	コーニング
			Nunclon Sphera	サーモサイエンティフィック
	マイクロパターン表面		ScivaxNanoCulture®	Scivax
			Cell-able™ System	トランスパレント
			CYTOO Adhesive Micropatterns	CYTOO
			Elplasia™ Microspace	クラレ
			CytoCapture Dish	zell-kontakt
			ナノピラープレート	日立ハイテクノロジーズ
	ハンギングドロップ法		GravityTRAP™プレート	InSphero

（BioGARAGE, **22**(7), リバネス出版（2014）より）

る[4]（表２）。

筆者らは幹細胞の性質を維持して増殖する難治性の癌細胞に有効な薬剤を探索する目的にはスキャフォールドフリー法が適していると考え，使用可能な機材を検討した。

5　癌幹細胞のスフェロイド増殖：高速解析法

私たちは小児の難治性癌である髄芽腫（Medulloblastoma；脳腫瘍の一種）に有効な薬剤の大規模な薬剤のスクリーニングを行うにあたり，上記の３次元スフェアー培養法の中から図３左の

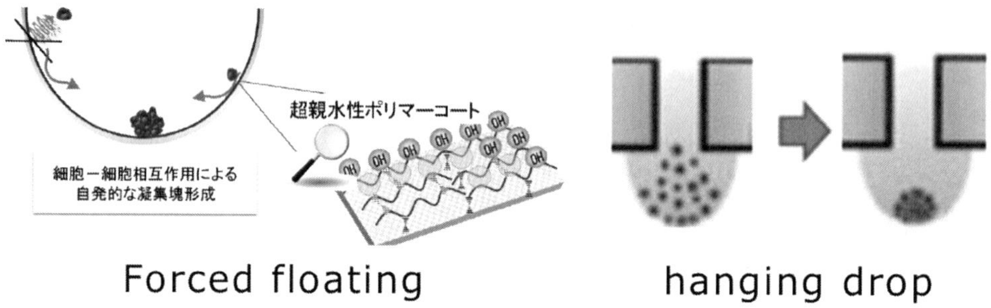

図３　単スフェアー増殖に適した3次元培養法

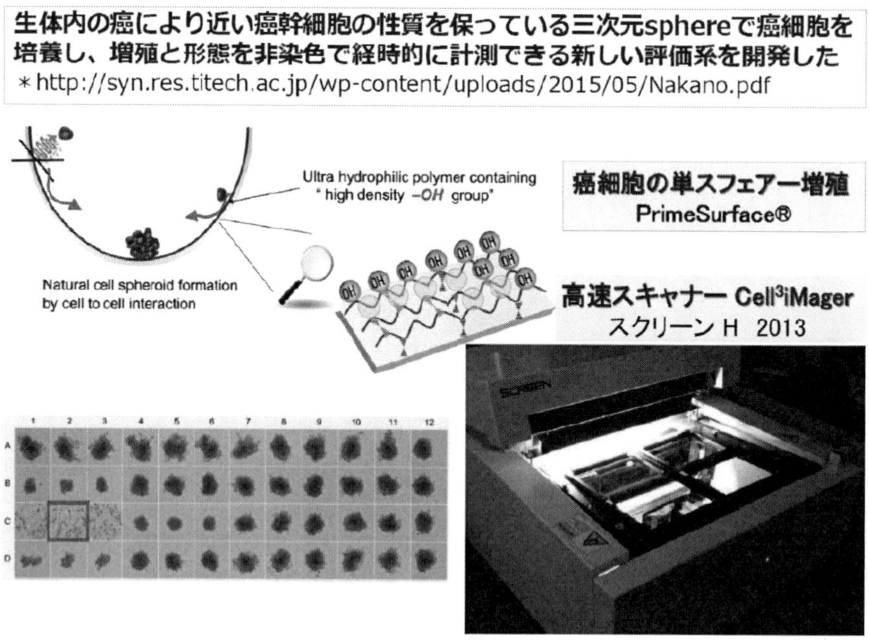

図４　非接着プレート「PrimeSurface」96Uと「Cell3iMager」CC-5000を用いた癌細胞の3次元スフェアー増殖の解析

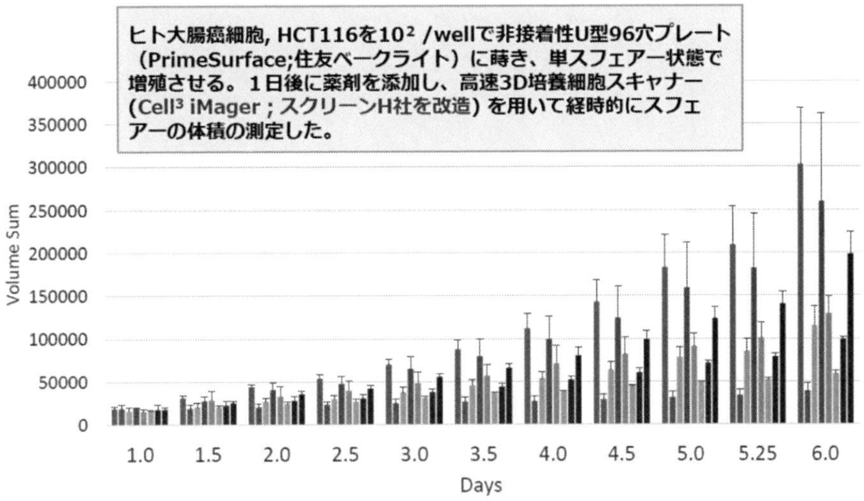

図5　「Cell3iMager」を用いたヒト大腸癌細胞株HCT116のスフェアー増殖経時解析
各日数における一番左のグラフはDMSOコントロール

Forced floating法を選び，検討を行った。

2013年頃にはForced floating法に適した非接着性プレートの開発が進んでおり，遠心操作を加えずにシングルスフェロイドが形成される可能性があると思われたので非接着性プレートの比較検討を開始した。条件検討の結果，住友ベークライト社から発売されたU底の非接着プレート（「PrimeSurface」96Uプレート）にヒト髄芽腫DAOY（ATCC HTB-186）細胞をDMEM＋FBS10％の培地に1000細胞/wellでまくと，30時間後頃から増殖がみられた。スフェロイドの増殖と形態は2013年に発売された大日本スクリーン（現，SCREENホールディングス）社の「Cell3 iMager」CC-5000を用いて高速に解析することが可能になった（図4，図5：https://lne.st/2014/09/01/12059/）その後，2017年までに3次元スフェアーに用いられる非接着性プレートは10社から供給されるまで増加した。

6 「PrimeSurface」96Uで増殖するスフェロイドの形態

ヒト髄芽腫DAOYの「PrimeSurface」96Uプレートで3次元スフェアー培養にはDMEM（high Glucose, L-Glutamine, Phenol Red）10％FBSの培地を用いた。同じ培地で多くのヒト癌細胞株のスフェアー培養を行うことができた。図6に特徴的な形態と高い増殖速度を示した大腸癌細胞株HCT116と膵臓癌細胞MiaPaCa2のスフェアー（6日培養）を示した。

6.1 ヒト大腸癌細胞株HCT116

髄芽腫DAOY（1000細胞/wellで播種）より，増殖が速く100細胞/wellの播種でDAOYの

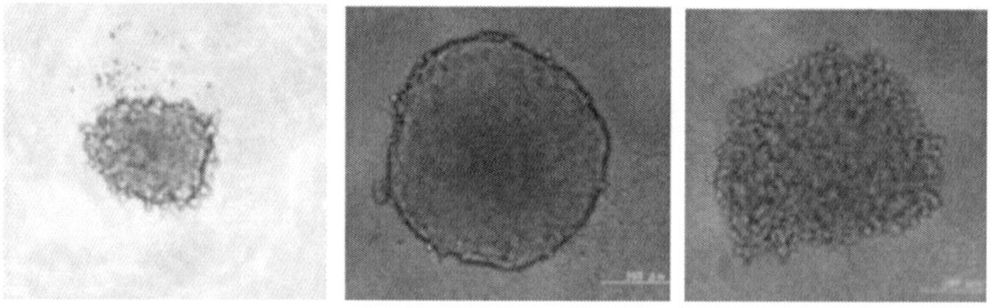

図６　ヒト癌細胞株のシングルスフェロイドの形態

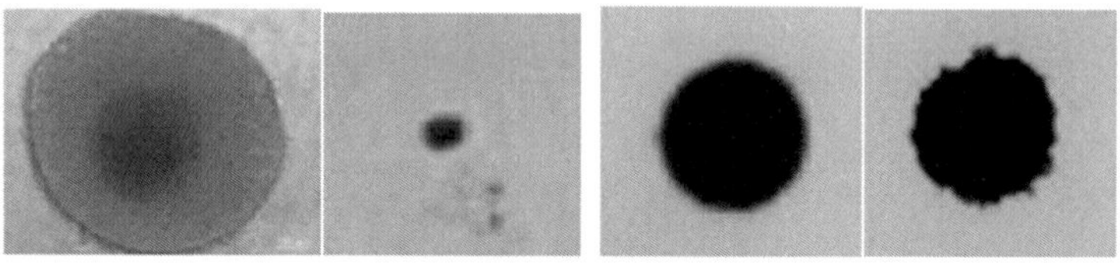

図７　マウス由来癌細胞のスフェロイド

6倍以上のスフェロイド体積に達する。スフェロイドの形態はこれまで実験したヒト癌細胞株のなかで際立って美しい球形で１週間以上増殖する。HCT116 は KRAS 活性化変異と p53 癌抑制機能欠損も持つ難治性大腸癌の細胞株であり，PrimeSurface の 96 穴 U 底プレートを用いた培養で安定した増殖がみられることから３次元スフェアーによる新規抗癌剤の探索に適した細胞である。

6.2　ヒト膵臓癌細胞 MiaPaCa2

MiaPaCa2 は KRAS 活性化変異と p53 癌抑制機能欠損を持つ難治性膵臓癌由来の代表的な癌細胞株である。MiaPaCa2 は HCT116 より，さらに高速のスフェアー増殖がみられるので私たちは 30 細胞 /well の播種で薬剤の評価を行っている。MiaPaCa2 は葡萄状の形態をしたシングルスフェロイドとして増殖する（図６右）点でスフェロイドの形態は HCT116 と対照的である。

6.3　マウス由来の癌化細胞

マウス由来の大腸癌細胞　CT26（ATCC CRL-2638），マウス胚線維芽細胞（MEF）を KRAS，v-Src などを導入して癌化させた細胞なども非接着 96 穴 U 底プレートを用いた培養で安定したスフェアー増殖がみられた（図７）。

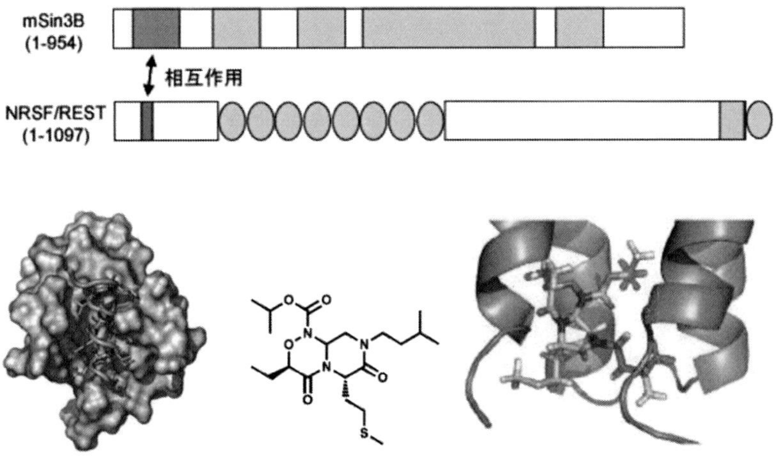

mS-11

図8　NRSF の短いヘリックスをミミックする化合物

7　NRSF：mSin3 相互作用を標的にした化合物ライブラリー

横浜市立大学の西村らはハンチントン病や髄芽腫に関連する神経選択的転写抑制因子 NRSF（REST）とコリプレッサーである mSin3 B の PAH1 ドメインの結合を NMR で解明した[5]。この結合に関わる NRSF の短い α ヘリックス構造をミミックする化合物の創製を PrismBiolab の小路らと開始し，2013 年から長崎大学の植田ら，北里大学の中野らと共に NEDO の支援を受けたプロジェクトで約 3000 化合物のデザイン・合成・評価を進めた。新規ライブラリー化合物は基本骨格の 4 か所に異なる側鎖が付いている（図 8）。その中から神経障害性疼痛や線維筋痛症のマウスモデルで効果を示した化合物，mS-11 が見出され，2017 年に発表した[6]。

8　髄芽腫 DAOY のスフェアー増殖を抑制する化合物の探索

小児の難治性癌である髄芽腫由来の癌細胞株 DAOY は NRSF を高発現している。NRSF の短いヘリックスをミミックする化合物ライブラリーを「5　癌幹細胞のスフェロイド増殖：高速解析法」で確立した条件下で実際にスクリーニングした。この評価系の構築には約 3 か月かかったが，3000 化合物のスクリーニングは 4 週間で完了することができた。基本骨格の 4 か所に異なる側鎖が付いている 3000 化合物ライブラリーの構造は未発表で開示できないが髄芽腫細胞 DAOY のスフェアー増殖を強く抑制する化合物が 4 つの周期で見出された（図 9）。

スクリーニングで得られた高活性化合物のスフェアー増殖阻害活性はその後の濃度依存性試験で高い再現性が得られた。また難治性の脳腫瘍であるヒト膠芽腫（Glioblastoma）U-87 細胞のスフェアー増殖阻害も認められた（図 10）。

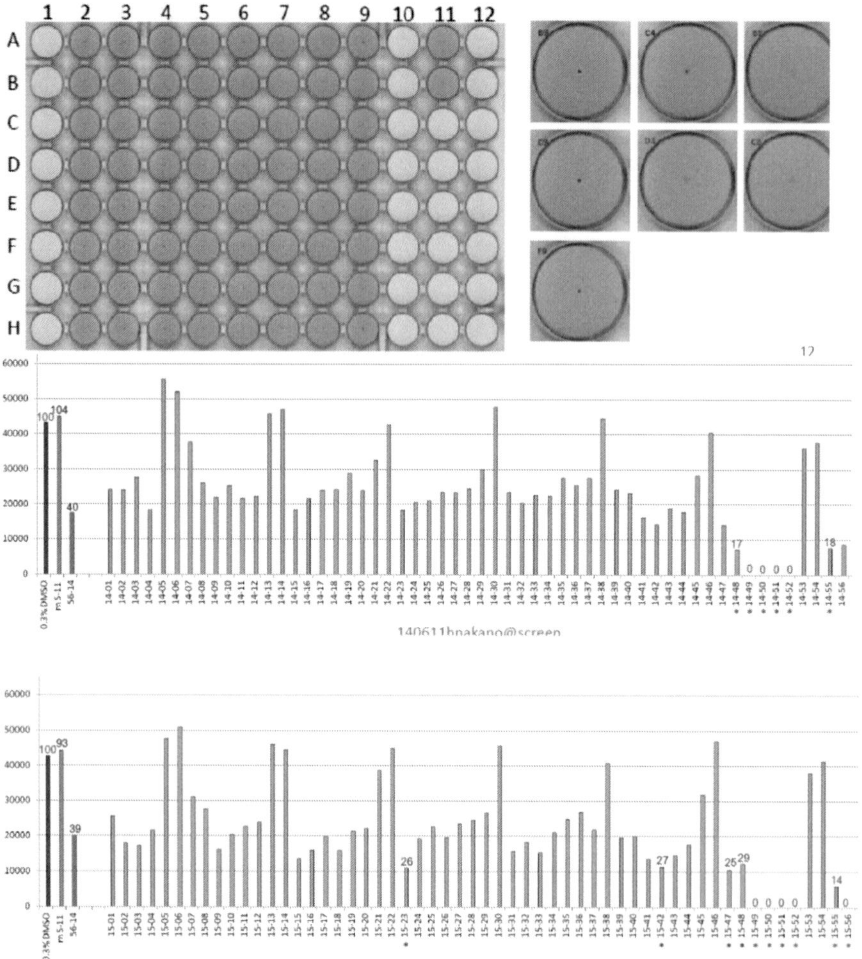

図９　髄芽腫DAOYのスフェアー増殖を抑制する化合物の探索

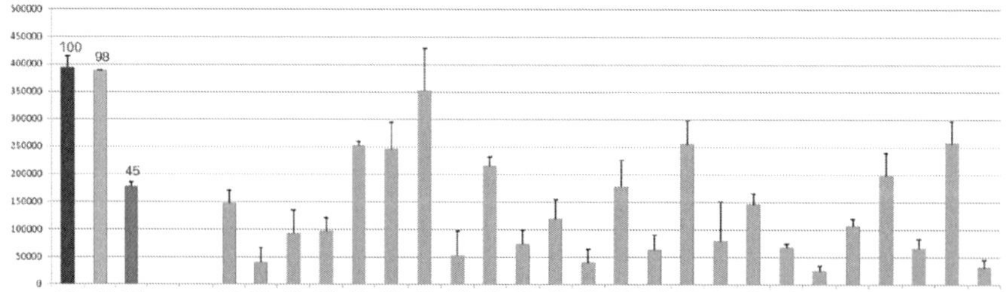

図10　膠芽腫U-87細胞のスフェアー増殖阻害活性

9　まとめ

筆者らは“癌幹細胞の性質を保っている生体内での癌により近い３次元スフェアーで難治性の大腸癌細胞などを培養し，増殖と形態を非染色で経時的に計測する”新しい高速アッセイ系を開発した。また無血清培地を用いたさらに生体の癌に近い３次元スフェアー培養法に取り組んでいる。

今後，樹立された癌細胞株と生体組織由来の癌の３次元スフェアー培養で化合物をスクリーニングし，選ばれた化合物をマウス，鶏卵などの癌モデルにより薬物動態，安全性の評価を行うという流れで，難治性癌の克服に向けた新たな薬剤の発見が期待される。

文　　献

1) Nakano H. *et al., Proc. Natl. Acad. Sci. USA.*, **81**, 71-75 (1984)
2) Nakano H. & Omura S., *J. Antibiotics*, **62**, 17-26 (2009)
3) Kaiser J., *Science*, **347**, 226-229 (2015)
4) Breslin S. & O'Driscoll L., *Drug Discovery Today*, **18**, 240-9 (2013)
5) Nomura M. *et al., J. Mol. Biol.*, **354**, 903-915 (2005)
6) Ueda H. *et al., Bioorg. Med. Chem. Lett.*, **27**, 4705-9 (2017)

再生医療・創薬のための3次元細胞培養技術

2018年4月27日　第1刷発行

監　　修　紀ノ岡正博　(T1077)
発行者　辻　賢司
発行所　株式会社シーエムシー出版
東京都千代田区神田錦町 1-17-1
電話 03(3293)7066
大阪市中央区内平野町 1-3-12
電話 06(4794)8234
http://www.cmcbooks.co.jp/
編集担当　上本朋美／為田直子

〔印刷　あさひ高速印刷株式会社〕

ISBN978-4-7813-1330-6 C3047 ¥70000E